摘便とお花見

看護の語りの現象学

村上靖彦

シリーズ ケアをひらく

医学書院

はじめに　語りの驚き

看護師さんの語りはおもしろい。

看護師は、私が身につけることのできない技能を持ち、私が決してすることのないであろう経験を重ねている。しかもこのような技能と経験は、同じ人間として地続きのものでもある。それゆえ看護師の語りを聴くとき、私は自分の経験が拡張されるように感じる。しかもそのような語りを文字に起こしてから分析すると、表面のストーリーの背後に、さらに複雑で多様な事象が隠れている。本書はそのような驚きを描いている。

看護師は患者と医師のあいだに立つ。つまり病や障害を生きる患者と、科学と技術を代表する医師とのあいだに立つ。複雑な人間関係や医療制度の板挟みになりながら、生と死が露出する場面に、立ち会い続ける。緊迫した職場であり、人間の可能性の限界を指し示している。それゆえ人間の行為とはいかなるものかを考えるために、重要な示唆を与えてくれるのだ。

本書は四人の看護師さんにインタビューをとり、その逐語録を、現象学という方法論を用いて分析した。内訳は、小児科から訪問看護に移った方、透析室から訪問看護に移った方、がん看護専門看護師、小児がん病棟の看護師である。そして付章で、現象学の方法論の説明を行った。

これから一人ひとりの語りを分析することで、それぞれの看護行為とその背景がどのように組み立てられているのかを明らかにしていきたい。ここで取り上げた実践に、「自分と同じところがある」と共感する看護師さんもいるであろうし、「私とは違う」という人もいるであろう。ともあれこの「一人ひとりの語りの分析」という点が、本書のポイントとなる。裏返すと、類似点と交じり合う形で、その人にしかない特異な経験が生じている。経験と行為は、過去と集団に由来する習慣性のなかで準備されつつも、そのつど取り替えがきかない個別的なものとして生じる。本書ではこの個別的なものに〈意味〉を見出すために、個別の経験の〈構造〉を取り出すということをねらった。

そして〈構造〉を取り出しながら、看護師の感情や心理状態ではないものを、本書はつかまえようとしている。「心理ではない」ということはあらかじめ強調しておきたい。語りの内容は死にかかわる場合も多く、看護師さん自身が涙を浮かべていた場面もあるのだが、あくまで本書の分析は看護の行為を、醒めた目でしかし緊張感を持ってつかまえようと努力している。ときには語り手の意図を超える語りの自律した運動が、行為の構造を照らし出す。この仕組みについては、方法論について論じた付章で詳しく説明した。

もちろんたった四人の経験を分析しただけであり、診療科、性別と年齢構成にも偏りがある。看護実践はほかにも無限に多様な広がりを持つ。本書が論じるのは、無限の可能性のなかのほんの四つの事例にすぎない。このことを踏まえたうえで、個別から出発した分析が、今後ゆるやかに接続しながら、補完し合って網の目を作っていくことを夢想したい。

私自身は看護師ではない。このことが本書では大きな意味を持っている。「医療現場のことを何も知らないのにお前は何をやっているのか」という批判があるかもしれないし、批判は甘受しないといけない。しかしまさに何も知らない私のような素人に向けて看護師が語るという枠組みが、本書に特徴を与えている。四人の看護師さんはご自身にとっては当たり前の基本的なところから、ていねいに説明してくださった。さらには普段の前提を捨てて、あらためてゼロから自分の実践に向き合っていると思われる場面もある。それゆえにここでの語りは、一般の人に開かれたものになっているであろう。

そして分析においても看護研究としてではなく、行為の哲学として読み解いている。それぞれの看護師さんがどのようにしてどのような行為を作り上げていくのかに私の興味はある。つまり、看護師自身が現場の改善のために行う狭義の看護研究とは、本書の性格は少し異なるであろう。

本書は哲学の書物でもあるが、ただし現象学であって医療倫理は関心の外である。看護師さんたちがどのように実践を行っているのか記述し、錯綜した背景を解きほぐすことで、さまざまな行為の構造を発見したかっただけである。本書は何かあらかじめ目的を持った研究ではなく、私の知らない出来事と出会ったことそれ自体を記述しようとしている。

未知の事象に開かれること、これが目的とは言いにくい本書の目的である。

＊ご協力いただいた看護師さんのうち、Dさん（第3・4章）、Cさん（第5・6章）、Gさん（第7・8章）とは一時間半から二時間半のインタビューを二回行った。いずれの場合も、一回目のインタビューを行ったあと、その分析結果をお読みいただいたうえで二回目のインタビューを行っている。Fさん（第1・2章）の場合は二時間半ほどのインタビューを一回行っただけであるが、インタビューのあとに何度か、録音はせずに口頭あるいは電子メールで補足の説明を受けた。

＊第3章以降において、語りの引用部分末尾に付した［ ］内の数字は、インタビュー逐語録のページ数である。インタビューの語りをどの程度再構成したのか、あるいはしなかったのかの目安にしてほしい。どの方も一回目のインタビューはページ数のみを入れ、二回目については［二回目15］というように、回数とページ数で表記した。なお第1・2章については、逐語録を切れ目なく引用したため、引用部分冒頭に【1】【2】……のように順に番号を振った。

＊個人情報の保護のため、語りの内容に変更を加えた箇所がある。読みやすさのために、「えー」「うん」「その」など言葉にならない音声を消した箇所がある。

＊本文および注での「〜さんの指摘による」などの説明は、授業や口頭発表などの機会にいただいたコメントやアドバイスを反映したものである。みなさんに御礼申し上げたい。ご所属などは省略した。

＊哲学書からの引用の多くは巻末の「注」に収めた。また本文に載せきれなかった語りも「注」に収めた。

摘便とお花見——看護の語りの現象学　目次

第1章

Fさんの語り

得体のしれないものとしての看護師

母親みたいな看護師みたいな

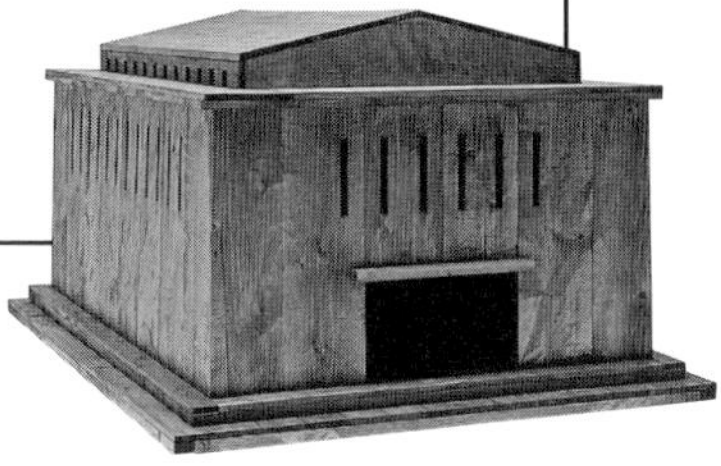

1 子ども時代——受け入れがたい現実の形成

1-1 妹の病——受け入れがたい現実❶

Fさんは、小児科と訪問看護と老人病院を経験した看護師である。

Fさんはインタビュー初めの一時間切れ目なくお話しされ、私が口を挟む余地はまったくなかった。ゴシック体で示したインタビュー部分にしばらく私の発話が見られないのは、本当に一言も発していないからである。読みやすさのためにFさんの語りに段落を入れたが、実際の語りはときおり口ごもりながらも切れ目なく連続している。Fさんの普段の話し方はむしろおっとりしているので、このインタビュー冒頭の一時間の語りだけが、なにか憑かれたような特別な状態になっている。

内容も複雑に絡み合っているので、逐語録をテーマごとにまとめ直すことは不可能だった。そのため手始めにインタビューの途中までの部分を、省略せずそのつど少しずつ分析してみることにしたのだった。ところが数か月かけて分析してみると、語りの順番そのままで一貫した大きな構成があることに気がついた。この語りの構成そのものがFさんの実践の構造と深い関係がある。

他の章と異なり途中までの語りをそのまま省略せずに引用したので、ここでは逐語録のページ数ではなく、引用ごとにその冒頭に【1】のように順番に番号をつける。まず引用だけ順番に読んでいただければ、インタビューがどのように進んだかがわかる。そして表面上は話題が絶えず飛びながら紆余曲折する語りが、実ははっきりとした構造を持つことに驚かれると思う。

看護実践についてお話しくださいとお願いしたのにもかかわらず、子ども時代について長時間語り始めるなど、子どものころの困難はFさんの看護師としてのアイデンティティに深く関わっている。Fさんは子どものころから三つの困難な現実を抱えていた。本書で〈現実〉と呼ぶのは、「受け入れることが困難な状況」あるいは「そこから主体が排除されてしまうような状況」のことである。本書では、困難な現実にどのように対応して看護師や患者が行為を組み立てるのかということが一貫した主題となる。のちほど引用【17-18】で、現実の受容をFさん自身が話題にする。

【1】F　看護師は……あの、なんですかね、私自身の、その、あの、妹が障害を持っていたことがあって。でも、もっと思い起こせば…なんていうか…なんやろうな…なんか…なんかその、まあだから……自分の妹が二人いるんですけど。一人は三つ下で、一人は一五歳のときに生まれたんで一五下なんですよ。で、二人……一人目がその、大きいほうの妹が、あの、重症心身障害を持っていて。で、もう一人の妹は、あの、知的発達遅滞なんですよ。

で、小さいときに、だから一歳とか二歳とかぐらいのときに痙攣を起こして。二人ともなんですけど。なんか痙攣を起こして。なんていうか酸素の量が少なくなって、まあ脳に障害があってっていうような状態で、少しずつこう遅れていくっていうか。上の妹が、そういうのが最初なんで原因がわからなかったんで、どんどんどんどん、こう、なんていうか、入……まあ痙攣を起こして入院をして。なんていうか、あの、どんどん、ちょっと、歩けなく。まあ、歩けるようになって、さらにまた悪くなってっていうようなのが、こうすぐ、ずっと続くみたいな感じで。で、〔そんな感じ〕やったんですよね。

Fさんがそのなかで生きている第一の困難な現実として、二人の妹が持つ脳性まひ、特に上の妹の障害がある。子ども時代のFさんは、「脳性まひ」という医学の知識としてではなく、理解しがたい状況として妹の障害や発作に出会っている。少し成長しては発作のなかで大きく悪化する妹の状態が、Fさんの子ども時代の背景となっている。

この初めの引用をこれ以上分析することは難しいが、これからの語りの基礎となる。

妹の障害は困難を引き起こすのだが、しかし妹自身は、理解しがたい現実でも受け入れがたい現実でもない。すぐあとでわかる通り、妹自身は笑顔のかわいい人であり、Fさんにとっては大事な人物である。妹の病気と障害をめぐって何か手当てが必要になるときに、子ども時代のFさんにとって理解の難しい、受け入れがたいことが起こるのである。それゆえ妹自身と、妹の病気を区別する必要がある。Fさんにとって受け入れがたい現実、あるいは理解不可能な現実とは、妹の病と障害であって、妹本人ではない。

1-2 「病院がけっこうなんか近くにあった」――受け入れがたい現実❷

【2】F　ほんでなんか、私のなかでは、なんていうかやっぱり、入院ずっとしてたりとかして。正月とかも…そのなんですか…病院の個室で、なんていうか、みんなでお弁当を食べながら過ごす大晦日みたいな、そんなんもあったりして。なんていうんですかね。なんか、**病院がけっこうなんか近くにあった**っていうのがあったんですね。（以下、太字による強調は著者による）

〈妹の障害〉が、受け入れがたい現実❶の核であるとすると、家での生活と病院での「生活」が混じり合っている子ども時代の環境が、現実❷を構成している。現実❶と現実❷は重なる部分も大きいが、分析の便宜上、妹に局所化した〈障害〉や発作と、Fさん自身の〈生活〉とを分けて番号をつけた。妹の病が核となって、その帰結として家族の生活が成立する。とりわけ母親の行動が妹の病気を核として組み立てられるさまがこれから語られていく。家での生活と病院とが浸透し合うということそのものは疎外的ではないかもしれない。しかし、この生活が疎外的に働く理由はしばらくあとに語られる。

【3】F　で、なんかその、小さいころとか、あの、たぶん、なんか、なんだろうな、なんか、なんやろうな、なんか、何になりたいとかっていうのが、あんまり、なんか、あの、なかったんですけど。なんか、いろんな人はいろんな期待をするじゃないですか。じいちゃんとかばあちゃんとか、親戚のばあ……人とか、っていうのも。なんか、こう。で、そのなかでなんかこう、医療関係がいいのかなって思い始めたんですけど。

インタビューの冒頭、私から看護師になったきっかけをうかがった。Fさんは「看護師は……」(引用【1】)と言いかけたあとに話題を変えて、当然のように妹の障害と小さいころの家族について語り始めた。そのうえで、おそらく「なぜ看護師を選んだのか」「小さいころは何になりたかったのか」と引用【3】であらためて自問しているのだが、そのとき答えに詰まっている。明らかに妹の障害とそれをめぐる生活とに関係があるのだが、彼女自身が医療関係者をどのようにして志望することになったのか、理由が自分自身にとってもはっきりしていない。

このとまどいは、実は小さいころの彼女の欲望がはっきりしなかったことをまず示している。そのうえで、「いろんな人はいろんな期待をするじゃないですか」と言いながらも「医療関係がいいのかなって思い始めた」と言う。つまり周囲の欲望を、おそらくは違和感とともに自分のものとして取り込んでいる。医療者になったのは他者の欲望に従ったからだと感じられている。★1

看護師になるという選択を、いかにして強いられた選択ではなく、自分自身で選び取った選択へと作り変えていくのかというのがこれからの語りのテーマの一つである。

1-3 母親みたいな看護師みたいなもの——受け入れがたい現実❸

【4】F　でも、私の母親も看護師だったんですけど、「看護師だけは絶対嫌や」って思ってたんですね。なんていうかその、母親が、けっこう**人間じゃないぐらい**に…なんていうか…強い人だったんですよ。ふふふ。自分が**人間やと思えないぐらい強い人**で。ふふふ。なんていうかな。涙ひとつ見せないんですよ。みんなが苦しんでいるときに…なんていうかあの…すごい気丈で。なんか「無理やわ」って思ってたんですけど。

でも、あるときふとこう、「あっ、この人も**人間やな**」って思えたんは、なんか…あの…なんか、ばあちゃんが亡くなったときで、それは母方の祖母、まあ〔母の〕母親なんですけど。そのばあちゃんが亡くなったときに、初めて泣いてるのを見たんですね。だから私が二五ぐらいだと思うんですよ。それぐらいまで、母親の涙を見たことがなくて。

そのときに、「いろいろ助けてくれてありがとうね」って言って、亡骸《なきがら》に向かってこう、泣き崩れたっていうか。それを見て、なんかこっちもワーッて泣きそうになりつつ、「あっ、この人も**人間やったんやな**」と思ったんです。血が通ってるんだって思って。初めてその、母親が**感情が揺れる**ところが見れたんですね。

Fさんの母親も看護師である。看護師を志望した動機を探しているうちに、看護師である自分の母親を思い出す。とはいえFさんは、単純に母親のようになりたいと思ったわけではない。むしろ「看護師だけは絶対嫌やって思ってた」。非常に気丈な母だったので、「人間じゃない」くらい「強い人だった」。苦しいときでも涙ひとつ見せない。つまり〈妹の病〉と、不便を強いられる家族の〈生活〉という困難な現実❶❷を、母親が人間的な感情を動かすことなく、行為の水準で引き受け切っているようにFさんには見えている。ところがこの引き受けが、子どものFさんにとっては「人間やと思えない」のだ。

彼女が二五歳のときに祖母のお葬式で号泣しているのを見て初めて「あっ、この人も人間やったんやな」と思うほどである。「人間やと思えない」母親の記憶は、あとで大事な意味を持つ。というのはインタビュー後半で母親こそが人であるというふうに価値づけが反転するからである。そして引用【18】で見る通り、二五歳という年齢もこの転機に関わる。これからの語りのなかで、母親が変わるのではなく、Fさんにとっての看護師の位置づけが変わっていく。

もう一つ付け加えると、この語りで母親を人だと思えたのは、お葬式で「なんかこっちもワーッて泣きそうになりつつ」と、Fさんも同じように感情を動かせたからである。それまで「人間じゃない」と言うときには、感情をシンクロさせることができない存在、あるいはFさんと同じようには感情を動かさない存在として、母親が描かれている。感情の取り扱いはこのインタビューの大きなテーマとなる。

しかもこの語りはFさんの表面上の意図を超える問題を提起する。のちほど看護師としての母親こそが「人」であると価値づけが反転するときには、逆に感情を動かさないことの重要性が語られることになる。しかしここではいったん、感情が揺れるときに母親は「この人も人間やな」となり、感情を動かさない母は「人間じゃない」と感じられているのである。

ここで「見た」「見れた」というように、目撃者としてFさんが関わっていることも大事である。Fさんは、ある情景を目で把握することで、自分の位置づけを作っていく。

Fさんはこのような母親を見て「看護師だけは絶対嫌や」「無理やわ」と感じている。先ほどは周囲の期待が医療職という志望を植えつけたかのように語られていたが、ここではその逆に医療職への反発が起こっている。抽象的な医療職という理念は受け入れるが、具体的な母親という看護師のほうは拒否するのである。もちろん最終的には看護師を選択しているわけであるから事は単純ではない。★2

【5】F　それまでは、なんていうか…あの…なんていうか、気丈すぎるっていうか。で、私もこのインタビューを受けるっていうので、いろいろ昔のこと思い出してたんですけど、看護師っていう、**母親が看護師だっていうのを**いつごろ気がついたんだろうって思ったら、**あんまり思い出せなくって**。

何歳かこう……小さいときに病院に行くじゃないですか。まあ、妹が調子が悪くて小児科に行ったり、自分自身が風邪ひいて調子が悪くて行ったりとか。で、その行った外来の先で、外来の看護師さんと母親はすごい親しげにしゃべるんですね。すごいうちの母親は外交的なんだなって思ってたんですけど。

ずうっとあとになって、たぶん小学校ぐらいに入ってから看護師っていう仕事があるっていう。母親も看護師さんだったんだ、みたいな。あとから「じゃあ、あのとき知ってた人だったの」みたいな。「ああ、そうやで」みたいな話をあとから聞いたっていう感じで。

その、なんか、けっこう、なんていうか、なんていうかな、その。で、そうですね。そういうなんかこう、**母親みたいな看護師みたいなもの**と出会ってるんですね。要するに、なんていうか、看護師として出会ってないんです。

M（村上：以下同）　ああ。

看護師だった母親の影響は大きいが、しかし「母親が看護師である」というのは正確な表現ではない。Fさんはまずは「母親みたいな看護師みたいなものと出会ってる」のであって、「なんていうか、看護師として出会ってないんです」。「看護師っていう、母親が看護師だっていうのをいつごろ気がついたんだろうって思ったら、あんまり思い出せなくって」と言う。

子ども時代には、母親と看護師とは区別して認識されていないのだ。〈母親は看護師である〉と、主語と述語で語ることすらできないほど混じり合っている。しかも「外来の看護師さんと母親はすごい親しげにしゃべるんですね」と、何か謎めいた社交性として出会われている。母親は何か理解できない部分を持つ「母親みたいな看護師みたいなもの」という現実❸なのである。

それでは、「人間じゃない」ほど気丈な母親と、この〈母親みたいな看護師みたいなもの〉という現実とは、どのように接続するのだろうか。

単に母親自身が不思議な存在（現実❸）であっただけではない。母親は妹の看病と家事を担う存在、つまり不条理な現実❶❷を担う存在でもある。「看護師だけは絶対嫌や」と拒否するのは、小学生になって看護師という存在を知ってからである。それより以前には、母親は得体のしれない存在であり、妹の病気と家庭生活という現実❶❷を引き受ける不思議な現実❸だったのである。母親が妹を看護し、家と病院の境界を消し去るがゆえに（現実❸）、妹の病と家庭生活の困難という現実❶❷は表面化する。

母親において主婦と看護師が浸透する。これは、Fさんの生活において病院と家が浸透し合うことで現実❷を構成したのと並行である。母親が家族と職業という二つのステータスを分かち持ち、しかも二つが区別できないうえ、母親はFさんとも病院の人たちとも親しくすることで、他者に対しても家と病院とを区別していないのだ。結局、Fさんにとって家と社会との境界が複数の水準で明瞭ではないのかもしれない。

精神分析では、母子関係と父子関係、同胞を軸に構成される家の構造と、社会関係が対比される。社会学であれば親密圏と呼ぶかもしれない。この家と社会との対比は、近代社会での生活にとって根本的なものである可能性がある。ところがFさんの場合は、これがはっきりしないのである。妹の病気とそれを看護する母親を媒介として、家と社会とは浸透し合う。

そもそも母親はほとんど一貫して父性的な存在として描かれているので、母性と家庭との結びつきという通念はここでは通用しない（ただし、Fさんの母の「父性」は社会規範を代表する象徴ではなく、現実を引き受けて行為を社会のなかで産出する構造の代名詞である）。

Fさんにとって母親とは母性的存在ではなく、受け入れがたい現実を引き受ける行為のモデルであり、かつ家と病院とを浸透させる媒介である。後者の意味では、不条理な現実❶❷を呼び起こす原因でもある。つまり自らトラブルをあぶり出しつつ対処する存在として、母親は描かれている。母親は困難な現実❶❷を産出しつつ、介入することで自らも得体のしれない現実❸になるのだ。

ここではまだネガティブな語りなのだが、それほどまでに母親は難しい現実に深く冷静にコミットしているのであり、Fさんにとっての看護師のモデルはここにある。

なお本書では、「主体化」「行為主体」という言葉をこれから使っていく。困難を含む現実のなかで、この現実を引き受けて対処する行為を組み立てていくことをこれらの言葉で示していこうとしている。

1-4 「なんか置いてかれた」——妹の痙攣

【6】**F**　じゃ、その痙攣してるときどんなんだったかって言いますと、なんていうか普通に…なんですかね…**普通に生活**してるんですね。たとえば、誕生日とかの、誕生日ケーキとかがあったとして、それでよくこう電気を消して、ロウソクつけるじゃないですか。で、ハッピーバースデーとか歌って。で、ワーッて言って、フーッて消すじゃないですか。で、真っ暗になって。で、電気つけようって、つけて。で、チカチカチカって昔のやつってつくじゃないですか。

ほんじゃあ「さあ、食べよう、食べよう」って言ったら、バタバタってなって、周りが。「あれ、なんやなんや」みたいな。なんかこっちはわからないんですね、小さい私は。なんか妹が痙攣を起こしてたらしくて。でも私は一切、**妹がどんなんだったかもまったく覚えてない**っていうか。あと、見てないんですね。っていうのは、なんか大人がバーッて囲むんで。あの、三、四人が囲んだなかで何かが起こっているんでしょうけど。なんか見てなくて。

M　ほお。

ここで唐突に冒頭の引用【1】の話題に戻っている。おそらくこれが初めにFさんが語ろうとした話題である。妹の障害と自分が看護師になった事情を説明するために、ここまで回り道する必要があったのだろう。そして看護師という事象と妹の痙攣は、Fさんにとってとりわけ不可分に結びついている出来事である。この場面で、「妹の病気」「Fさんの生活」「母親」という三つの困難な現実が結び合わされる。

痙攣は、子どもだったFさんにとって現実❶〈妹の病気〉の一部である。しかしこれは得体のしれないものである。「なんかこっちはわからないんですね、小さい私は。〔…〕でも私は一切、妹がどんなんだったかもまったく覚えてないっていうか。あと、見てないんですね。〔…〕三、四人が囲んだなかで何かが起こっているんでしょうけど。なんか見てなくて」。

大きくなるなかで、そしておそらくは医療の知識を身につけるなかで事後的にこの痙攣という出来事は理解されていくが、子どもの目からは隠された出来事であり、しかもそれとともに両親がどこかへいなくなって置いてけぼりにされてしまう恐ろしいきっかけでもある。

この妹の痙攣が「普通に生活してる」なかに侵食する。家で誕生日を祝っている場面に侵入し、「普通に生活」する円滑な流れを壊す出来事、それが家と病院の区別がなくなってしまう現実❷の本質である。親密な家の領域が成立しにくいだけでなく、家庭での安定した生活習慣が成立しにくい。あるいは習慣の中断が習慣のなかに組み込まれている。妹が入院し、〈家と病院の浸透〉という現実❷が開かれる端緒の場面に、この痙攣による日常の破れがある。

そして生活という現実❷が、妹の病気という現実❶とどのような仕組みで接続するのかが、ここでははっきりと描かれている。子どもだったFさんにとっては理解しがたいものであった妹の発作によって、大人たちが訳のわからない「バタバタ」した動きを始め、しまいにはFさんを取り残していなくなってしまう。誕生会が消えて、病院という場へ移行するのだ。

【7】F　で、なんか、あの、なんか、あの、母親は時間計ったり、なんかたぶんその、息が止まってたりとか、その痙攣している時間とかを計ったりしてたんだと思うんですけど。なんかそういう言葉が、難しい言葉みたいなのがこう行き交ってて。で、「お父さん、早く。ちょっと電話して、病院に」みたいな感じで。**なんか状況わからないけど、ガサーッて人がいなくなる**みたいな。そうい

う、「えっ」みたいな。けっこう、なんかそういう経験をしていて。なんか、あの、なんか、そういうのを繰り返すんですよね。

M ああ、ああ。

F 誰も私には説明をしてくれないし、なんだろう。なんか、あの。だけど、まあ、**なんかしょうがないことみたいな。なんか、了解してるんでしょみたいな**ぐらいの感じのやつで。こう、なんか、あの、なんか置いてかれたじゃないけど。なんですかね。なんか、そんな、そんな変な経験をしてるんですね。

「で、なんか、あの、なんか、あの」と、「なんか状況わからない」という訳のわからないものについて、この言葉がこれからも何回も登場する。「なんか」という表現は、理解しがたい現実との出会いの目印である。その一部は「難しい言葉みたいな」意味内容を持たない音声として出会われている。[★3]理解しがたい現実が意味不明の音声に焦点化するのである。

〈妹の痙攣〉という現実❶をめぐって、〈母みたいな看護師みたいなもの〉という現実❸から、意味不明な「難しい言葉」が発せられる。現実❶と現実❸の交差点で、「難しい言葉」とともに家から病院へとみんなが行ってしまって、Fさんは取り残される。これは〈困難な生活〉という現実❷のバリエーションでもある。意味を持たない音声が、無意味な現実を指し示す記号となる。医学用語は、Fさんにおいては医療で使う概念としてではなく、得体のしれない現実とともに登場する得体のしれない記号として出会われている。

ここでのポイントは、この訳のわからないときにFさんは見捨てられる経験をしているということである。「なんか状況わからないけど、ガサーッて人がいなくなる」「誰も私には説明をしてくれない」「なんか、了解してるんでしょみたいなぐらいの感じのやつで。こう、なんか、あの、なんか置いてかれたじゃないけど」と、訳のわからないまま取り残される「変な経験」を繰り返し語っている。これに対して彼女は「「えっ」みたい」に驚くことしかできていない。驚きもまた分節不可能な現実に対する反応である。見捨てられるという疎外感は、語りのなかで再度登場する大事なモチーフである。

現実❶❷❸がこのように組み合わさったときに、Fさんは見捨てられる。理解しがたい現実は全体として作動したときにFさんを疎外する。「ガサーッて人がいなくなるみたいな」というのはさらに身体的な感覚である。★4 受け入れがたい現実を子どものころのFさんは頭では理解することはできなかったのだが、「ガサーッて」人がいなくなる体感として、三〇歳を過ぎたときにもまだ残っているのだろう。

もう一つ発見がある。現実は理解不可能なものであるだけでなく、「なんかしょうがないことみたいな。なんか、了解してるんでしょみたいなぐらいの感じのやつ」なのだ。わからないのにわかっているかのように強制されるものなのだ。これを彼女は「変な経験」と呼んでいる。現実は隠蔽されることを要請するのである。私だけが状況の理解から根本的に排除され、一人で家に置いてけぼりになり、さらに「了解してるんでしょ」と、疎外されていることさえも否定されることで、三重に疎外される。

1-5 「すごい笑顔がいい妹で」——語り全体の背景

しかし妹本人は決してネガティブな存在ではない。今までのネガティブな現実に対抗する明るい存在として描かれる。

【8】F あとは、やっぱり、妹がもっと大きくなってきて。たとえば私が覚えているのは、中学校とか

小学校少し高学年ぐらいに自分がなったときに、妹がたぶん**便秘気味**だったんだと思うんですけど。〔ここで話題が飛ぶ〕で、あの、まあ、ほとんどもう、起こしたら起きとけるけど、まあなんていうんですか。起こさないと起きれないですし。

M ああ、ああ。

F 立たしたら歩こうとするんですけど。立って……立位は保持できないので。まあそういう状態で。食事も介助しますしっていう感じなんですね。でも、なんかニコニコして、いつもなんかアーッとかオーッとか発して。大きな声で叫ぶみたいな。なんかそんなんもあったりして。でも、一緒にこう、すごい笑顔がいい妹で。痛い思いもいっぱいしてるんだと思うんですけど。すごいケロッと忘れるみたいな。ご飯食べたらすごいニコニコってして。なんか、ワーッてこんな時間、ご飯粒もバーッてなりながら笑って食べる人なんですよ。で、なんか。

ここでもFさんはもう少し大きくなったときの妹の描写をしている。このあと登場する摘便の場面について語ろうとしているのだが、「で、あの、まあ、ほとんどもう、起こしたら」からは連想した食事風景が初めに挟まる。この場面はのちほど意味を持ってくるのだが、今はまだ分析が難しいので、ポイントだけ指摘しておく。

上の妹は重度の脳性まひで座位の維持がやっとであった。「でも、一緒にこう、すごい笑顔がいい妹で。痛い思いもいっぱいしてるんだと思うんですけど。すごいケロッと忘れるみたいな」。痛い思いをしているが笑顔がいい。嫌なことはすぐ忘れる（妹さんは言葉を話さないし、イエス／ノーを含めて意思の表明はできないそうだ）、とFさんが感じている特徴はあとでもう一度語られる。Fさんにとって大事な意味を持つ、絶対的な明るさを示す要素なのである。

ここで「一緒にこう、すごい笑顔がいい妹で」と挿入されるのはなぜだろうか。「一緒にこう」に続くはずの文章が語られていないのでわかりづらいが「私たちと一緒に笑う」という意味であるように見える。のちほど、コミュニケーションがとれない妹が、実は「〔私のことを〕全部わかってる」と言われる。もしかするとこの時点ですでに、潜在的な共感能力を知らず知らずのうちに暗示しているのだろうか。ここでFさんが現在形で語っていることも非常に重要なのだが、これも第2章の末尾で論じたい。

以上、「嫌なことをすぐ忘れて笑う」「一緒に笑う」「現在形での語り」という三つの要素は、Fさんの語り全体の背景をなす〈地〉をなしている。そしてこの三つは、第2章の最後で意味が明かされることになる。そしてそれが、直後で妹の摘便を描写するための前提として、挿入句の形で登場していることに注意を促しておきたい。

1-6 摘便

不快な現実、了解の強制

ここで当初予定していた話題に戻って、もう一度「便秘気味で」と言われる。

【9】F たぶん**便秘気味**で、ちょっとなんかご飯中にちょっとなんていうか便の匂いがし始めたんですよ。で、あの、「あっ、出てきたんやわ」って言って、母親が。いきなりみんなご飯食べてるんですけど、なんかもう、今じゃないとみたいな感じで、パーッてこう同じ部屋——別に仕切りはないんですけど——のところで通じをし始めるわけですよ。ほんでなんか、なんかしてるんですよ。こ

う、まあ、お尻を出して。ほんで、なんかほじったりなんかしてるんだと思うんですよ。ハーッて、「頑張れー、頑張れー」とかって言って、横でやってるんですよね。ほんで「硬いなあ、痛いなあ」とか言ってて。思えば……急にしたことあるんですけど。

たまらんかったんですよ、まあ正直。もうすんごい匂いで食事をするっていう。なんか父親も黙って食べてるし、私も黙って食べてるっていう。ハーッ。でもまあ、**そのときは、ハーッとも思いませんでしたし。**今思い返して、「ああ」って。「あんなんは」って思いますけど、そのときは、そんな思わなかったんですよね。「ああ、嫌やなあ」ぐらいで。

ここでも妹の障害という現実❶と、生活環境の混乱に関わる現実❷が折り重なっている。あるいはむしろ妹の障害が何か問題を含む現実となるのは、そこに現実❸としての気丈な母親が看護師として関わっているそのときであるといえる。妹本人は直前の引用【8】にあるように、かわいい笑顔の存在なのだ。

便秘気味の妹が便意を催したときに、母はすぐに摘便をしてあげる。母は何でもないかのように自然に行っているようだ（「人間じゃない」）。何か受け入れがたいことが起きているのに何でもないかのように振る舞うというのは、困難な現実を引き受けるモデルとしての母親でもあるし、先ほどの「了解してるんでしょ」というFさんが被った疎外とも対応している。母親による「わかってるでしょ」という強制の背景には、母親本人が淡々と妹をめぐる現実に応対しかつ隠蔽する「人間じゃない」気丈さがある。

二人の違いは、母は現実を引き受け、了解し、行為で対応しているのだが、Fさんはそれができていないということである。Fさんは同じ現実に出会うのだが、対応の仕方は真逆である。母はFさんを母と同じ地平に立たせようとしているが、Fさんは「置いてけぼり」になり、これが「了解してるんでしょ」という形をとる。

同じ部屋のなかでうんちをしている傍らでご飯を食べ続ける状況は、少なくとも快適なものではない。受け入れがたい現実は「理解しがたい」という〈不可解〉、あるいは「置いてけぼりにされる」という〈疎外〉だけでなく、〈不快〉という形もとる。

Fさんはここで「ハーッ」と大きなため息をついた。言葉で分節できない現実に対する反応がため息なのだが、しかしここで興味深いのは、ため息ですら二〇年以上経って事後的にようやく可能になる反応なのだ。「ハーッ。でもまあ、そのときは、ハーッとも思いませんでしたし。今思い返して、「ああ」って。「あんなんは」って思いますけど、そのときは、そんなん思わなかったんですよね。「ああ、嫌やなあ」ぐらいで」というのは微妙な表現である。そのときは「「ああ、嫌やなあ」ぐらいで」何事もない平和な日常であるかのようにやり過ごさざるをえないのである。

それを助長するのが「黙って食べてる」父親の立ち振る舞いである。「たまらんかったんですよ」なのに、何事もないかのように振る舞うことを（誰にも命令されることなく）強制される。これも了解の強制の帰結である。事後的にようやくかろうじてため息になるような、分節しがたいし、分節を許されなかった、受け入れられないが受け入れているとみなされないといけなかった現実である。

こうして生活の不成立という現実は、次の三つの側面を持つことがわかってきた。（1）絶え間ない病院通いによる病院と生活の浸透、（2）発作における家での生活の中断に加え、（3）家での生活そのものも不条理な現実になっている。

看護師だけにはなりたくない

ところで摘便は、のちに看護師になったFさんにとって重要な意味を持つ実践になる。子どものときには、受け入れがたい無意味な現実❶＋❷は、職業実践のなかで積極的に引き受けることで意味を持つことになる。

ただし意味を持つとは、知的に消化することではない。Fさんにおいてはいかにして効率的に摘便を行うかという行為課題となる。このときには摘便は、不可解でも不快でも孤独でもない。つまり子どものころにFさんが居場所を失った不条理な現実全体が反転されて、Fさんの行為そのものの要素となる。

【10】F　たとえば入院すると、それこそやっぱり食事中ってすごい大きいなって思うんですけど。みんなでお昼ご飯とか食べてるとき、入院して個室のなかで、父親と私とまあ母親とで弁当買ってきてこう食べてて。妹は点滴してて。で、まあ、もうご飯食べ終わったと。で、私らはちょっと遅い、遅めの昼ご飯食べてて。で、看護婦さんが――なんやかんやテレビとか見ながらしゃべ…まあそんなにしゃべりはしないんですけど…まあ、そうやってご飯食べてたっていうときに――「失礼しまーす」みたいな感じで看護婦さん入ってきて、「じゃあちょっと吸引していいですか」みたいな感じで。なんかジュルジュルジュルジュルっていうじゃないですか。「ウォーッ」て思いながら、っていう。なんていうか…あの…経験をしてきてるんですよ。それがなんていうか、日常っていうか。「絶対嫌や。看護師さんっていう生き物はもう本当に嫌や」と思って。ふふふ。私はもう絶対に看護師だけにはなりたくないと思って、育ってきたんです。うふふふ。

ここでFさんは「看護師さんが」と、語りたい主題を語りかけてからいったん話題を飛ばし、挿入が入る。「なんやかんやテレビとか見ながら……」と背景の描写が挿入され、そして看護師による吸引という主題に戻る。ここでも連想して挿入されたテレビの場面は、主題となる出来事の背景の描写となっている。

Ｆさんにとって、背景のとりわけ視覚的な描写は大きな意味を持つ。というのは描写された場面を背景にして、出来事が生じ、看護行為の組み立てが図られるからである。そして、この描写が可能になっている現在では、この妹の病が受容されているということも暗示している。描写可能であることと、受容されていることとはおそらく連関している。

ともあれ行為と背景は図と地の関係になる。これを示すのがしばしば挟まれる挿入なのである。Ｆさんの場合、挿入句は〈地〉を表し、そのうえで主節が〈図〉となって描かれる。Ｆさんの語りはこのような挿入が頻繁に生じるため、絶えず話題が飛ぶ。しかしそれは支離滅裂さではなく、実践の構造の表現なのである。

摘便と同様のことが妹が入院したときにも起こっている。食事をしている傍らで、何でもないかのように看護師さんが痰を吸引するのである。Ｆさんは「ウォーッ」と言葉にもならない感想を持っている。引用【9】でも【10】でも生活のなかに不快なものを持ち込みながら、妹の障害を顕在化させ、日常の流れを壊す存在として看護師は登場する。現実を現実として暴き出すとともに、行為によって対応する存在が看護師であり、子どものころのＦさんはそこから取り残される。

受け入れがたい現実を何事もない「日常」であるかのように消化するのは、看護師である母親、そして病院の看護師である。それゆえにＦさんは「看護師さんっていう生き物はもう本当に嫌や」「私はもう絶対に看護師だけにはなりたくない」と思う。

とはいえ「看護師だけにはなりたくない」と強く思い続ける状況は、看護師に触れる機会のない多くの子どもに比べると、比較にならないほど極めて強く看護師という存在と関わっている。さらには漠然と看護師になりたいと思う子ども以上に、看護師の職業をよく知っている。その意味で「絶対に看護師だけにはなりたくない」という状況は看護師になることを準備している。

ここで妹の障害と生活の混乱という現実❶＋❷は、「母親みたいな看護師みたいなもの」という現実❸へと収斂《しゅうれん》する。看護師が妹に関わるときに、生活が変質し耐えがたいものになる。食事中に行われる妹の摘便や吸引という現実に対しては「嫌」と言えない。妹の障害は避けることのできない所与である。おそらく嫌という言葉もそのときには浮かんでない。しかし、看護師になるかどうかは選択に任されている。現実がそこに収斂する看護師になることには「嫌や」という態度をとれたのである。

繰り返すと看護師は、現実の不快面を露わにするとともに何事もないかのように隠蔽する存在として、Fさんには現れている。看護師は、現実の顕現と隠蔽を同時に行うという矛盾した機能を持つ。看護師になりたくないという気持ちは、現実を背負い込みたくないということでもあるが、Fさんが現実を引き受けるためには医療職に従事するしかないのである。

こうして現実に圧倒される当事者ではなく、現実に対処する看護師にFさん自身がなることになる。

2 小児科での看護——「感情」の労働と「受容」の強制

2-1 「全然やる気ない看護師なんですよ」

さて、このような子ども時代の経験を背景として、Fさんは看護師になる。しかしそれも単純な職業選択ではない。

【11】F　ほんで、高校ぐらいのときになんですけど、なんか医療……まあ作業療法士になりたかったんですね。芸……こうなんていうか、ちょっと絵描いたりとかの、そういう芸術的な。美術とかが好きだったんで。まあ美大に行ったりするか、作業療法士だったらそういう医療系で役に立つこともできるしと思ったんですけど。なんか…あの…なんか…なぜかこう…高校の先生に、やっぱ、「上を目指しなさい」と言われ。医学部みたいなの目指せと言われ、ほんで行ったんです。まあ、そういうふうに、じゃあそういうふうに変えたほうがいいんかなと思って変えて。

結局、高校三年の最後になったら、「あと一年浪人したら受かるかもしれない」って言われてたんですね。ふふふ。「そんなんもういいわあ」とか思ったんですけど、もう、でもそこで変えるわけにもいかないので。ほんで、なんか全国こう……調べてくださって。「ここところがF判定とC判定やから、受けてみるだけ受けてみなさい」って言われたのと、じゃあすべり止めにどうするかってなったときに、x大のそこを受けたらどうだ、みたいな感じで。

で、案の定、まあ、落ち……前期は落ちですね。後期は受かって。でも、全然やる気ない看護師なんですよ。全然看護師なんか、全然興味ないですし、みたいな…ははは…ふふ…感じで。もう、なんていうか、たぶん、すごいさぼりましたしね。私の友達が出席とかやってくださってて。とかで、ほんで、まあすごいふまじめに育ってきた部分もあったんですね。

作業療法士になりたいという時点ですでに医療職を選んでいるが、先生に勧められるがままに医学部と看護学科を受験するというあいまいな仕方で医療職をFさんは選びつつある。しかし意識のうえでは看護師にはなりたいという意欲はなく、ここには葛藤がある。あたかも消極的かつ偶然の選択であるかのように看護学科に入学する。

【12】F　たぶん一五のときに妹が生まれて、で、妹がすごいかわいかったんですね。あの、子どもとか人とかあんまり好きじゃなかったんですけど、なんか…あの…こんなにかわいいんだと思って。で、小児科やったらできるかもしれん、がまんして。子どものかわいさだったら頑張れるかもしれないと思って、それで小児科に行くことにしたんです。

M　ああ。

下の妹がかわいかったので「小児科やったらできるかもしれん」と思うのは、逆説的に吸い込まれるように、〈妹の障害〉という現実❶を背負いこむほうに惹きつけられることを意味する。下の妹が「すごいかわいかった〔…〕で、小児科やったらできるかもしれん」というのは、重い障害を持つ上の妹との葛藤を含む関係と比べると、引き受けられそうな気がするという余裕も示しているであろう。

下の妹も脳性まひを持っているが、上の妹に比べると軽いこと、そしておそらくは年齢差と経験の蓄積という「距離」が小児科を選択することを可能にし、さらにこのあと数年経ったときにFさんが主体化できるようになる距離を準備している。

二人の妹、次に訪問看護で出会った患者さんたちというふうに、Fさんは一貫して障害を持った人に関わっていくが、しだいに上の妹とのあいだで経験した困難からの距離が作られ、Fさんはそれに伴って困難を引き受ける行為主体となっていく。このような偶然の選択が、必然であるかのように看護師へと引き込まれていくさまは、神話や悲劇のテーマに近い。オイディプス王が、自覚はしていなかった現実（母親との近親相姦と父殺し）を、自ら暴き出すほうへと知らず知らずのうちに進んでしまうのと似ている。

2-2 「フラッシュバックじゃないんですけど」——感情の否定的側面❶

【13】F　で、小児科だったら看護師さんになれるかもしれないと思ったんですけど。まあそれで看護師になったんですね。もう看護師になってみて、なんか、やっぱり、なんかこう、看護師になってみたんですよ。小児科、市民病院の小児科だったんですけど。そしたら市民病院の小児科って、だいたい何でも来るんですね。大学病院とかだと、血液内科とかちょっとすごい白血病とかの方が多かったり、小児外科だったら心臓外科とかそういう整形とかそちらになるんですけど。市民病院は、もう本当にどんな人でも来て。

要するに私らが入院……私らの家族とかが入院してたように、そういうCP〔脳性まひ〕って、まあ、脳性まひの子とかもいっぱい来るんですよね。だからもう非常に似ていて。で、あの、ある、なんていうか、一歳ぐらいだったか、あの、の、なんていうか、遺伝的な病気のなんていうか、それこそ鼻からチューブ入っていて、常にこう痙攣をしていて、で、なんていうか、あの、眼振もあってっていう。

その子にパッとこう……まあ、先輩に連れられて行ったときに、なんていうか、たぶんなんか、フラッシュバックじゃないんですけど、なんか、そのときにバッて出てきたのが、お母さんを苦しめやがってっていう気持ちがあの、すごくバッて出てきてしまったんですね。

M ほお。

Fさんは「なんていうか」と繰り返している。ここでもまた言語化しにくい現実と彼女は対峙している。小児科の看護師になったときに脳性まひの子どもを見て、妹の痙攣が「フラッシュバックじゃないんですけど」重ね合わせられるのである。三回繰り返される「なんていうか」は、重ね合わせられる体験の受け入れがたい部分に対応している。

今までの引用では、人間じゃないような気丈さを持ち、自分の相手をしてくれない「母親みたいな看護師みたいなもの」に対する怒りが暗示されていた。ところがここでは「お母さんを苦しめやがって」という妹への「気持ち」が湧き出てくる。

母親への怒りも顕在的に語られたわけではなかったが、しかし「人間やない」「置いてけぼり」「絶対嫌や」といった表現から間接的には感じ取ることができた。しかし妹への怒りは、今までは語りのなかに暗示されることすらなかった。母親に対する好きだけど置いてけぼりにされたという葛藤、そして妹に対する好きだけどお母さんを苦しめたという葛藤がこうして顕在化する。

「なんていうか」という言語化の難しさは、好きだけど憎いという葛藤と対応している。葛藤で身動きがとれなくなるという状態が、ここでのFさんにとっての〈受け入れがたい現実〉の帰結である。〈疎外〉〈不可解〉〈不快〉に続いて、〈怒り〉が発見されている。

【14】F　私はたぶんもう、なんか**目が離せなくなって**しまって。あとから先輩に「あんたもうちょっとなんていうか、何々ちゃんとか声かけたら」って言われて。ああ「ほんまや」って思ったんですけど。ああ、すごい、なんか、「あっ、こういう思いが私にはあるんだな」と思って。で、気がついた部分もあったんですね。それで、なんか、あの、そうですね、だからそんなんで。

まあ、でも、それは一回だけで。なんていうか、それからなんていうか、まあ先輩に言われた通りに、なんていうか…あの…まあ声かけたり、そういう、なんかこう似てるなって思う人には、まずは「何々ちゃん」って言うようにしたりして、**適応**していったんです。ふふふ。

Fさんの体験は、外面的には「目が離せない」と、視覚の停止として現出する。好きだけど憎いという身動きがとれない状態が、「目が離せない」という文字通りの形をとる。このとき彼女の特徴である視覚が強調される。現実は対処不可能で受け入れ不可能であり、ダブルバインドで身動きがとれない。その状況と対応して、視線も凍りつく。このとき場（環境）に応答する行為が形成できていない。

その後訪問看護師になったFさんは、一方で感情を用いる労働を批判し、他方で私には「感情労働っていうのがよくわからない」と語る（Fさんの「感情労働」という言葉の用法は通常と少し違う）。[★5] ともあれ新人時代に小児科でFさんが行っているのは、感情を用いる労働である。

まず自分の過去の体験と重ね合わせて患者に対して個人の感情で向き合ってしまうことで、Fさんは何もできなくなる。そしてこの感情は、実際には患者の子どもとは関係がないFさん一人のものなのだ。Fさん自身が若いころは、妹に対する感情に巻き込まれながら働いていたのだ。これは感情を押し殺して愛想よく振る舞うという、通常の意味での感情労働ではない。感情労働ができずに感情に巻き込まれている。

Fさんはこのとき初めて、子ども時代に自覚していなかった自分の感情に気がつく。抑圧されていた感情が後から回帰するのである。[★6] 感情の発生は事後的に行われている。妹への怒りが小児科勤務において事後的に明らかになったとされていることは、現実に対する感情が抑圧（子ども時代には「ハーッとも思わなかった」）されていたことと対応している。受け入れがたい現実に飲み込まれていたので、感情表現の余地もなかった。だが小児科で子どもを見たときには、妹とのあいだの近さに比べると距離があるので、感情の登場が可能になっている。

子ども時代は感情を動かさない「人間じゃない」母親のことが嫌だったのだが、ここではFさんは感情に支配されることで行動できなくなっている。のちほど感情を批判する際にはこの場面を忘れて語っているように聞こえるが、しかし構造上はここではFさん自身が感情をめぐって「機能停止」（後述）したことが、のちに感情を批判することになる出発点となっている。

この場面がなかったとしたら、巻末の注★5（三六五頁）で引用した【54】の語りのように、のちほどの感情批判はFさんの主体形成とリンクしえないであろう。Fさん自身の主体化にとって、困難な現実による触発が感情という形で顕在化する段階は、（今はまだ失敗に見えるとしても）現実を引き受けるための準備として必要な段階である。

引用【14】の最後で「適応」という単語が登場する。「適応」して、「何々ちゃん」と声かけをすることは、感情を押し殺して職業役割として対応する能力のことである。この「適応」こそが、ニセの感情を提供するという本来の意味での感情労働である。

ここでは看護師としての業務がニセモノの私として形成されている。「なんかこう〔妹と〕似てるなって思う人には、まずは「何々ちゃん」って言うようにしたりして、適応していったんです」。「適応」

においては、子どものころからFさんが背負ってきた困難な現実と直面することは避けられている。本当に正対して引き受けるためにはもう一つ別の要素が必要なのである。

2-3 「ワイドショーを見るぐらいの勢いで」──感情の否定的側面❷

しかし、妹と似た患者以上に問題になるのは、同僚である。

【15】F ただ、でも**適応**できなかったのは、看護師さんのなかでカンファレンスとかで出てくるのが、そういう障害を持った子どもさんとかの……なんていうか、「お父さんお母さんが離婚したらしいで」とか、そういう話とか。「なんかこのあいだ喧嘩しとったで」とか。そういう話とかが、なんていうんですかね…こう…ワイドショーを見るぐらいの勢いで言われたりとか。

小児科で出会う子どもには「適応」したものの、Fさんは同僚には「適応」できない。患者さんの噂話を「ワイドショーを見るぐらいの勢いで」語る同僚看護師に「適応できなかった」、つまり感情を殺してやり過ごすことができなかったのである。

この同僚たちもまた実践上の必要からではなく、個人的な感情で動いている。感情労働のようにニセの感情を使うことで疲弊するわけではないが、相手を配慮することのない幼児的な感情を持ち込んでいる。

看護師の同僚が興味本位でワイドショー的に語る。看護師は母親の前では同じ話題を切り出せないであろう。ワイドショー的な語りが暴力であることを自覚しているからである。とはいえ武井麻子が指摘する通り、一概に悪いのかどうかは議論があるだろう（武井 2001:43）。同僚たちはニセの感情をサービスする感情労働のストレスから逃れるために、ワイドショー的な語りを必要としている。

しかし当事者家族であるFさんにとっては、これが文字通りに暴力として働く。ということは、強い感情を押し殺して「適応」するFさんの「感情労働」は、同僚たちがサービス業として行う感情労働とは質が異なるものであることになる。Fさんの「適応」は、通常より困難な「感情労働」である。

Fさん自身がはっきりと定式化しているわけではないが、彼女の語りからは、〈感情の水準においては、困難な現実に対応できない〉というテーゼが導き出せる。感情の水準では、当事者も、当事者に感情移入する人も、部外者もうまく対応はできない。

2-4 「よう言わん」──感情の否定的側面❸

【16】F　あとやっぱり、その…なんか…一歳の、私がこう、こうフラッシュバックしたような子が亡くなったんですよね。三年間やってるあいだに亡くなられて。そのお母さんは…なんか…あの…お母さんが四〇歳ぐらいだったんです。で、お父さんもけっこうなお歳だったんです。年の離れてやっとこさできた子どもさんだそうで。

で、子どもをね、あの、産んでほしいって、私の違う先輩が言わはったんです。その人は子どもがいて健康な人なわけですよ。私なんかは──やあ、喉から手が出るほど、そんな子ども、元気な子ども欲しいやろなというのはわかるんですけど──「よう言わん」って思ったんですよ。だけど、すごい言いたいと。その先輩と一緒に夜勤に入ったときに、切々とその思いを私に言ってくれはるんですけど、「いやあ、どうですかねえ」って言いながら、なんか。でも結局、お手紙にして、

「やっぱり頑張ってまた元気な子どもさんを産んでほしい」って言ったって、あとで教えてくれはったんですよね。

で、なんか、とか。なんか、そういうのがけっこう、なんか、うーん、なんかしんどいなあって思い始めてしまって。なんか、まあ、そこは辞めちゃったんですけどね。

子どもをなくしたお母さんの気持ちを無視して元気な子どもを「産んでほしい」という善意の希望を同僚が伝えようとするとき、Fさんは「よう言わん（そんなこと言うことはできない）」と思うと同時に、同僚に対しても「いやあ、どうですかねえ」と言葉を濁す。Fさんははっきりと自分の意見を言わないのだが、この根本の理由は次の【17】の語りで明らかになる。

Fさんの同僚が、子どもを亡くした母親にまた産んでほしいと手紙を書くとき、この同僚は母親を無視して個人の感情に従って言葉を発している。そんなことは「よう言わん」と感じたFさんにとって二重に違和感がある。たしかにワイドショー的な興味ではない。しかし共感しているつもりが、独りよがりの感情移入をしており、実は母親の感情を汲み取っていないし、つながっていない。健康な母親である自分と、高齢出産で子どもを亡くした母親との非対称性に無自覚であるために、善意は侵襲的であるとFさんは感じている。ワイドショー的な噂話が侵襲的になるだけでなく、部外者の独りよがりで一方的な感情移入が侵襲的なのである。

しかし問題の本質は共感が不十分だということではない。ここでの引用ではっきりしないが、後の場面から考えると、このとき同僚は必要なケアという視点から言葉を発していないことも問題である。Fさんにとっては感情に従って看護をすることは、単に看護師が無理に笑顔を振りまいて疲弊するという感情労働であるだけでなく、感情を使うことが、それ自体患者に対して暴力的になりうるのだ。

同僚から個人的な感情をぶつけられたFさん自身は、子どもを失った母親に同一化して、やはり感情の水準で「そんな子ども、元気な子ども欲しいやろな」と感じている。同僚が感情の水準で対応していると同時に、Fさんも感情の水準で対応し、疲弊している。Fさんにとってどのような使い方にせよ感情の水準で現実に対応することは難しい。

2-5 「受け入れなさい」——受容を強制する暴力❶

【17】**F**　そのときには、私自身も妹が障害があるとか、そういうことを人にあんまり**言えなかった**んですね。で、で、なんか、辞めるときに婦長さんに、「なんで辞めるんか」って言われていろいろ話をしてたときに、「まあ実はこういう妹がいて」って言って。「そういう噂話的に言われるのが嫌だったりとか、なんか、あの、ちょっと合わないなっていうのがあるんです」って言って。なんか、あの、言ったんですよ。それこそ。

そのときに、「あなたは受け入れられてないんだね」って言われたんですけど。なんか、あの、「受け入れられてないわ」みたいな感じで。なんていうんですかね。あの、「**受け入れなさい**」って言われるかのように、そういうふうに言われたんですね。で、そのときになんかすごくこう納得がいかなくって。

ここでは家族に障害者がいるという現実を「受け入れる」というテーマをめぐって、いくつかの議論が重ねられる。

（1）まずFさんは自分の妹に障害があるということを「人にあんまり言えなかった」。病名告知や余命告知が困難を伴うように、あるいは死を間近にした患者と家族が死を語ることができないように、語ることができないことは、しばしば理解することも受容することもできない疎外的な現実に関わる（第5・6章を参照）。

前の引用で感情が問題になっていたことに注意したい。〈秘密〉にすることは、Fさんが妹の障害に対して、感情の水準で対応していたということでもある。秘密は、感情の水準で現実に直面しているときに起きている。妹の障害という現実❶による触発は、Fさんが他の人に隠す秘密という姿をとる。秘密とは、他の人と現実を共有したり、コミュニケーションをとることができないというわだかまりである。他の人とは共有不可能な、「誰もわからない」【18】ものなのである。つまり困難な現実を引き受けられないということは、他の人と問題を共有できないということと等しい。

（2）Fさんが語れないということは、そもそも個人の感情の水準で対応がなされている職場環境であることが関係している。言える職場ではなかったのだ。感情が支配的な論理となっている場では、当事者が抱える困難な現実は言語化しえないものになる。

（3）現実の受容には、非常に長い時間がかかることがわかる。そして受容を急《せ》かすことが必ずしも望ましいことでもないこともわかる。病や障害の受容は他の医療現場でも大きな問題になることがあるが、Fさんの語りはこのことの根本に対する問いともなっている。困難な現実を引き受けていくプロセスは、人の一生のプロセスそのものであり、短期間で人為的に操作できるものではない。

（4）次に、婦長から「あなたは受け入れられてないいんだね」と言われたことへ「納得がいかない」。そもそも「受け入れなさい」と受容を迫られることそのものが、暴力であるかのように感じられている。それとともに、医療の知識と病院組織での権力を持つ者が、上から目線で語ることが暴力的であると感じられている。婦長はFさんが抱えていた現実と関わっていない。そしてこの現実を背負い込むということは（のちほどわかる通り）、このときに婦長や同僚が考えていたように感情の水準で生じるものではないのである。共感とは異なるものなのである。〈現実の受容は他者が与えうるものではない〉という暗に繰り返されるFさんの主題が、ここでも変奏されている。★7

母は妹をめぐる困難な現実を引き受けて行動することで、現実を露出しつつ応対し、何事もないかのように隠蔽した。婦長は現実とは関わっていないのに、困難な現実を受容することについて語ったために暴力的になった。母と婦長とが区別されるこの瞬間が（はっきりとは語られないものの、潜在的には）、「人間じゃない」母親が「人」になる瞬間でもある。

2-6 「あんたは受け入れられてないのね」——受容を強制する暴力❷

【18】**F** で、ああ、そうそう。ほかにもそうやって言う言葉って、けっこう普通に聞かれて。なんていうんですかね。たとえば……一歳ぐらい。生まれてすぐ、まあしばらく、半年ぐらいして、障害がわかることってあるじゃないですか。それを伝えるか伝えないかっていうのがけっこう問題になって。けっこうみんなでカンファレンスしたりして決めるんですけど、そのときになんていうか、**理想**を言う。患者さんっていうか、その子どもさんとお母さんって何人も何人も見ていくんですけど、やっぱりそのなかで、「あの人やったら受け入れられる」とか、「言ってみたけどあの人は受け入れられてない」とかって言うんですよ。

だけど、そんなん、なんか私自身が見てて、そんときに二五とかですよね。そんときに、「二五年かかって私自身も受け入れられてないのに、そんな一か月かそこらで受け入れられるわけがない」と。私のなかではすごい思ってたんですね。でも、それを言おうにも、**誰もわからないだろうなっていうのも、自分もわかっていて。**だけど、やっぱり自分から辞めるときに、「あんたは受け入れられてないのね」って言われて。「ああ、やっぱりこういう考え方なんかなあ」って思ってしまうっていうか。なんか、そんなんがあったんです。

先ほどはFさん自身の「受容」が問題になっていたが、ここでは来院する母親にとっての「受容」が問題になる。ここでもほぼ同じ構図が見られる。Fさんが同僚に秘密にするのとは逆に、同僚は患者の知らない場所で受容を云々する。この仕組みは、Fさんが秘密にせざるをえないことと、陰でのワイドショー的な噂話が集団の力動のなかで裏表になっていることを示している。

当事者と周囲の人間は、「子どもの障害」という焦点の現実をめぐってコミュニケーションをとることができない。そもそも〈受容とは何か〉という内容が不明なまま、同僚によってこの言葉が使われているようだ。受容とは何かをFさんも明確に定義するわけではないが、このあとの語りから、それが行為の組み立ての問題であることがわかる。

病気の子どもを持つ母親が抱えている現実に、看護師自身は直面していない。母親の現実を共有する視点に身を置くことができていない。そしてこの共有は、おそらくそもそもできない。受容について語りうるのは、その現実に直面している当人のみである。この点は、実際に現実を引き受けて行動していたFさんの母親と、同僚との際立った違いであることはすでに見た。

まとめてみよう。

ここでは受容をめぐって三つの態度が登場している。（1）現実に対応した母親の行為主体形成、

（2）現実を回避したFさんの「適応」、（3）そして部外者から侵襲的に強制される「理想」としての受容である。ここまでの結論は、感情移入や共感の水準では他者の現実を共に背負うことはできないということである。

「誰もわからないだろうなっていうのも、自分もわかっていて」と、Fさんは職場の状況からはじき出される。子ども時代に妹の病気をめぐる状況からはじき出されて置いてけぼりになったのと、状況は異なるが、排除が反復するのである。

子ども時代は、まず親が行っていた現実への直面にFさんは乗り遅れていた。次に置いてけぼりにさせられ、さらには「了解してるんでしょ」と、問題がなかったことにされている。小児看護時代は、まず同僚は現実に直面しないなかで、次にFさん一人で現実に直面しつつ受容に失敗し、さらには「受け入れられてないいんだね」と突き放されている。

どちらでも三重に疎外されて「孤独」になっていく。どちらの場合も二つの陣営のあいだの、現実に対する対応の違いが、非対称性とコミュニケーションの不可能性を生んでいる。★8

この時点がFさんの経験の「どんつき（突き当たり、行き止まり）」、底である。しかしここで転機が来る。

第2章

Fさんの語り

摘便とお花見

訪問看護とケアの彼方

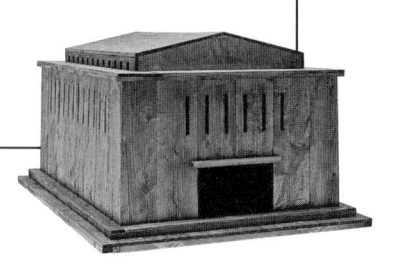

1　別のタイプの看護

1-1　「看護師の感情みたいなのが入らずに」——一枚のサマリー

小児科を辞めようと決意したFさんは、偶然に導かれて訪問看護に出会う。これが転機となる。

【19】**F**　なんかもう看護師自体を辞めてしまおうかなっていうのも思ったんですけど。あるときに、入ってきた人が訪問看護をしてたんですね。で、その人のサマリーを読んだときに、「ああ、なんてきめ細かいんやろ」と思ったり。なんていうんですかね。そういう個人的な、なんていうか感情みたいな……**看護師の感情みたいなのが入らず**に、**きめ細かいサマリー**があったんです。A4、一枚。たったの一枚なんですけど、すごいまとめられてて。十分な材料が載ってていう。なんかここのケアってすごいんちゃうんかなと思って。

それであの、検索して、そこは訪問看護だったんですけど。小児もみてるっていって。小児みてる訪問看護ステーションってすごく少ないんです。そのネットに載ってたのは、どんな人でも、どうにかしてみていくっていうようなことを語っておられて。なんかすごい惹かれたんですね。そんで「ああ、ここだけ行ってみよう」と思って、で、あの、行ってみたっていうのもあるんです。

Fさんは小児科の職場を辞めることを決意する。看護師という職業そのものに疑問を感じていたので看護師を辞めることも考える。ところが、このとき目にした訪問看護を経験したある看護師のサマリーのなかで、今まで経験したことがない別のタイプの看護に出会う。看護師としてのFさんは生まれ変わる。

サマリーが持つ意味は二つある。一つは「個人的な〔…〕看護師の感情みたいなのが」入らないことである。小児科では、看護師が相手を無視して、一方的な感情を患者家族やFさんに押しつけることが暴力となっていた。しかしこの訪問看護出身の人は感情を動かしていない。

二つ目の要点は、「きめ細かい」「A4、一枚。たったの一枚なんですけど、すごいまとめられてて。十分な材料が載ってててっていう」サマリーだったことである。患者にとって必要十分なケアがなされることがのちほど話題となる。患者の現実へと対応しているのは、感情による共感ではなく、こちらの「きめ細かい」看護である。感情を脱却したときに看護が真のケアになるということをFさんは予感している（ということを事後的にインタビューとして語っている。二五歳の当時はまだ知らなかった未来への予感を、三〇歳過ぎになってから事後的に意味づけしている。時間が複雑に錯綜している）。

1-2 「どんどんこう外に出て行く」――Fさんの主体変容

【20】F　在宅なので、前、私が……要するに家で生活してたような感じのものがすごくよくわかりましたし。もうそのなかですごい刺激があったのは、障害のある人が**どんどんこう外に出て行く**っていうか。車いす押して…なんていうか…コンビニに行ったりするのを介助するんですけど。なんか私が、その妹の家族として、外に出て行ったときとは全然なんか違ったんですね。

M　うん。

Fさんは訪問看護ステーションに転職する。こうして子ども時代の妹の病気とそれに伴う生活環境という困難な現実❶＋❷を、医療者として見ることになる。小児科では患者と入院時の妹とが重なったのだが、訪問看護では日常のなかで一緒に生活している妹との関係と重なる。Fさんの語りでは、同じ事象が変質しつつ回帰するのだ。反復はするのだが、同じではない。小児科では感情の水準で受け止めたために、子どもから「目が離せなくなって」身動きがとれなくなっていた。これに対し訪問看護では、行為の水準で受け止めている。

行為の水準で現実が反復したとき、一方で患者家族として経験を共有しているので「すごくよくわかる」のだが、他方で、自分の子ども時代との大きな違いを経験する。患者さんの車いすを押して「どんどんこう外に出て行く」ときの感じが、「なんか私が、その妹の家族として、外に出て行ったときとは全然なんか違った」のだ。子ども時代に外に出た経験については次の部分で語られ、他の人からの差別的な視線が話題になっている。

ともかく、訪問看護で患者とともに外に出たときに、かつては疎外的だった現実がそのままポジティブに反転される。Fさんは子ども時代と同じことを経験し、行っているのだが、意味づけがまったく逆転している。ここで現実を受容し、現実に基づいた行為主体を見出すことになる。困難な現実の受容はこのように反転という形をとることがある。同じことを経験し、行っているのに意味づけが変わるのである。おそらく受容とはこのことであろう。

感情を動かさないこと、きめ細かいケア、どんな人でもどうにかしてみていくケア、ネガティブだった現実のポジティブな経験への反転、これらはどのように連関しているのであろうか。

細かくはこれから語られていくが、さしあたり言えることは、「感情を動かすこと」は、他者が抱える現実に対応する行為には結びつかない。つまり対応を可能にする真の共同性を作らない。それに対し感情を使わない「きめ細かいケア」をすることこそ、現実への対応である。「どんな人でもどうにかしてみていくケア」とは、いかなる他者が抱えるいかなる現実へも対応する用意がある、ということである。

1-3 「話をできる」——秘密の消失

感情を動かさない力と、きめ細かいケアの技量という条件がそろったときに、受け入れることが難しい現実に対して、ポジティブな行為を組み立てることが可能になる。

【21】**F** なんか…なんか違ってて。なんか…なんやろ。何が違ってたんかって言ったら、自分が家族じゃないからなんかもしれないですけど、なんか違ってたんですけど。全然、なんか、見られる嫌さみたいなのもなくて。なんか、その人も、全然、なんかうれしそうに外出してて。

で、なんか、あの、なんか、障害あっても、別に見られてもそんなになんか、そんな大して、大したことちゃうよね、みたいなふうに思い始めてきたんです。こんなに周りの人がいっぱい外に出てるんだから、私の、**私だって、全然出てもいい**んかもしれへんって思って。なんかそこから、私の自分の妹も……っていう**話をできる**ようになったんですね。で、ずいぶん軽くなって。なんか、そこからけっこう変わったかもしれないです。なんか、こう。……けっこうどんどん言葉が少なくなってきますよね。なんか。うまく説明できてないような気がするんですけど。ふふふ。

そうですね。なんかその、訪問看護はけっこうおもしろかったんですね。なんかずいぶん違ってて。で、なんか、きょうのこのテーマを見せてもらう前に、このお話、したいなと思ってたんですけど。

M　はい。

子ども時代の妹との経験と、大人になって経験した訪問看護は「なんか違ってた」。ここでは一二回「なんか」と繰り返される。「どんどん言葉が少なくなってきますよね。なんか。うまく説明できてないような気がするんですけど」。先ほどまでの「なんか」は理解しがたく受け入れがたい疎外的現実の説明しがたさについて使われていた。ここではそのような受容しがたかった現実が、ポジティブなものに反転したことについてその不思議さ、説明しがたさが「なんか」と言われている。

のちほどFさんは細かく語るのだが、妹と外に出るときにはじろじろと「見られる嫌さ」があった。ところが訪問看護ではこの嫌さがない。「別に見られてもそんなになんか〔…〕大したことちゃうよね」ということは、見られているけれどもそれを患者が問題にしていない。「全然、なんかうれしそうに外出してて」と、障害という現実に対する力点が「見られる嫌さ」という感情水準から、同じことを行っているけれども「うれしそうに外出」する行為へと力点が移動することで、価値づけ、感情が変化するのである。「見られる嫌さ」は感情が核だが、「うれしそうに外出する」ときには感情はあくまで従で、「外出」という行為が核である。

ここで大事なのは主語が当事者だけではないということだ。

「その人も、全然、なんかうれしそうに外出してて」と言うときは、主語が障害を持った当事者である。しかしこのときのFさんの感想は「妹も外出してよい」でも「私も妹と外出してもよい」でもなくて、「私だって、〔妹の障害を秘密にせずに〕全然出てもいいんかもしれへんって思って」である。妹ではなく自分が外に語り出すことへとつながるのである。つまり行為の水準で患者とFさんが外に出たとき、Fさんは自分の抱えてきた現実と他の人の抱える困難を連続させる。そして患者と看護師がともに一つの行為主体を作り出すのである。

「自分が家族じゃないからなんかもしれない」とあるように、障害者が外に出ることをためらうのは家族のほうである。家族が当事者とともに外に出ることと、当事者について語り出すことは、社会のなかに家族の障害を位置づけ、現実を共有するという点では同じである。当事者の外出と、家族によるカミングアウトとは等価なのだ。感情の水準で看護をしていたときには、患者、家族（そしてFさん）と同僚看護師とのあいだに断絶があった。しかし同じ社会のなかに位置づける行為の水準では、三者は接続される。このとき一つの世界のなかでケアのチームができる。チームとしての主体が成立すると同時に、患者と看護師がそれぞれ個人としても行為主体となっていく。

まとめとして三点補足する。

妹自身は見られることが嫌だったわけではない。そばにいるFさんが嫌だと感じていたのである。看護師として関わったとき、そして患者が見られることを嫌がってはいないことを目にしたとき、看護師としては見られることが気にならなくなる。職業という関係で患者と関わるがゆえに（感情を媒介とせずに）冷静に眺めるための距離がとれるようになったFさんは、妹についても語ることができるようになる。

現実を受容することは、他の人たちとともに現実を共有することとつながっている。このとき患者が外に出る、Fさんも外に出して語るという形で、社会のなかで行為を組み立てることが受容なのである。心理的に受容した結果として外に出したのではない。外に出る行為が成立することが受容なのだということに、あとから気づく。

受け入れがたい現実から、受容された状況への転換、行為が不可能な状態から行為の組み立てへの転換、秘密から語りへの転換という転換は、Fさんにとっては「軽くなって」と感じられている。困難な現実の受容は、軽さの気分として感じ取られるのである。「ウォーッ」「ハーッ」というため息の持つ言葉にならない重たい状態と、「軽くなって」という状態が対比される。★1

1-4 行為と感情

【22】F　そこは、仕事としてお金を払ってもらうからこそ、責任持ったケアをするんだっていうふうに言ってたんだと思うんです。なんか、あの、「患者さんはあなたのものじゃない」って言って。なんていうか、「私の患者さん、私の患者さん」って言う人がいるけれども、「患者さんはあなたのものじゃない」って言って。

で、あの、お金がね。たとえば「綿棒ください」って言って、それをバンバンバンあげてしまう人もいるんですけど、その綿棒もどこかからお金を払ってそこにあるわけで。ケアにしても、「じゃあ血圧測ってください」って言って、訪問してない人の血圧も測ったりとかってよくあって、ごちゃごちゃになったりするみたいなんですけど、それはよくないと。で、「はっきり断りなさい」って言われて。要するに「お金をもらって、そのお金で責任持ってやるものなんだ」って言われたんですよ。

なんか私は、けっこうそれがすとーんって落ちて。なんていうか、あの、なんていうか、ああ、そういうのいいなあって。なんだろう。いいなっていうか。なんですかね。すとんって落ちたんですよ、なんていうか。

贈与あるいは愛情は所有関係につながる。このことは表面は異なるものの、先ほどのワイドショー的な侵襲とつながっている。というのはどちらも私的な領域で看護を考えているからである。そして個人の感情で動いているため、一見、感情移入することで他者とつながっているかに見えて、実は他者（の主体化のプロセス）と出会わない。他の人がお節介をして代わりにしてあげるときには、相手は自分の行為を行うことができない。「所有」は感情水準での同一化の一種である。それゆえに（身勝手な、それゆえに一方的な）感情移入に基づいて看護することと、所有しようとすることは同じだと感じられているのである。

経済という装置を用いたことが感情から離脱することを可能にする。「スマイル＝0円」という感情労働ではなく、きちんとした交換法則が成り立つときに、必要なケアは「責任持ったケア」として組み立てられるのだ。経済関係のなかでむしろ人は疎外されることなく出会うことができるというのは興味深い事実である。

交換の水準で行為は組み立てられる。ハイデガーは相手の自由を奪うおせっかいを「悪い顧慮」、相手の行為の可能性を開く気遣いを「良い顧慮」と考えたが、貨幣経済という関わりは他者の可能性を開く。患者が自立した行為主体となるために、貨幣を媒介とした経済が必要となったのである。貨幣を媒介とすることで、人間は共同で行為を組み立てる水準に身を置くことになる。逆説的だが、貨幣は人間を疎外から救う。★2

【23】F　感情労働ってよく言うじゃないですか。

M　はい。ありますよね。

F でも、あれって、なんか、なんか違うなって。私自身ではそういうふうに働いてきていないんですね。感情を動かしたらすごいしんどいと思うんですよ。どうでもいい話なんですけど。なんか、そうそう。

おもしろいのは、「私自身ではそういうふうに働いてきていないんですね」と語っていることである。先ほど見た通り、いったん小児科において感情が動いてしまって辞めることになったわけだが、訪問看護において別の主体へと組み変わってもはや感情を動かすことがなくなったとき（看護のスキルのうえでも、過去の体験の克服という点でも感情は必要がない）、彼女は過去の体験をまったく度外視することに成功している。インタビューのなかで過去の苦痛を思い出しているわけであるから健忘ではない。そうではなく、過去と今とではFさんの主体が組み替えられているために、もはや他人事のように「感情を動かしたらすごいしんどいと思うんですよ」と語ることができるのである。現在の自分と過去の自分とは別のものになっている。

これが現実の受容であり、主体の変容の効果である。Fさんが嘘を言っているのでも忘れっぽいのでもなく、看護師として主体化した現在の段階のFさんは、たしかに感情を動かしていないのである。

1-5 貨幣と自由

すでに貨幣が存在する世界においては、『資本論』の価値形態論の場合とは異なり、貨幣の発生ではなく労働の発生が問題になる。貨幣価値が労働価値に由来するのではなく、貨幣によって交換可能になることで、労働は（私的な善意やおせっかいではなく）価値となる。このとき労働価値は疎外されるのではない。貨幣経済のなかに入ったときに労働は価値を持つ。労働は主体を疎外する商品ではなく主体の実現の手段となる。

貨幣以前の贈与については、人類学者マルセル・モースの『贈与論』が思い出される。ある種の社会においてはポトラッチと呼ばれる部族間の過剰な贈与が社会を成り立たせているという。気前のよさが尊敬を勝ち取るための唯一の手段であり、けちな首長はまたたく間に権威を失う。そして贈与を受けた人間は、贈り物を期待していなかったことを見せつけるために、受け取った高価な財宝を破壊することも辞さない（Mauss 2007: 邦訳一〇〇頁）。と同時に受け取った贈り物に対して全力で返礼しなくてはいけない。というのは贈与はハウと呼ばれる力を受け取ることであり、ハウは返礼することで循環させる必要があるのである（Mauss 2007: 邦訳三五–三六頁）。さもなくば疫病などの不幸が訪れる。

これらのことはよく知られているが、ここで注目したいのは、ポトラッチを動かす力が「感情」であることだ。たとえばモースは「この禁忌は、債権者と債務者の親密さと恐怖の情とを表現している」（Mauss 2007: 邦訳七〇頁）と記している。感情に支配されているがゆえに、贈与は強力に相手を縛り付けるのである。

看護で無償の贈与を行うとき、ポトラッチで要請されるような返礼は期待されていない。まさにそれゆえに感謝と従属が対価として交換される。このとき返礼を行わないがゆえに、感情の水準で患者が所有されてしまうというのが看護師たちの直観である。贈与は感情を使って人を縛りつける社会制度であり、これが対等な関係を可能にする経済的な制度へと置き換わることが要請されるのである。

2 摘便と「地続き」

2-1 看護師としての機能停止

【24】F　それで言いたかった話っていうのは、私がたぶん二八か九ぐらいのときになんですけど、訪問看護ステーションで二年目ぐらいになって。三四歳ぐらいの先輩と、あと四五歳ぐらいの所長と三人のステーションだったんですね。〔…〕その真ん中の人と同じ歳の人〔患者さん〕で、yさんっていう男の方なんですけど…まあ、その方も亡くなってしまわれたんですけど…○○〔ある進行性のまひを伴う病〕の方なんですね。ほんで、そこに受けたのが〔担当したのが〕、その三四歳ぐらいの方だったんです。

それはxさんっていう看護師さんだったんですけど。xさんが新規でその患者さん……yさんを受けて。で、訪問行って帰ってきたら、夜のカンファレンスでもう号泣だったんですよ。もう、もう、しゃべれないぐらい号泣で。やっぱりなんかすごい、なんていうか近かったのか。あの、歳が近くて。

で、〔yさんには〕恋人もおられたらしいんですけど。結婚とかもこういう状況やからできないからっていって。まひがすごい進行して、余命ももう少しだって言われ。一年もないみたいな感じで言われた方で。しかも若いからもっと早く進行するかもしれないと言われて。仕事も辞め、彼女とも別れ、みたいな感じで。だんだん目が見えなくなっていったり、すべての感覚が要するにできなくなっていくっていう。

で、「あまりにかわいそうで、自分と同じでって思ったらどうだろう」って言ってボロボロ泣いて。もう機能停止してた。看護師としての機能停止があって。で、所長と私とで、アーッみたいな。もう口がポカーンみたいな。

Fさんはある印象に残っているケースを話し始める。

まずこのyさんを同僚のxさんが担当しようとしたが、「「あまりにかわいそうで、自分と同じでって思ったらどうだろう」って言ってボロボロ泣いて。もう機能停止してた。看護師としての機能停止があって。で、所長と私とで、アーッみたいな。もう口がポカーンみたいな」と、感情移入しすぎてしまい看護ができなくなっている。

代わりにFさんが担当することになるのだが、これは興味深い状況である。というのは、かつて小児科で「フラッシュバックじゃないんですけど」【13】子ども時代の妹を思い出したFさん自身と、ここでの同僚は同じなのである。かつては、感情に飲まれたFさん自身が「機能停止」を起こしていた。今回は、同僚が機能停止するのを「ポカーン」と外から眺めるのである。

ここで知らず知らずのうちに、Fさんはかつての自分を距離をとって対象化している。妹と重ねられた〈脳性まひの子どもとFさんとの関係〉だったものが、〈患者yさんと同僚xさんとの関係〉に移行し、それを外から冷静に観察するのだ。この距離のおかげで、Fさんは行為を組み立て、訪問看護師として主体化する。苦痛な現実から距離を作りつつ反復することで、現実に対応する行為主体の組み立てが可能になる。

【25】F　所長が言ったのは、「それはそうやなあ。まあ、でもあんまり入り込みすぎたらあかんよ」って

言わはったんですよ。そのときは、「入り込みすぎたら、ケアができなくなるから」って言われたんですよね。でも…あの…あとになって大学院入ってきたら、やっぱりもう、入り込みたいだけ入り込んでから、またできるケアもあるらしくって。だからあのときに、もっと一緒にね、泣いたりとかしたらよかったかなとは思うんですけど。まあ、それは置いといて。

一見するとこの場面は、ちょっと大学院での授業のことを思い出して挿入した大した意味のない部分であるかのように見える。しかし、「入り込みたいだけ入り込んでから、またできるケアもあるらしくって」というのをすでにFさん自身が知らず知らずのうちに実践してしまっている。ただし、Fさんは一緒に「泣いたり」する感情移入とは異なる仕方で入り込む。

2-2 感情移入とは別の仕方で

【26】F　で、**私自身**……で、なんか何回かそんな人、xさんが通ってはったんですけど、やっぱり泣いて泣いて。もう本当になんか何もできなくなっちゃったんですよ。冷静に、本当にこの人に今**必要なケア**っていうのが、まったく考えられなくなっちゃったんですよね。ほんで、だからもうしょうがないから担当替わろうかっていう話になって、私替わったんです。で、なんか、替わったんですね。

ほんで、たぶん、でも、**私自身**がそうやってなんていうか、あの、けっこう**ドライ**に見てきた部分もあるのか……なんですかね、たぶん患者さんも生きてる気もするんです。なんか、なんですかね。患者さんと私がなんか**地続き**じゃないですけど、なんか、妹と私の関係みたいに、たぶん、な

んていうか、ある部分もあるんですね。だから、なんか、あんまりやっぱり、賢い人なんだなって
いうふうに思ったんです。

「本当にこの人に今必要なケア」というのは、小児科を辞める直前に出会った訪問看護師のレポートの「十分な材料」【19】と呼応している。個人的な感情を動かすことなく、患者本人の視点から見て必要なケア、本人が行為者となるために必要なケアである。

「私自身」という単語が、二回登場する。冒頭の「私自身」でFさん自身の実践についての語りが始まるが、それを話し始めようと思ったときに、話題が飛ぶ。同僚の様子が思い浮かんで挿入されたのだ。挿入句で示された同僚とFさんの対比は、〈感情による看護〉と、〈行為による看護〉の対比となっている。Fさんの訪問看護が成立するときの背景の基盤として、同僚の失敗がある。潜在的には、（同僚に重ねられる）感情で失敗した過去の自分の経験を基盤として、現在の行為する自分を作るのである。つまりyさんのケアには歴史的な重層性がある。

成功する「必要なケア」の背後には、失敗に終わった〈感情のケア〉がある。失敗は、行為が成功するための基盤として必要である。しかし意識のうえではFさんはかつての自分のことは思い出していない。自分は違うと思っている。つまりたしかに失敗のうえに行為を組み立てる作業ではあるのだが、この組み立てはあくまで行為の組み立ての水準で起こっているので、記憶に基づいた反省ではないのである。あくまで心理状態ではなく行為の構造としてそうなっているのであり、この発生構造に気づくのは、Fさん自身ではなく逐語録を読んだ第三者なのである。〈語りの構造〉を通して、失敗のうえに行為能力を作った〈行為の構造〉が示されている。

この語りはいくつかの点で奇妙である。

Fさんは感情を動かしていないと言う。しかし「患者さんと私がなんか地続きじゃないですけど、なんか、妹と私の関係みたいに」と言うのである（この部分からも、妹をモデルにしてyさんの看護を考えていることがわかる）。あたかも感情移入とは別の仕方で「地続き」になるかのようである。「ドライ」だからこそ「地続き」だというのである。感情とは異なる水準で地続きになる回路がある。「この人に今必要なケア」が見えるということが、地続きなのだ。

つまり感情の共感ではなく〈患者の視点に立って行為を組み立てる〉というのが「地続き」という言葉の意味となるであろう。病や障害を持った患者の身体にとって必要な援助を見通すこと、これが「地続き」である。★3

引用最後の「だから〔…〕賢い人なんだな」という点は初めは意味がわからず、後日Fさんに説明していただいた。yさんはFさんとともに効率のよい看護の方法を考えようとしていた。Fさんが「yさんと同じパースペクティブ」から、エンジニアだったyさんの計画能力を追体験している。「地続き」「だから」「賢い人なんだな」と思ったことからも、〈地続き〉がyさんのパースペクティブに立ったうえで、行為の組み立てを考えることであることがわかる。

もう一つは「たぶん患者さんも生きてる気もするんです」という不思議な文章である。意味がわからなかったので、後日Fさんに説明していただいたところ、これも「地続き」や「賢い人なんだな」と同じことである。つまりFさんの「患者さんも生きてる」とは、「yさんの状況を普通に毎日生きてる立場になってみる」ことだそうだ。「毎日生きてる立場だと、自分で自分をかわいそうとは思わない」とFさんは言う。感情移入は自分とは異なる他者について起こる。逆に他者の視点と一体化したときには「かわいそう」とは思わなくなる。Fさんは感情を「棚上げ」にして、Fさんの視点からの行為の組み立てに徹するのである。

こうしてFさん自身の看護師としての身体能力で分節された世界と、まひしていくyさんの身体能力が重ね合わせられる。そのうえで、一つの世界が分節されてケアが組み立てられる。まとめるとyさんのケアは、(1)同僚の失敗(＝過去のFさんの失敗)と現在のFさんという時間的重層性と、(2)Fさんの身体とyさんの身体という空間的重層性という複雑な重層性を持つプラットフォームの上で成立している。

【27】F　yさん家に行ったときに…なんていうか…あの…yさん家に行ったらすごいきれいに、整然とこう、掃除が行き届いているお家で。けっこう大きな立派なお家だったんですね。
ほんで、お母さまがおられて。お母さんちょっとやせて、なんかやつれてはんのかなあっていうような感じのお母さんで。でもすごい上品で。「ああ、来てくださったの」みたいな感じで迎えてくれはって。「こちらですのよ」みたいな。
で、ちゃんとベッドが置いてあって。なんか古くさいものとか何もなく。なんていうか、きれいにすべて、ちゃんと置いてあるような、すごいいいところのお家で。ほんで…あの…窓。ベランダから、一階のベランダからこうなんていうか、芝生があってっていうようなところにyさんが寝ておられたんですよ。ジャージみたいなん着て。

インタビューのときは、なぜこのような描写が挟まるのかわからなかった。やはりあとからFさんからいただいた補足説明によると、ここでもFさんはyさんの視点から観ているのだから、この家の描写はyさん自身が観ている情景なのだそうだ。つまりFさんはyさんと地続きになって描写している。ともあれFさんにとって訪問看護での各家庭の細かい描写は大きな意味を持つ。本書では他の事例を割愛してしまったが、常に細かい訪問先の描写が彼女の活動の基盤を作っている。ただし、これはFさんから見えた風景であるだけでなく、むしろ患者さんから見える風景である。yさんから見える風景はFさんがそこで看護を組み立てる場なので、看護が〈図〉だとすると、描写された家の様子が〈地〉なのである。

図と地の関係でFさんの語りが構成されていると気がついたのは、この引用【27】の分析においてであった。家はそこで行為が組み立てられる場所であり、しかじかの行為を成り立たせる環境なのである。[★4]

場面がクリアに見渡せ、描写できるということと、必要なケアを組み立てることとは連動している。あるいは場の知覚と描写はそこで組み立てられる行為の一部をなす。そして訪問看護では各家庭はそれぞれ異なる。そのため家の描写はどのような看護行為を組み立てるのかという見通しのために重要な意味を持つ。この家庭の「ちゃんと」「きちんと」「掃除が行き届いている」「すごいいいところのお家」という〈地〉の上でケアが組み立てられる。

Fさんの語りでは視覚が重要な意味を持つが、小児科時代に小児まひの子どもから「目が離せない」状態あるいは子ども時代に周囲から妹がじろじろ「見られる」状態（引用【57】）では、視線が固定して狭まってしまっていると同時に、行為がうまく組み立てられていない。逆にここでの引用【27】のように、視線が周囲の描写のほうへと動きながら広がっていくときには、行為が組み立てられている。視線が外へと開かれることと、環境が行為の場として開かれることとは相即しているのである。

2-3 摘便の計画

【28】F　そこでやるケアっていうのは、あの、あの、あれだったんですよ。あの、それこそ摘便みたいな。お風呂は入浴サービス入れますし、看護師で任されてたのは摘便だったんですよ。排便コントロールで。

yさんはけっこう体が大きいのと、あとはなんていうか、もう体動が自分でできなくなってきてたんで、エアマットに乗ってはったんですね。そんならエアマットの上で摘便するって言ったら、コロコロしてはる体なんで、体の固定がしっかりしてないと〔摘便ができない〕。しかも、〔身振り手振りで示しながら〕yさんは頭がこっちで、壁側が右側にあるような感じで、こう寝かせないと、看護師はyさんの左側からしか入れないんです。そうすると、摘便が左手になるんですよ。そういう難しさもあったり。ふんで、そうしてるあいだに、yさんが転がってくるみたいな。

そういう、そのやりとりが私はすごい覚えてるんですけどね。けっこう大変。で、まあ、そんなんも別にいいんですけど、それが出なくてっていうような。それがまあ看護ケアだったんです。まあ、その看護の計画だったんです。

摘便が回帰する。妹の摘便のときは「ハーッ」とも思えないような食事中の匂いとして、言語化されることも他の人と共有されることもない不快感として経験されていた（引用【9】）。ところが訪問看護師として行う摘便は、「そのやりとりが私はすごい覚えてる」。当事者と話し合いながら当事者の視点から計画して行うものであり、さらには業務として経済関係のなかでも分節されている。視点のとり方、言語化、貨幣という技法のお陰で、かつては理解されず、言語化もされず受け入れられなかった現実が反転され、行為が組み立てられている。あいまいな匂いが、明確な視覚と行為の計画に変化する。

ここではかつての妹の摘便と同じような状況が再現されているが、人間関係のなかでのFさんの位置どりが変化している。子ども時代のFさんは状況を理解できず、妹をケアする家族からはじき出されていた。そして、摘便する母親に対して「嫌や」と思ったわけだ。大人になった今では摘便する看護師としてかつての母親と同じ位置に立っている。かつての母の位置に立って、妹と重ねられたyさんを看護する。さらに、妹と似た患者を前にして機能停止になってしまった新人看護師のころの自分と重なる同僚xさんを外から眺めている。このようにして、訪問看護師となったFさんは、子どものころの状況と新人看護師時代の状況を再現しつつも、そのころの自分からは距離を置いて、かつての母親と同じ位置に立ってyさんを看護するのだ。

おそらくFさんの母は、状況からはじき出されていた子どものFさんの立場からFさんを見ることがなかった。「了解してるんでしょ」【7】と否認させてしまうときには、知と行為を持つ母は、知も行為も不可能な子どものFさんを追体験することができていない。それゆえ子ども時代のFさんは、母親がどんな看護を行って状況を対処しているのかということにアクセスすることができなかったのだ。かつて生じるべきだったが生じなかった母からFさんへの看護スキルの伝達が、二五歳で初めて姿を変えて生じたのだともいえる。

以上が、この場面が構造上Fさんにとって治癒的に働いている理由の一つである。二五歳のときに祖母の葬式で初めて母親が人間だと感じた（引用【4】）のと同じ時期に、Fさんは看護師として母親と同じ位置に立つことができるようになる。それゆえ二五歳という年齢が転機なのだといえる（一七頁）。

このように「きれい」で「きちんと」した家とそこでなされる不安定なエアマット上での摘便の計画

は、図と地の関係をなす。図と地は構造上浸透し合うが、因果関係ではない。行為の場・条件である。きれいに整った環境で、細かいケアがプログラムされるのである。

3 最後の署名

3-1 尊厳死への同意書

しかしここで摘便とは異なる出来事が起きる。この出来事ゆえにyさんのケアは大きな意味を持つことになる。

【29】F あるとき行ったら、yさんがまあなんか、あの、なんかあの、なんですかね。延命……尊厳死みたいなやつをなんかインターネットからダウンロードしてきて、ピッて置いてあったんですよ。白紙のやつで。「これどうしたんですか」って言ったら、「ネットからもう、なんかやってきた〔＝ダウンロードした〕」みたいな。で、そんなん、なんていうか、あの、「そうなんですか」って言って、「そういうの考えてはるんですね」とかって言って、「うーん」とか。なんかそんな、まあなんか濁すような感じで言ってはって。で、そのyさんとちょこちょこっとしゃべるぶんでは……なん

かね。

yさんは、延命治療を拒む意志を表明する書類への署名を考えているようだった（Fさん自身は尊厳死に対して賛成とも反対とも語っていない）。「まあなんか、あの、なんかあの、なんですかね」「で、そんなん、なんていうか」「なんかそんな、まあなんか濁すような」。Fさんもyさんも、言葉を濁すとともにこの点についてはコミュニケーションをとっていない。書類を目の前に出しているということは、延命治療を差し控えたいという希望は伝えているということでもある。この部分のyさんの決意の「濁すような感じ」というあいまいさの持つ重要性は、のちほどのFさんの対応から明らかになる。

摘便において二人が綿密に協力し、話し合ってクリアな描写をしながらてきぱきと行為を組み立てていくことと、尊厳死の署名において言葉を濁し、あいまいな状態で当面は何もしないこととは対比をなしている。摘便が細かいケアの実践であるのに対して、この署名をめぐるあいまいな無為が、〈ケアの彼方〉とでも呼べるような別種の行為の領域を切り開くことになる。尊厳死の同意書への署名は、yさんがさしあたり必要としていたケアでも、お金を払ってされるべきケアでもない。

「ピッて置いてあった」「白紙」の書類というのは、光景のなかで異物のようである。ケアを成立させる背景の光景からはみ出るのである。ケアの図と地の関係からはみ出るところで、尊厳死の書類が登場する。

3-2 衰弱の時間

尊厳死への同意書をめぐるやりとりを始めるにあたって、いったん戻って、背景となる日常のケアが話題となる。

【30】F　ちょっと話は戻りますけど、いろいろ工夫してたんですね。どうやったら摘便しやすいんかみたいなとか。それを一緒にもうyさんが考えはるんですけど。yさんはなんか研究の業績があるくらい頭がよくて。で、なんかあの、なんか「こうしたらどうや、ああしたらどうや」みたいな開発みたいなのしてはるんですよね〔技術者としての開発業務と同じように摘便についても考えてくださった〕。ものすごい頭がいいんだなっていうのが、すごくわかったのと。まあ、そんなんしてたんですよ。

　で、「ああ、そうですか」って言って。「今日書くんですか」って言ったら、「今日書かない」って言って。その、なんか尊厳〔死の同意書〕みたいなやつで。「ああ、そうですか」って言ってたんですね。ほんで、あの、だんだんだんだん、こう何か月かしていくと、やっぱりもうちょっと、もう今右目が見えないとか、もう右まったく見えなくなったとか、左もちょっと狭くなってきたとか、もう手も感覚がないとか、足ももうどっち向いてるかわからへんみたいなふうな感じで、「ずうっとこう落ちていってるんですね」って言ってたんですよ。

　yさんは技術者としての仕事の延長線上で、自らの看護計画も立てようとする。「一緒にもうyさんが考えはる」と語っているが、これは先ほどの「地続き」という言葉と対応している。繰り返すと、地続きというのは感情移入や同情のことではなく、yさんの視点に立って眺めること、yさんの視点から衰えていく身体に身を置いて考えること、与えられた状況のなかで共に一つの行為を組み立てることを意味する。

「頭がよくて」と再び繰り返され、共同でケアを組み立てたこと、そしてyさんの無念さが同時に表現されている。他方では摘便の計画の行為としての側面ではなく知的な側面が強調される。これはおそらくエンジニアだったyさん自身の対処の仕方を示している。

この場面は、摘便と尊厳死の同意書への署名の話題が入れ替わり登場する。いったんはyさんの家の描写という〈地〉の上に摘便という〈図〉の行為が主題として語られたのだが、そこに新たなエピソードが登場し、Fさんの看護実践の視点から見ると、背景の〈地〉をなす摘便から、尊厳死の書類への署名が〈図〉として生じてくる。行為を形成する図と地の関係は、そのつどめまぐるしく変化している。

Fさんの視点からは看護（摘便）という〈地〉の上に、署名という別の行為が〈図〉として登場したわけだが、yさんの視点からは少し違う図と地の関係をとる。すなわちyさんにとっての〈地〉はしだいに衰弱する体である。しかし尊厳死の用紙は署名されないまま広げてある。だんだんと体が衰弱していくプロセスは、この〈地〉の時間的側面である。そしてその間、広げられ続けた白紙の用紙は空間のなかで通常のケアには回収しきれない異物として際立つ。つまり白紙の用紙は、背景をなす〈地〉の空間的側面である。実はこの〈地〉は、このあとで署名という〈ケアの彼方〉の行為が、〈図〉として成立するために必要な背景となるのである。

さて、ここでFさんによって摘便を中心としたケアの計画は、いったんは衰弱という現実に対抗する行為として組み立てられていた。しかし衰弱は死の接近を意味する。病が進んでいるので、遠からず行為が不可能になることがyさんにはわかっている。衰弱に対抗することは遠からずできなくなる。対抗とは別の仕方で現実と向き合わなければ、最後に主体を発見することはできない。

死という現実を前にしたときの行為の組み立ては、衰弱に対抗するケアの組み立てとは異なる水準で考えられなくてはいけない。

3-3 なぜ見つめ続けるのか

次は大事な場面なので、長く引用する。

【31】F　本人はもうやっぱり、そういうなんか積極的な治療を望まないんだろうなっていうのは、そういう紙を出してるのでわかったんですね。

ほんで、あるとき行ったときに、まあ、起きてるのももう精いっぱいになりかけてたんですよ。もう手はほとんどなんていうか力が入らなくて。で、その人がオーバーベッドテーブルにこうガバッ、ガバッて起こして。もうぎりぎり、ぎりぎり、なんていうかもう、下手したらこうなるみたいな、なんていうか倒れていくみたいな人が、ぎりぎりまで待ってこうベッドをバーッて上げて、そのオーバーベッドテーブル付けて。そこに同意書みたいなの…なんですか…尊厳死のやつを出して。手、力入らないのに、こうやって、こうやって書こうとしてるんですけど、手に力が入らないから字が書けないんですよ。

「あーっ」って思って。なんか、あの、まあそれは摘便の日だったんですけどね。摘便ですけど、まあ時間一時間半なんですよね。私は、そこにそうやってされてるベッドの横に、まあいちおうカバン置いて。で、あの、**じーっと座って、それをずっと見つめ続けたんですね。ほんで何もたぶん言わずに、あの、見つめ続けたんです**。それで、あの、書ける……yさんがどういうふうに手が動かないんかなとか、どこで失敗するんやろうっていうのをしばらくこうずうっと見てて。「あーっ」とか言って、言いながら書いてはるんですよ。

で、でなんか、あっ、たぶん握る力が足らんのやと思って、私、「これちょっと、太いボールペンのほうがいいんちゃいますか」って言って、太いボールペン持たせて。ほな、「太いボールペンだ。ちょっといいけど」みたいな感じで「持てない」って言って。「じゃあちょっとテープやりましょか」言ってテープやり始めて。で、テープで。それでも、「なんとか動かせるかな」とか言って。んで、なんかもう覚えてないんですけど、なんかこう紐を吊るしたりとかしたり。なんかそこまでワーッてそこでやったんですよ。

ほいで紐吊るして。もうそのうちその、じーっと座っててもあかんから、その近くに行って。でも、なんかたぶん自分でやっぱり字書きたいんだろうから、「とりあえずじゃあ、ここ、ここここうやって、こうこうしときますわ」とかそんなん言いながら、こうなんか書いたり。ふんで、次、そのやつキープしたまま、こう紙を動かしたりとかいうので、そういう手伝いをして。

M ほお。

体がほとんど動かなくなったある日、yさんが尊厳死の同意書に署名しようとしている場面にFさんが到着する。衰弱が進んで書字が不可能になるというのは身体機能上の〈地〉であり、書こうとする行為が〈図〉の関係にあるが、同時にぎりぎりまで待ってから行うという時間的な地と図でもある。進行する衰弱と、回復をあきらめられない思いを〈地〉として、ぎりぎりのところで決断する〈図〉として署名の行為が成立する。衰弱のプロセスがぎりぎりまできた最後の瞬間という、特殊な時間のなかで成り立つ行為である。

Fさんは、yさんが、最後の力を振り絞って署名するのを「見つめ続けた」。この段落で二回「見つめ続けた」と語る。なぜ見つめ続けたのかについてはすぐには語られていない。しかしFさんは詳細に観察し続ける。yさんの代わりに書いておせっかいするのではなく、失敗のポイントを見届ける。患者ができない行為を代わりにしてあげるタイプのケアとは異なる仕方で患者に関わるとき、必然的に「見つめる」という契機が生まれる。

そしてしばらく時間が経ってから、「なんかたぶん自分でやっぱり字書きたいんだろうから」と、書きやすいように工夫を始める。太いペンを探してテープで手に巻き、上から紐で吊るし、腕を支え、なんとかyさんが自分で書けるように工夫する。摘便のときはyさんがアイディアのサポートをしながらFさんが行った。今回は逆にFさんがサポートをしながらyさんが行う。行為を行うのはyさんである。Fさんは見つめるという何もしない行為を行う。

見つめ続けたことの理由の一つは、「自分でやっぱり字書きたいんだろうから」手伝ってはいけないという意識である。手伝ってしまうことは、患者が自らの行為を行う自由を奪ってしまう。そしてペンが持ちやすい工夫をすることは、逆にどうやったらyさんが自分で行為を行うことができるのかという視点から実行されている。患者の希望に従った行為の組み立てこそが、この瞬間にFさんが目指していることなのである。これがハイデガーが「良い」顧慮とみなしたものの姿である。[★5] yさんが自ら行為主体となるための工夫をFさんは行う。

ここでFさんが行っていることは、患者の生存と生活のために「必要なケア」ではない。職務として要請されているケアでもない。しかし直接のケアを超えたところで何か大事なことがあり、yさんが行為を組み立てるためのサポートをFさんはしようとする。医療として必要なケアを超えた〈ケアの彼方〉が暗示されている。

ここではケアという言葉を、患者の生存と生活を助けるための医療行為という限定的な意味で使っている。それでは〈ケアの彼方〉とは何か、ここでだんだんと明らかになってきている。

yさんは自らにとって重要な希望を実現しようとしている。のちほど「やりたいこと」【33】と表現される希望の実現によって死を間近に覚悟したyさんは主体化する。ただし死に対してというよりも、希望を実現する主体として主体化する。Fさんは希望の実現のサポートをする。〈ケアの彼方〉とは、たとえ死が間近に迫り体が動かなかったとしても、患者が欲望を実現しようとする行為を手伝うような活動のことである。

Fさんが「「あーっ」って思って」、yさんが「「あーっ」とか言って」いるとき、この二つの「あーっ」は言葉にならないものについての表現である。〈ケアの彼方〉は分節できない現実を無理に分節することなく、そのまま受容し、現実に直接対処するのとはおそらく別の水準で、(特にクライアントが)〈ケアの彼方〉の行為を組み立てることと関わっている。

3-4 行為は証人＝承認を要求する

【32】F　そのときにお母さんも一緒にいてはったんですけど、もうなんにも。まあ、チラッて。「そういうの書かなくてもいいと思うって言ってるんだけどね」みたいな。「そんなことを考えないでって言ってるんだけどね」みたいなことは、チラッと言われるんですけど。なんかまあ、でもまあ。たぶん私も何も言わなかったですし、なんかその人も一生懸命書いているだけだったから、たぶん何も言わなくなって、チラッて見ながら、この奮闘しながら書いてるのを見てくれてたんだと思うんですけど。で、それで見て。

yさんの母親も「チラッと言われるんですけど」ほとんど何も言わずに「チラッて見ながら、この奮闘しながら書いてるのを見てくれてた」とFさんは思う。この「チラッて」見ることの位置づけはFさんの視線との対比で理解できるので、あとで議論したい。

Fさんも母親も傍観者に徹する。母親も思いはあるがそれは言うような言わないような反応をする。このあいまいな記述も、母親が直面する子どもの死という現実をめぐる、言葉にならないものと対応している。

（母親は死については考えないでほしいと思っているようだが）母親もFさんも、無理な延命治療は拒むという仕方で最後の主体性を確保したいというyさんの希望はよくわかっている（繰り返すが、Fさんも私も尊厳死の是非を問題にしているわけではない。患者の希望をいかにして実現するかということだけが、ここでの焦点である）。yさんの希望が、署名という最後の行為として現実化する。そのことの重要性を悟っているがゆえに、Fさんは見守り続けている。患者が自分の欲望を肯定しながら自らの行為として実現することを看護師は目指すのだ。

署名という行為を実現することは、客観的には何も変えない。生活状態がよくなるわけでもないし、延命治療を拒むyさんの希望は署名しなかったとしてもすでに伝わっている。しかし必要を超える剰余を実現し、さらにはそれをFさんたちが見守って証人となることが意味を持つ。署名という〈受け入れがたい死を受け入れる行為〉は、それ自体は何も産出しない。死を理解するわけでも克服するわけでもない。署名は自己言及的に（衰弱と死という）現実を名指すだけである。名指すことで現実に応答する能動的な行為を作り出している。

この署名という形で死を名指す行為は、Fさんと母親に見守られることを要求する。なぜなら見守られることで、この行為が実在するものとして承認されるからだ。署名は、死という現実に介入し、現実を変形する行為ではない。ここで成立しているyさんの最後の行為は、現実を名指すことで現実に対する応答を行い、こうして行為の自由を作っている。もはや何もできないときに、それでもなお行われる自由な行為である。いかんともしがたい死の接近という〈地〉に対して、署名という最小限の〈図〉を作ることでyさんは対抗している。

3-5 「どんだけ、スッキリきれいに出せるか」――ケアの彼方のケア❶

ここでFさんが頭のなかで何を考えていたのかを挿入する。署名という新たな〈図〉を支える医療的ケアという〈地〉である。

【33】**F** 私が考えてたのは……あの、これに、この残された時間が少しずつなくなる……まあ私は看護師として、その一時間半のあいだで、排便コントロールをするっていうタスクがありますから。それがどんどんどんどん短くなっていくんですけど。でもまあ、この短い時間でも、この人がやりたいことはたぶん今ここにあって。だから私は、この残り少なくなっていく時間で、どんだけ…なんていうか…スッキリきれいに出せるかみたいな。その計画をこうワーッて考えながら、もう、もう、あれは端折ろうかとか、もうあれでカッカカッとやって、ああってやったらいいかみたいな感じで、ワーッてそれを考えながら、もうできるだけ、その人がその尊厳死のサインをできるようにっていうケアをして。それは**ケアなのかどうかは、ちょっと私にはわからないですね。**

Fさんは摘便を中心とした自分のケアのタスクを考え直していた。看護師は今行おうとする看護行為を、状況の変化に応じて絶えずスケジューリングし直す癖を訓練で身につけている(西村・前田 2012)。

ここでのFさんの頭のなかは、おそらく彼女が受けてきた教育がそのまま反映されている。

しかしここでは大きな違いがある。摘便のスケジューリングは、ケア業務の範囲を超える尊厳死の同意書へのサインを実現するために行われているのである。「この人がやりたいことはたぶん今ここにあって」、つまりyさんの希望の実現を中心にFさんは考察している。それゆえ、「それはケアなのかどうかは、ちょっと私にはわからないですね」と語られる。

〈ケアの彼方〉の実現のために、彼女は摘便の計画を組み立てる。このエピソードの冒頭の引用【25】で、感情移入しすぎた同僚の機能停止が〈地〉となって、Fさんのケアが〈図〉として成立していったことを思い出そう。ここではさらにケアが〈地〉となってケアの彼方が〈図〉として成立する。

yさんが主体化する行為をFさんが〈目に焼き付ける沈黙と無為〉と、Fさんの頭のなかで忙しく計画される〈摘便の動作の組み立て〉とが、ここでは対比をなす。そしてこのFさんの頭のなかのプログラミングにおいて、ケアとケアの彼方は構造化される。yさんが署名しようと奮闘する姿を目に焼き付けようとするFさんは、動きを止めて静かにしている。これが〈ケアの彼方〉である。これに対し、Fさんの頭のなかでは摘便の計画が忙しく行われている。これはケアである。頭のなかで空想されたケアの運動を背景として、実際には静止しているFさんの〈ケアの彼方〉が成立している。

3-6 「目に焼き付けたんです」——ケアの彼方のケア❷

【34】**F**　あと、でも、目に焼き付けたんです[★6]、私の。それはもう絶対忘れられなくって。あの、たぶん、その、yさんはあの、迷ったんだと思うんですね。本当に生きるのか生きないのかみたいなこ

とは、すごく考えたんだと思うんです。で、**自分がこう起きて書けるっていうぎりぎりの線まで、待ったん**だと思うんですね。どういう思いがあったのかはちょっとわかんないんですけど。いろんな、その、彼女と別れたりとかいうこととか、研究のこととかも、いろんなこと言ってはりましたし。なんか、なんか、そういうのをなんか、なんか。私なんかのなんていうか、あの、なんていうんですかね。**私情とか感情とかを挟みたくないな**って思ったんです。

「目に焼き付けたんです」と語ったあと、ここでもFさんは挿入を入れている。yさんは尊厳死の同意書をプリントアウトしてから実際に署名するまでに長い時間「待った」。もう自力で書けなくなるという寸前、「ぎりぎりの線まで」待ってから彼は書くことを決意している。

「どういう思いがあったのかはちょっとわかんない」とFさんは、安易に感情移入したり理解しようとすることを拒否しながらも、yさんがさまざまなことを考えていたはずであるということに思いを遣る。病により断念したさまざまなこと、衰弱とそして間近に迫った死という現実をyさんは抱え込みつつ、「待った」。

この待つことには、受容することが極めて難しい、仕事ざかりでの病と死という現実が持つ時間性、そして実現することが極めて難しい行為を可能にするための時間が表現されている。繰り返すと、この挿入は、署名の行為の瞬間が〈図〉として成立するための時間的な〈地〉をなす。行為が成立するためには時間が必要なのである。

サインをするという行為のなかには三つの未来が折りたたまれている。まずは前述の〈衰弱と死〉という現実化しつつある未来がある。次におそらく「生きるのか生きないのか」というためらいには、〈回復への期待〉のようなものが感じられる。つまり病という現実が反転した、別のユートピア的な未来である。さらに、「研究のこととか」という失ってしまった三つ目の未来がある（【45】を引用した三六九頁の★6）のなかで、「きっと展望がいっぱいあったはずなのに」と言われている）。サインをためらい、しかしぎりぎり手を動かすことができる最後の瞬間に決断するということには、この三つの並立しない未来がせめぎ合っている。

引用【24】では病の進行は同僚によって共感の対象となり、それゆえに同僚は感情に巻き込まれて機能停止した。引用【30】【33】では、yさん自身の行為の背景として同じ病の進行が語られるが、Fさんはこれを「私情とか感情とかを挟みたくないなって」思う根拠として記述している。他の人には背負うことができない患者の現実に対して、感情とは異なる回路、つまり行為の実現のサポートという仕方で関わろうとする。

先ほど「見つめ続けた」と言われたものが、ここでは「目に焼き付けた」と強く言い換えられる。Fさんは「目に焼き付けた」。それは、「私情とか感情とかを挟みたくないなって思った」からである。感情を動かさずに、しかし患者に「入り込む」【25】方法が「目に焼き付けた」なのである。

小児科時代に経験した勝手な感情の押し付けをFさんは回避する。〈何もしない看護〉という手段をとってまでも、yさん自身の希望に従おうとする。感情移入とは異なる仕方で「地続き」になる仕方がある（Fさんによれば、外から眺めてるからこそ、感情を動かして同情することになると感じている。地続きとは、可能な限り相手の視点に立って世界を見ることである。患者自身は同情を求めているわけではない）。

ただし、死を克服する行為を組み立てることはそもそも不可能である。死という現実を単に名指す署名が、代わりの「行為」となる。Fさんから見ると、ケアという行為の組み立てではなく、目に焼き付けることがサポートとなる。これが〈ケアの彼方〉である。

かつて小児科で「目が離せなくなる」ことで機能停止した状態から始まり、訪問看護で「見回す」ことでケア行為の場を作り、さらにはケアの彼方で「目に焼き付ける」ことで患者の行為の証人となる。「目に焼き付ける」という何もしない看護によって、yさんが行為を実現する証人となる。yさんの行為の成立のためには、Fさんの目が必要である。つまり実は二人の協力で初めて署名という行為が成就しているのであり、これによってyさんが主体化を具現するだけでなく、Fさん自身も看護師として主体となるのだ。

まとめると、同じ病に対し看護師は三つの水準の対応をする。同僚は同情の水準で機能停止した。Fさんはまずyさんと共同で摘便のケアを組み立てた。最後にFさんはyさんの署名の行為を目に焼き付けることで「看護とはいえない」〈ケアの彼方〉に立つ。

3-7 「ケアっていえないものがいっぱいある」——yさんの死

そしてyさんはこのあと突然亡くなる。

【35】F　私は、じゃあつらかったかって言ったら、そうでもないんですよね。で、あの、で、結局亡くなりはったんです。それはなんでかって、そのときどんなんだったかって言うと……なんかその、ええと、なんかヘルパーさんも来てもらわないとちょっともう無理だろうっていう話になったときに、ヘルパーさんと契約してはったときに、「ちょっと頭が痛いから薬飲ませてくれ」って言わはったんですって。で、薬飲んですぐ、契約横でやってて、その人がいてるときに、ガーガーガーガー、こう、いびきをかきながら、あの、寝始めたんですって。「ああ、いびきかいてるわ」言っ

て、お母さんが喜んで。で、でも、ふって気がついたら、なんか息が止まってたらしくって。ほんで、そのときにヘルパーさんがとっさにね、なんか、「あーっ、yさん」って言って。心臓マッサージをしてくれたんですって。馬乗りになって。

そんで、しばらく「yさん、yさん」って言って、パンパンパンパンって叩きながら、馬乗りになってウワーッてやってくれたらしいんですけど、もうお母さんが、「もういいです」って言って。で、なんか、あの、なんかねって。なんか、もうこれ以上のね、なんか自然な、「自然に亡くなったらね、それでいいって、あの、その、息子が書いた証書もあるんです」って言って。「なんか、あの、それは本人が望まないと思うから、あの、いいんです」って言って。で、「ああ、そうですか」って言って見送られたらしいんですね。なんか、なんかね。

ここでFさんは再び「なんか」と繰り返す。今回はyさんの母親が、延命行為を断る場面について言われている。尊厳死の同意書を書く場面で、「そういうの書かなくても」と言いつつ一緒に見守っていた母親は、yさんの意向を尊重する。証書がなくても同じように母親は振る舞ったであろうが、「証書もあるんです」とyさんの最後の行為を確認し、肯定している。こうしてyさんの行為に存在が与えられている。

先ほどのFさんの対応と、母親の対応とのあいだには若干の差があった。Fさんは「目に焼き付けた」。母親は「チラっと見」た。Fさんは太いボールペンを用意するなど、書くためのサポートをするが、母親は「そういうの書かなくてもいいと思うって言ってるんだけどね」とただ見守る。

とはいえ母親も証書の存在を認めている点は一致する。Fさんの目に焼き付けることと〈サポート〉の系列が、母親の〈見守り〉の系列と組になって一つの行為を形成している。Fさんと母親の行動を区別するよりも、この二つが合わさってyさんの署名を成り立たせていると考えたほうがよい。若くして死の病に倒れるという受け入れることのできない現実を、言葉で合理化することはできない。しかし署名と見守りという実質的な目的を持たない剰余が、現実を引き受けている。つまり不条理な現実の只中でなお、yさんの希望を成就する行為を作っている。

【36】**F**　私が……私のなかではね、結論というか、残る、なんか、だからどうっていうのはなんにもないんですけど。なんかそれは焼き付けていて。なんかあの…うーん…そうですね…だからそういう意味では私、**ケアっていえるものじゃないもの**をしてるんかも。なんか**ケアっていえないもの**とかがいっぱいあるのかなって思ってて。**でも、それは看護だろうって思うもの**はいっぱいあるんですね。

逆になんていうか、その、なんですかね。私のなかで、小児科で働いてた、病棟で働いてたときと、在宅で働いていたときに、すごいコントラストがついているんです。

こうしてFさんは「なんかケアっていえないもの」「でも、それは看護だろうって思うもの」という形で自分の看護実践を定式化する。しばらく前に「ケアなのかどうかは、ちょっと私にはわからないですね」と言われたものがさらに踏み込まれてポジティブに位置づけられる。

この引用のなかでは小児科と訪問看護との対比として、つまり感情による看護と、感情を媒介としない看護という大きな「コントラスト」のなかに位置づけられる。(1) 感情を使った看護、(2) 感情を用いないきめ細かいケア、そして(3) ケアっていえない看護、という三段階のステップが提示されている。そしてこのコントラストは次の引用で説明される。

【37】**F**　小児科で働いていたときに、どうしても受け入れられなかったのは、受容するっていうのが患

者に求められてたってこととか。あとは、なんていうか感情労働の押しつけがましさっていうか。なんていうの、先輩が「次、元気な子を産んでくださいね」って言ったこととかが、けっこう難しいですね。

なんかよくわかんないんですけど。なんか、なんかそれは、そういう、なんていうかな、なんか。ああいうのはしたくないなっていうので残っているんですけど。でも、在宅でやってたのは、そうやって目に焼き付けることだったりとか。相手には返ってないんですけどね。ふふ。

独りよがりの感情を使う看護と、病や障害の受容を患者に迫る看護師の態度とが結びつけられている。相手に対する理解が不足しているから、あるいは相手の視点に立ち切れていないから、侵襲となるのではない。そもそも受容とは、いかなる場合でも困難な現実に直面しているその人の自発的な運動であり、他の人が外から介入したときにはいかなる場合も侵襲になるようなものなのだ。介入することなく目に焼き付けることが、それゆえにここで要請される行為なのである。

Fさんは目に焼き付けることは「相手には返ってない」と断るが、これは「押しつけがまし」い看護との対比でもある。Fさんが目に焼き付けたからこそ、yさんの署名は行為として成立したのだから、おそらくは「相手には返ってない」わけではない。

4 〈ケアの彼方〉のお花見

4-1 男の面目——六〇歳くらいの男性の事例

【38】F あとは私が…あっ、やったなあと思えるのとかでいいんですかね…ふふふ…あとは六〇歳ぐらいの人がいたんです。その人は半身まひで、車いすに乗ってたんです。六〇歳ぐらいで、その当時、父親と同じぐらいの歳だったんです。学生運動とかも参加されたとか言って。もう難病で、足も動かないんですけど、手もちょっとこう震えたり、少し自由がきかない。そういう手でタバコを吸いながら…あの…いたんですね。

その人がなんかもう、人生なんか投げてる感じで生きてはって。奥さんは働かれてたんですね。だから、お金にはそんな困ってないですけど。で、自分一人、なんていうか家でいないといけなくて。なんですかね。あの、男の面目じゃないですけど、なに一つ果たせない自分がいるっていうのが、それがなんか苦しいみたいな。「もう死ねたらいいのに」みたいなこともおっしゃるんですよね。

で、とにかくなんか、すべてがだるいみたいなことを言っておられた人としゃべ……ずうっとしゃべっているなかに、その人とこうなんていうか、「足がだるい」って言うからそれをマッサージしながら、まあポツリポツリしゃべるの聞いたりとかしてたら、若いときは写真とかしてはったらしくて。一眼レフとかが置いてあったんですよ。

Fさんはもう一例、〈ケアの彼方〉に届いた経験を語ってくださった。

患者さんは学生運動を経験した人で、置いてあった一眼レフもまた、健康だった若いころの活動的な様子を暗示させる。この患者さんはしかし、まひで物理的に運動が制限されて、「もう死ねたらいいのに」みたいに「だるい」感じだった。ここでは元気なころの活動性と、現在の運動の停止が対比されている。そして足のだるさにも、身体的なものと、心理的に「投げてる」感じの両面がある。

4-2 「梅見行きましょうよ」

【39】F　で、「写真とか撮られたんですか」とかって言って。「手が動くからほら、写したほうがいいじゃないですか」とか、「そうやってまたちょっと気持ちも変わるかもしれないし」みたいな言ってて。「でも、写すものがないやんか」みたいな言われて。

梅とかあの、そういう春先やったんで、「梅見とかあるみたいですよ」って言って。「やったらC公園梅見行きましょうよ」とかって言って。〔患者さんが〕「そんなんできんの?」って。「ああ、じゃあ。いや、でも無理や。あかんって言われるもん」って言って。〔私が〕「そんなことないですよ」って言って、「なんかちょっと聞いてみますから」って帰ってって。じゃあなんか、ね、そんなやりとりがあったんです。

M　ほお。

Fさんは、ここでもまた、ケアのマニュアルにはない行為を探そうとする。医療的に必要なケアの彼方で梅を見にいくという行為を組み立てようとする。

【40】F　で、計画立てたんです。しおりとかも作って。T町だったんですけど。ほんで駅まで車いすを押して行って、そこから〔T町の〕駅まで何分かかかって、そこから歩いて梅見行って、ほんでまあ、帰ってくる。

M　へえ。

F　ふふふ。しないと、私の次の訪問も行けないんで…あれなんですね…しおりを作って、何時何分にこうしますから、みたいな。もう前もって言っといたんですね。ほんで、けっこう楽しみにしてくださってて。当日、電車に乗って行ったんですよ。んで、カメラをなんていうか…結局、だからカメラを撮る時間はないんですけど…とりあえずこれが一回目っていうことにして。今まで一回も外にそんなに出なかったって言ってはったんで。家族でもゆっくり出れるんだから、まずはその出れるんだっていうことをやりましょうよ、みたいな感じで、やったんです。

ふんで、結局、奥さんになんか梅の、なんかこんなお土産みたいなん買って持っていこう……買ってあげたんですって。ほんで、ほんじゃあ、なんか…ねえ…そんなんだって、奥さんなんかあんまり…ねえ…想像もしませんもんね。いっつも自分が仕事してて、家帰ってきてもケアして。どこにも行けるわけじゃないから。その人からもらえるなんて、たぶん思ってなかったんだと思うんですけど。すごいなんか、うれしかったって言って、なんか電話までくれはったらしくて。

そこからなんか、ちょっとその人がこう心の向きが変わるっていうか。なんかちょっと変わりましたね。なんかそういう、なんていうか、あの、なんて、あの、なんかこう。たとえば便とか…あの…なんですかね…清拭《せいしき》とかですね。体をきれいにしたりとかするだけで、人間生きていけたらいいですけど。なんかそうじゃないので。なんかね、難しいですよね。ふふふ。でも心を動かす。

Fさんは感情を押しつけるのではなく、患者さんが行為の主体になるための手伝いをする。「外に出る」ということは、人に見られることを「気にする／気にしない」という水準だけでなく、まさに当事者が行為主体となることの例としても登場するのである。

「清拭とかですね。体をきれいにしたりとかするだけで、人間生きていけたらいいですけど」というのは、必要とされるきめ細かな医療ケアのことである。しかしそれだけでは足りない。〈ケアの彼方〉が必要である。「気持ちも変わるかもしれない」と思ったFさんは患者さんとお花見に行く。「外に出」て患者自身が行為の主体となることで、「心の向きが変わる」。ケアの彼方とは、ここでもまた患者が行為主体となることのお手伝いをすることである。

おもしろいのは、花の写真を撮るための外出をFさんは計画していたのにもかかわらず、写真を撮っていないことである。この患者さんは写真を撮る代わりに、いつも世話をしてくれている妻のためにおみやげを買う。〈ケアの彼方〉はお花見ではなく、おみやげを買うことで成立したのである。

Fさん自身もそのことには気づいていない。ケアされ続けて「なに一つ果たせない自分」という「苦しさ」を反転するのは、この患者さんにとっては実は写真を撮るという趣味の回復ではなく、奥さんにおみやげを買うという贈りものだったのである。何かを果たすことが、妻のために何かをすることで達成されたのだ。

Fさんの意図を超えて、患者さんの意図が実現したときに〈ケアの彼方〉が実現している。奥さんが喜んで電話をしてきたことからも、このおみやげが効果を持っていたことがわかる。こうして患者の視点で世界を見ようとするFさんの意図をも超えて、そして患者も予期しなかった仕方で、ケアとは異なる水準で現実への対応がなされている。

〈ケアの彼方〉すなわち患者の抱える現実に対抗しうる行為は、看護師が決めることではない。患者自身が見出すことである。尊厳死の同意書もおみやげを買うことも、Fさんの意図を超えたところで登場しているがゆえに患者の行為主体の形成にとって大きな意味を持っている。しかしFさんの意図を超えるにもかかわらず、このような思いがけないものの出現を準備するのが、まさにFさんなのである。おそらくFさんが相手の視点から徹底的に追体験してケアを組み立てようとしたときに（そしてそれゆえに）、どこかでFさんの視野と意図を超える出来事が起きる。このとき〈ケアの彼方〉が出現する。

のちほどこのお花見を契機として、Fさんは妹の障害を受け入れることができるようになったと語る。★7

4-3 やる気スイッチ

次の引用では、この〈ケアの彼方〉を引き出すことを「やる気スイッチ」と呼んでいる。「やる気」とはこの場合、現実へと効果的に介入しようとする意志のことである。

【41】F　やる気スイッチっていう今、宣伝ありますよね。
M　そういう……知らないって。
F　ああテレビ、ご存じないですか。なんかね、体にスイッチがあるんですよね。そのやる気のスイッチを探して押してあげます、みたいな。
M　押すんだ。
F　そういう塾の宣伝があるんですけど。

M　ほおー。

F　そういうの、まあ、すごくその感覚はすごく似ていて。

M　はあ。

F　この人のスイッチっていうのが、**見つかる**ときがあるんですよ。

M　ほおー。

F　それがなんかこう、看護かなって思ってます。

M　ほお。しかし、それ、看護じゃない、看護のマニュアルにない。

F　みんなは……マニュアルにはたぶんないとは思いますね。

M　ですよね。看護のほうから外そうとしてますよね。

F　ハハハハハ、ふふふふふ。一般でいわれる看護といわれるものから。はい。

M　ですよね。

やる気スイッチはFさんが見つけるものではなく偶然「見つかる」ものなのだ。尊厳死の同意書もおみやげも見つけようとして見つけたものではない。見つかったものである。Fさんの意図を超えていることをFさん自身が明確に意識していたわけではないかもしれないが、この非人称的な表現にそのことが表現されている。

この偶然の発見が、看護なのだという。ここでインタビューをしていた私は混乱していた。というのはそれまで、私は「ケア」と「看護」を同一視していたのだが、Fさんはここでは区別している。しかも彼女の言葉遣いは必ずしも一貫していない。そのときどきで「ケア」と「看護」の意味づけが変化する。ケアとして考えられてきた「必要なこと」の手当てとは異なる行為を行っているので、「やる気スイッチ」を押すことは、ケアすなわち看護を超える〈ケアの彼方〉ではないかと私は思った。ところが実はFさんは、この瞬間にはケアと看護を区別して「それがなんかこう、看護かなって」考えている。この部分では、看護とは〈ケアの彼方〉に到達することなのだ。きめ細かな「必要なケア」の彼方に「やる気スイッチ」が見つかるという〈ケアの彼方〉がある。この〈ケアの彼方〉のことが看護と呼ばれている。それゆえに一般に看護といわれるものから外れたところにあるものも看護だというのだ。

4-4 「看護師とは? 人です」──母の反転

看護を〈ケアの彼方〉としてはっきりと定式化したこの瞬間に、Fさんは突然母親のことを思い出す。語りのなかでFさんの母親が登場するのは、引用【13】以来である。

【42】**F** それでちょっと考えてたんですけど。うちの母親は、看護っていうものを知ってる**人**だったんだと思うんです。私にとっては**ただの人**で…なんですかね…医療的な知識を知っている**人**だったんです。**看護師じゃなかった**んです。

M ああ。

F それを、あの、なんか、ひょっとしたら今、目指してるんかもしれない。

M ああ、なるほど。うーん。

F ……っていうのは思いました。

M なるほど。で、そうか。看護師とは?

F　看護師とは？　人です。ハハハハハ。知ってる**人**みたいな。医療的なことを知ってるだけの**人**だと。

M　でも、そうじゃない人を目指してるんでしょ。

ここでもまだ私は混乱している。インタビュー前半で、看護師だった母親を、Fさんが否定的に評価していたことが私の念頭にあった。母がポジティブな存在に反転していることに気がついたのは、次の【43】の語りを聞いてからである。

ここでの「看護」という単語が、〈ケアの彼方〉を指しているということを、インタビューのときには理解できていなかった。そもそも〈ケアの彼方〉という水準を設定していることに私が気がついたのは、後日、分析がかなり進んできてからであった。「うちの母親は、看護っていうものを知ってる人だったんだと思うんです」というセリフも勘違いして、母親は看護行為をよく知っているがゆえに「人間じゃない」ひどい人なのだと思い込んでしまった。しかしここでの母親はポジティブな存在に反転している。医療の知識は持っているけれど、そこから外れた〈ケアの彼方〉で勝負している「ただの人」なのである。「ただの人」「医療的なことを知ってるだけの人」とは、〈ケアの彼方〉に到達する真の看護師のことである。

この引用【42】のなかでも「看護師」の定義が変化している。引用前半では「看護師」という単語がネガティブな扱いを受けているが、最後にはポジティブな存在に変化している。そのため私は勘違いしたまま最後に「そうじゃない人を目指してるんでしょ」と質問している。ところが結局Fさんはケアの彼方を目指す「ただの人」こそが看護師だとここでは考えているのである。

次の引用では「看護師じゃない人」を目指すと、さらに定義が揺れた形で言い換えられる。

【43】F　医療的なことを知ってるぐらいだけの人を目指してます。

M　えっ？　なんですか？

F　なんですかね。たぶん、だから、それ以外のところで、いや、なんですかね。あー、だからうまく言えないんですけど。医療的なことを知ってるっていうだけの人で、看護師とは違うんです。看護師は、なんかもっと枠組みみたいなんが。なんやろうな。いや、そんなんじゃなくて。なんですかね。医療的な枠組みがある人だけで、んで、私は**人**で勝負してるなっていうことなんです。

M　ああ、なるほど、なるほど。

F　その、**看護じゃない人**。人で勝負してるんで。

M　あっ、そうか。で、お母さんもそれはできてる人だと。

F　私にとっては母親はそうですね。だから看護師じゃないんで。私にとっての母親は、**ただの母親**で。ただちょっと知識があるっていうだけで。

M　ああ、ああ。

F　たぶん、ただの母親なんですね。

M　あっ、あっ、なるほど。ようやっとわかりました。

F　ああ、ああ、ああ、ああ。

大きな反転が起きている。

インタビュー冒頭では、困難な状況のなかで気丈な看護師であった母親は「人間じゃない」と形容されていた。ところがここでは、「だから看護師じゃないんで。私にとっての母親は、ただの母親で。ただちょっと知識があるっていうだけで」と、母親はただの母親、「ただの人」で、プラス看護の知識がある存在になっているのである。「医療的な枠組み」でケアを行うのだが、「ただの母親」として〈ケアの彼方〉を実践する人なのである。母親がやっている行為そのものは、インタビュー冒頭と同じままなのだが、価値づけが「人間じゃない」から〈ケアの彼方〉を実現する「ただの母親」「人」に変化する。

置いてけぼりになり疎外された子どものFさんにとっては、現実を引き受けて置いてけぼりにした母親はネガティブに見えた。自分自身も訪問看護師として、〈ケアの彼方〉に到達する行為主体となったときに、Fさんにとって母親は理想的なモデルである「ただの母親」となるのだ。ネガティブだった母親像が、内実に変化はないのにそのままポジティブなものに反転している。

つまり母親は必要なケアをすることもあるが、それ以上に〈ケアの彼方〉で行動している人だったと評価されるのである。インタビュー中の私もここでようやく職業を超えて「ただの人」になることが、Fさんの看護のポイントなのだとわかった。

Fさんは感情移入による機能停止から、きめ細かいケアを行う看護師となり、さらに患者のやる気スイッチが見つかるのに立ち会う「ただの人」へと変身していく。このとき連動して母親もFさんを置いてけぼりにして妹の看護に専念するネガティブな存在から、現実を引き受けて行為を行う理想的人物へと反転するのだ。

5 妹について

5-1 「自分の妹ももう……」――意外な事実

このあと訪問看護時代の事例が二つ語られたが省略する。そのあと最後の大きな転換が起こる。感情を使って看護をすることを再び批判するのだが、そのとき唐突に、yさんをはじめ亡くなった患者さんたちのことを思い出すことになる。

【55】**F** ああ、そうなんですね。感情ってわからないですね。でも、たしかに疲れるんかもしれないです。そういうふうに。ただ、でも、亡くなって、ものすごい悲しい思いをしたことはあんまりないんです。今まで。

M ああ、そう。

F 今までないんで。

M たくさん亡くなっているけども。

F そうですね。うん。たくさんでもないですけど。私、目の前で今ひきとりましたみたいな人は…うんと…そうですね…二人ぐらい。

M ああ。

F でも、ほかに、なんていうか……あっ、二人。そうですね……でも、亡くなった人はもっといますけど。

M うーん。
F それでも、やっぱり、そんなに悲しいとも思わなかった。
M うーん。
F ですね。自分の妹ももう亡くなったんですけどね。
M あっ、そうなんですか。

ここでまったく予想していないことが起こった。私は重い障害を持つ上の妹さんが亡くなっているとは思っていなかった。

あとから逐語録を読み返したところ、Fさんはここまで妹さんについて現在形で、まるで今も生きているかのように語っていた。息つく暇もない勢いで即興で長時間語り続けたFさんが、意図的に現在形で語ろうとしていたとは思いにくい。おのずと生きているかのような語りになっていたのだと思われる。そのことの意味は少しあとで明らかになる。この点について後日尋ねたところ、「妹についてはこのようにしか語れないんです」とお話しくださった。次の【56】の引用の最後でも「私のなかでは妹はまだ一緒に生きてる感じですかね」と語っている。

もう一つ指摘できることは、この患者たちの死そして妹さんの死についての語りは唐突に導入されているということである。Fさんの訪問看護の経験、バーンアウトとグリーフケアの話から、患者さんを亡くす話題に移り、そこからの連想で妹さんの死が語られる。

この唐突な死の話題は次のように理解できるであろう。このインタビュー全体を通して妹が最も大きな主題だったわけだから、妹の死はこれまで語られなかったとしても、常にFさんの頭を去来していたはずである。もしかすると妹の死については話すつもりはなかったのかもしれないし、迷っていたのかもしれない。あるいは話そうと思っていたが踏ん切りがつかなかったのかもしれない。いずれにしてもインタビュー開始から一時間以上経ったところで、最近妹さんが亡くなっていたことが語られた。今までの語りの集積の結果、その語りの総体に応答する行為として、妹の死が語られるのである。

そもそも看護師の実践について尋ねたはずのインタビュー自体が、妹についての語りで始まっている。妹で始まり、再び妹に回帰したのである。インタビューの重要な部分は、両端の妹についての語りに挟まれている。

この枠構造を示すためにも、Fさんのインタビューは、時間軸に沿って冒頭から順番に引用する必要があったのだ（そのことに気がついたのは、この原稿をほぼ書き終えたときだったのだが）。冒頭に語られた幼いころの妹をめぐる経験に呼応する形で、最近起きた妹の死は語られている。つまりそのあいだに挟まる、Fさんの看護師としての人生は、妹について語るために必要な、巨大な挿入句であるかのようである。

今までの語り全体と妹の死のエピソードのどちらが図でどちらが地なのかを決めることは難しい。時間順序は子どものころから始まる語りが〈地〉で、最近起こった妹の死はその上に成立する〈図〉である。しかしFさんはインタビューにあたって妹の死を起点として、過去を振り返って意味づけをし直していることが、これからの語りからも暗示されている。とすると経験の意味づけにおいては、妹の障害と死は〈地〉であり、Fさんの経験についての語りが〈図〉である。

5-2 妹の死がもたらした幾重もの反転

長くなるが、妹の死についての語りをすべて引用する。

【56】F　去年ぐらいに、はい、亡くなりましたけど。うん。そんときには、あの、ええと、だから、全然もう、あの……わかんないほうの妹なんですけど。あの、ええと、心身、重症心身障害児のほうなんですけど。

M　上の妹さん？

F　ああ、そうですそうです。亡くなるっていうときに、血圧がどんどん下がっていくじゃないですか。クリスマスぐらいからなんか調子が悪いって言ってて。私が早めにもう地元に帰ったんです。ただ、メールとかができないので…向こうはネットがつながってないので…ふんで、いろいろ提出期限とかがあったときに、一度〔実家から今の住居に〕帰って。やっぱりちょっと一回帰らなあかんっていうのと、あと「もう危ないから、喪服を取りに帰ってきなさい」って年明けに言われて〔今の住居に〕帰ったんですよね。で、帰って一晩しないあいだに、なんていうかもう、「もう危ないから〔実家に〕帰ってきなさい」って言われたんです。「明日の朝一番でもう帰っておいで」って言われて、「喪服だけ持っておいで」って言われたんですけど、なんか嫌で、あの、帰らなかったんです。

っていうのは、なんかもう血圧がもう六〇……八〇とか六〇とかだったんですね。朝の時点で六〇ぐらいやから、もう危ないよって言ってて。六〇っていうと、だいぶもう危ないんですよね。ほんで、もうそんな二、三時間ももつかもたへんかぐらいだと思うんですけど。「そんなん絶対嫌や」と思って。信じたくないっていうのと、なんかよくある話で、待ってくれてて到着したら息をひきとるみたいな、よくある話あるじゃないですか。「あんた、こういう話ちゃう?」とか思ったんですね。それで私が行ったら、あの、亡くなるんじゃないかと思ってしまって。

で、なんかあの、行きたくないなあと思って。そんな認めたくないなあと思ったんですね。でもまあ母親は何回か電話くれて、「もう危ないから、早うおいで」って言って。「二、三時間もつかもたへんかわからへんで」とかって言って。でもまあ昼ぐらいまで、なんていうか「嫌や、嫌や」って思いながら家で過ごしていて。まあでも、しょうがないから出ようと思って、昼に出たんです。

で、向こうに着いたのが二時半か三時ぐらいで。地元着いて、〔父〕親に迎えに来てもらって、病院まで車で三、四〇分かかったときに、あの、もう病院が見えるっていうときに、「あっ、今ひきとりました」って言ってね。やっぱり、連絡が母親から来て。「あっ、もう今、病院が見えたとこやねん」って言って、まあ駆けつけたんですけど、まだ温かくって。……っていうことがあったんですよ。「ああ、やっぱり。やっぱり。やっぱりや」って思ったんですけど。

なんか、私自身はそれ、すごい意味があったんですね。私自身はその、なんていうか小さいころから、あの、バタバタって人がこう痙攣したときにいなくなるっていうようなことを経験してて、すごいなんていうか**疎外感**みたいな。なんか、家族のなかで一人浮いてるじゃないですけど、なんていうかあの、**相手誰もしてくれない**みたいな。そういうふうに思っていた部分もあって。ちょっと、なんていうかこう、ひねくれて。ちょっとじゃなく、ひねくれてたんですね。

で、まあ、そういうのを、まあ、なんか、自分の勝手な解釈なんですけど、妹がもしね、そんなんも**全部私のこともわかっていて**、あの、なんですかね、「待っといてあげへんかったら、この姉貴は、またひねくれるだろう」っていうふうにわかってたんじゃないかなと思って。なんかその、わかってたんじゃないかなって思ったのが、なんかこう、ありがたいっていうか。なんかその、きょうだいなんだなって思ったんです。で、なんかあの…まあ…もう…うーん…忘れないっていうか。

んで、あの都合よく、その…なんていうか…まあ…見えない力じゃないんですけど、よくわかりませんけど、その、私はその。葬式とかその直後とかは全然埋まってたみたいで、お葬式とかお通夜とかができなかったんです。それで、きれいにしてもらうだけしてもらって、家で何日間かこうずっと、しばらく会場〔が空くのを〕を待ってたんですね。ふんで、それがなければ私葬式も出れたんですけど、それが延びたのがあって。どうしてもこっちに帰ってこないといけない用事があったんで、葬式だけ出れなかったんです。お通夜だけは行けたんですけど。

ふんで、お葬式って、私の変な習性なんですけど…亡くなった方とか、じいさんとかばあさんとかでもなんですけど…なんていうか、お棺に入ったときに、なんていうか、すごい一番悲しいような気がするんですね。まだ体があって、家にいるあいだはなんかこう、全然なんていうか、一緒にいるみたいな感じで。横に寝たりとか。普通にしたり話しかけたりとか全然するし。触ったりもするし。「なんかやんなあ」みたいな言いながら、こうしゃべったりするんで。それで悲しくないんですけど、あの、お棺、こう、「出棺です」って言われたときに、とたんに悲しくなったり。なんていうんですかね。やっぱりもう、その姿が見れなくなるっていうのが悲しくて。

で、まあ骨になって帰ってこられたときに、やっぱりちょっとなんていうか、よけいなんていうの、ああ死んじゃったっていうのがすごい入るっていうか。プラスなんていうか…それもなんていうか…うーんと…**目に焼き付ける**んじゃないですけど、その骨を目に焼き付けるんですね。この足、ああこの骨格で、ああこの顔やったって。ふふふ。見るんですね。ああ、ここが紫色やとか。そんなんを見るんです。で、変ですか。ハハ。変だと思うんですけど。目に焼き付けるんですけど。たぶんそれが妹は嫌だったんじゃないかなって思ったんです。

で、私はその、きれいになって……あの、化粧もしたことがなかった妹ですけど化粧をして、ふんで、あの、なんかグロスリップみたいなんしてくれはって、ふんで、おしゃれなんかもしてないわけですよ。そんな、脳性まひだから。友達も要するにいないし、恋人だっていないし。で、そんな、あの、来世はなんか、あの、まあきれいに、おしゃれもして、あの、なんていうか、母親がね、そうやって言ったんですけど。「来世はおしゃれもして、恋人も作ってね、楽しいこともしいや」って言って見送ったんですけど。なんか、あの、それがなんか、なんていうかな。その姿のまんま、いてほしかったんかなって、私は妹からのメッセージとして受け取ったんですね。そう、だから、私のなかでは妹はまだ一緒に生きてる感じですかね。ふふふふふ。

妹の死と、妹の病をめぐるFさんの子ども時代とが、ここではっきりと重ね合わせられている。子ども時代から小児科にいたるまでの困難な経験が、ここでポジティブなものに反転されている。この反転は何重かの営みであるので整理してみよう。

死の否認から、〈生きているごっこ〉への反転

まず亡くなる直前には妹の死を「信じたくない」「絶対嫌や」と思っていたのだが、この引用の最後では「私のなかでは妹はまだ一緒に生きてる感じですかね」と、死を否認している状態から、死んでいる

状態そのままで「生きてる感じ」へと反転している。死を信じたうえで、生きているかのように演じることができるようになっている。〈生きているごっこ〉において死んだ妹へと語りかけることができる。語りかけの可能性という意味で死者との仮想的なコミュニケーションが可能になる。

Fさんの孤独の反転

インタビューの初めのほうで、妹が発作を起こして入院する際に、Fさんが家族に「置いてかれた」場面が語られていた（引用【7】）。ここでも「すごいなんていうか疎外感みたいな。なんか、家族のなかで一人浮いてるじゃないですけど、なんていうかあの、相手誰もしてくれないみたいな。そういうふうに思っていた部分もあって」と再びそのことを思い出している。妹の死とともに置いていかれる疎外感が、語り全体の背景をなす気分である。

ところがこの疎外感が反転される。Fさんが到着するまで死ぬのを待っていた妹は、「全部私のこともわかっていて」「「待っといてあげへんかったら、この姉貴は、またひねくれるだろう」っていうふうにわかってたんじゃないかなと思って」、つまり「置いていかれる」「誰も相手にしてくれない」ことの反転として、妹さんはFさんのことを考えてくれていると思うことができている。

他の家族はFさんの孤独に気がついていなかったのだが、実は妹だけが気づいていたのだ。つまりこのインタビューの背景にあったFさんの孤独を、妹の力によって一挙に解決するのである。もちろん「自分の勝手な解釈」だが、このように考えることでFさん自身が自分の「疎外感」を反転をすることに成功している。

そしてこの反転は、妹の死に直面したときに初めて可能になる。インタビュー前半で語られた幼いころのFさんの疎外感と、後半で語られた最近起きた妹の死という二つの出来事は、このように妹の病のせいで家族に置いてけぼりになったFさんの疎外感が、ほかならぬ妹によって救われるというふうに連関するのである。

障害の反転

妹がFさんの孤独をわかっていたのだとしたら、妹は知能を持つことになる。Fさんの疎外を妹が反転するときには、よって妹の障害もまた反転される。障害が重くて何もわからない妹なのだが、「わかってたんじゃないかなって思った」。知能の障害が、テレパシーのような全知全能へと反転している（重い障害のために全然わからないように見えるからこそ、全部わかっているように思いみなすことができる。宗教においても神が沈黙するがゆえに全知全能が想定できる）。このことは、続きの引用【57】の主題となる。

さらに、妹自身についても「私はその、きれいになって……あの、化粧もしたことがなかった妹ですけど化粧をして、〔…〕母親がね、そうやって言ったんですけど。「来世はおしゃれもして、恋人も作ってね、楽しいこともしいや」って言って見送ったんですけど」と、脳性まひそのものを反転する可能性を（来世においてであるが）開くのである。人生を楽しむ人として、自分の希望を実現しうる存在へと妹を変身させる。妹における〈ケアの彼方〉を垣間見るのが、化粧においてなのである。そして〈ケアの彼方〉が生活の必要を超えた「楽しいこと」に関わることが確認される。★8

こうして妹の障害という、Fさんにとっての困難の現実の起源が抹消される。化粧を介して来世において主体化する可能性が設定されている。

ここの語りは一箇所あいまいである。「その姿のまんま、いてほしかったんかなって、私は妹からのメッセージとして受け取ったんですね」とFさんが語るとき、「いてほしかった」の文法上の主語はFさんと母になる。しかし内容上は妹が主語で、「その姿のまんま、いたかった」となるはずである。ここで何かがショートしている。つまり《「その姿のままでいたかった」と妹が望んだはずだ、とFさんが望んでいる》ということの省略形なのだ。妹自身が希望を持ち、楽しいことを実現しうる存在であるということこそ、Fさんが希望していることなのだ。

視覚的描写の働き

このようにFさんは、疎外的に働いていた現実をいくつかの水準で一挙に反転する。このことを可能にしているのはここでも視線の働きである。

Fさんは遺体が目の前にあるあいだは「一緒にいるみたいな感じで」生きているかのように接することができる。そしてきれいになった妹をていねいに描写する。「話しかけたり」できる存在はある意味で生きているのであるが、話しかけられることと、視覚的に描写できるということは結びついている（逆に「目が離せなく」なったり「見られる」ことが嫌なときには、コミュニケーションは成立しない）。言い方を換えると、実家に横たわる妹の遺体は、〈生きているごっこ〉の練習をFさんに可能にしている。

これに対し、出棺で「その姿が見れなくなる」と悲しくなる。見られなくなった途端に死の領域へと渡ってしまうのである。そして「骨を目に焼き付ける」。まるで死者の領域に入ったことを確認するかのようである。尊厳死の用紙に署名しようとするyさんのことを「目に焼き付ける」のとは意味が違う。

妹からの呼びかけ

そして偶然が重なって、Fさんは妹のお葬式に出席することができなかった。そのため出棺を見ることがなく、骨を見ることもなかった。目に焼き付けられて死者の領域に入れられることが「妹は嫌だったんじゃないかな」とFさんは思っている。きれいな姿のままで「見送る」ことが妹からのメッセージとなっている。きれいな姿を目に止め記憶するという視覚的なFさんの能動的行為が、妹から受動的に受けたメッセージでもあるのだ。

あるいは葬式が遅れたという状況（そしてその前の死の場面で、到着が遅れたFさんを妹が待ってくれていたという状況）、これら状況の偶然を、妹からの呼びかけとして意味づけして受け止めることで、置いてけぼりだったFさんは自分自身を一挙に救済する。そのためFさんの気持ちのうえでは妹は「まだ一緒に」生きている。偶然の出来事を通して妹が自分に呼びかけているとFさんは感じている。

偶然の出来事を（神々あるいは祖先からの）呼びかけとして意味づけることは、文化人類学的にはよく見られる事象であろう。もちろんFさんがそう信じているということではなく、こう想定することで、困難な現実の受容を可能にする論理が与えられている。

Fさんは焼かれた骨を見ることなく、生まれて初めてきれいにお化粧した妹の姿だけを見た。妹のお化粧の場面については「見送った」という箇所だけで視覚が登場する。しかしこの描写全体がお化粧した妹の視覚的描写である。ところでこの段落の冒頭で「で、私はその、きれいになって」と、「私は」という主語に対応する述語が語られずに妹の描写に移る。「で、私は」の述語は「私のなかでは妹はまだ一緒に生きてる感じ」なのである。つまりここでも挿入で話題が飛んで背景描写をすることによって、図と地の関係が示されている。化粧した妹の姿、Fさんを見守る妹へと反転した妹の姿が〈地〉となって、「一緒に生きてる」という〈図〉が成立している。

5-3　エピローグ

このあとの語りはもはや分析できないし必要もないであろう。しかし重要な場面なので少し長くなるがエピローグとして引用して、本章を終えたい。インタビュー冒頭で語られた、子どものころに経験した妹の障害の描写が回帰するが、ここでは意味づけが反転される。

【57】M　なるほど。Fさんにとって妹さんって、どんな人。どんな、どんな存在?

F　なんか、そうですね。なんか、アンビバレントな感じがあって。なんか。それこそ、あの、母親をなんていうか悩ませたんやろうなっていうのも思いますし。ですけど、すごい好きっていうのもあったりするんですよ。

で、あの、私すごいあの、これはちゃんと本当に覚えとかないといけないって、自分で思ってるんですけど。小さいときにあの、外食するのが私はすごい嫌いだったんですよ。んで、外食するっていったら普通はみんな楽しいときに行くと思うんですけど、そうじゃなくてうちの場合は、母親がもう何もかもにけっこう疲れ果てたときに、買い物も行ってるけど作れないぐらい疲れたときに、たとえばうどん食べに行くとか。だから、要するにそういうときってみんな疲れてて、父親も母親もなんか黙って。「もういいか、きょうはうどんで」とか言って行くんです。

行ったら、あの、妹も座るじゃないですか。妹はそうやってギャーとか…ギャーじゃないな…アーッとかウォーンとか、そういう声を出すんですけど。とか、で、ご飯が来たらお腹がすいてるから、なんかウォーン、ウォーンとかいって、こう手をこうしたりして。で、よだれダラダラってなるじゃないですか。じゃあなんかやっぱり、すごい店内で目立つんですね。ほんで、あの、やっぱり隣の席のちっちゃい女の子とかが、ワーッって見るんですよ。その目がすごいつらかった部分があって。自分はすごく好きな妹なんですけど、なんか、あの、そういう変な目で見られるっていう、ものすごいなんていうかな、つらかったんですよね。

嫌いな人がそうやって見られてたら、ふーんって思えるかもしれないですけど。好きな人がそうやって見られたら、すごいつらいものがあると思って。だからそういう意味で、なんていうか、あの、私は逆に、その、人を見なくなった部分もあるんですね。で、なんか、あの、そういうのんで、なんていうか人間関係で、ここは普通わかるやろっていうところが、あの、わからなくなったりとかするところがあったり。で、あの、それで困ってきた部分もあると思います。でも、なんか、あの、まあまあ、それはそれで置いといたらいいかなって思ってるんですけど。

そういう意味で、あの、そういうの思い出したときに、ああ私、すごい妹すごい好きやったんやなって思うんですよ。でも、あの、逆に、なんていうか、苦しめられてきた部分もあるっていう。でもたぶん、すごい好きなんです。ふふ。ふっふっ。私のなかでは、あの、なんですかね。たぶん、いろんな人は、あんまりなんにも困らないと思うんですけど。なんていうかな、あの。

ああ、そうそう。だから、妹のことは、あの、一番下の妹はもうちょっとわかるんで。自分がいい、いい……なんか、「いや」とか「うん」とかは言えるんで。いいか悪いかがこっちが受け取れるんですけど。真ん中の妹は、まったくそうやってちゃんと反応できないから、あの、なんか、母親も父親もあんまりなんていうか、妹はわかってないみたいな感じで見るんですよ。だけど私自身は、全然妹とやりとりできてて、なんかあの、普通に話をして、なんていうか、笑い話とかするじゃないですか。「なんかこんなんがあってな」とかって言ってしゃべるんですけど。そしたらなんか、笑うときに笑うんですよ。

M ほお。

F 妹は。それは百発百中で。**絶対にわかってるって私は思っているんですね**。で、そういう前提があってなんですけど、なんていうか、あの。

やっぱり妹って、やっぱり痙攣ってすごい痛いらしいんですね。全身のそのなんていうか、電気反応で全身の筋肉がブワーッて引きつるみたいな、そういうあれだと思うんで。息も止まるし。息すら自由にならないような痙攣を何回もしてて。しかも治療っていったら点滴とかするじゃないですか。あんな点滴だって、ずっと入れてたら痛いし、そこで炎症が起きたらまた何回も刺し直して、それでムクムクやから何回も何回もチクチクチクチク刺されて。で、あの、なんですか。動かないように、要するにグルグル巻きにされて。こっちはこんなんじゃないですか。で、そんなんされてね。吸引はされて、すごい苦しいと思うんですけど、とか。

ほんで、ご飯、喜んで、自分は喜んで、ワハハって。うれしいなと思って、ワハハッて笑ったら、「汚い」って言って、パンッてたたかれ、びっくりした顔して。「口閉めて食べなさい」とか言われて。なんか、それもたぶんわかってないんで。なんかまた笑ってしまったりするんですけど。なんかそういうのを、そうやって、しんどいと思うんですけど、もう、なんか一秒二秒先にはケロッと忘れてて。それは知能のせいもあると思うんですけど。でも、私はそういうふうにはあんまり取ってなくて。なんていうか、ああ、なんていうか、けなげな子やなあって取ろうと思って。あれですね、なんていうか、あんまり気にしないタイプっていうか。あの、そういうなんていうか、明るい子やなあって思うんです。笑顔が多くて、歌が好きで、みたいな。なんかよくわかっているんだと思います。

母親が、亡くなるちょっと前とかに言ってたんですけど、あの、まあ、咲っていうんですけど、「咲もね」って。「みんなに迷惑かけてきたのわかってるよ」って言ってはったんです。「わかってるんよ」って言ったんかな。なんか、**「わかってるからね」**みたいな。なんか、そんなん言ってて。ああ、そうなんだなって思ったんです。**そんなふうには思ってなかったんですけど。**「そうかもしれへんね」って言ってて。

でもなんかあの、妹がいたおかげで、なんていうか、たぶん私はすごい貴重な経験をしましたし、たぶん、なんかあの、毛色は変わった看護師になったと思いますけど。でもまあ、こういう立場やったら気がつくことも、一つ二つあるのかなと思って。まあ、そういう、一緒にいさせてもらったって思ってるんですけどね。まあ今は全然。昔はそんなふうに思えなかったですけど。亡くなってから、たぶんそういうふうに思ったと思います。

M　ほお。そう。

F　はい。ふっふっふっ。難しい。

もはや細かい分析は必要ないと思われるが、要点を少しだけ箇条書きにする。

Fさんは、障害ゆえに妹は「わかってない」し嫌なことも忘れるという事態を、妹の「楽天的」な性格へと反転している。そこから、妹は全部「わかってる」とさらに全知全能へと反転している。

他人からじろじろ「見られる」体験へのつらさから連想して、「すごい妹すごい好きやったんやな」

と事後的に思い返す。

ここでは妹は「絶対にわかってる」「たぶんわかってない」「そんなふうには〔わかってるとは〕思ってなかったんですけど。「そうかもしれへんね」って言ってて」と、矛盾する語りが交錯する。少なくとも「わからない」から「わかってる」への反転は自然なものでは決してない。そしてFさんと母親とが共同で作り上げているものなのだ。Fさん一人の思いだけでは成立していない。妹が全部知っているという反転は、誰が実際にそう考えたかわからない形で、集合的に家族全体の願望として作られる。

6　Fさんの経験と語りの構造

Fさんの語り全体をまとめよう。

受け入れがたい現実とそれに対応する行為の組み立てという簡単な図式から考えたときに、Fさんの語りはいくつかの視点から成り立っていることがわかる。

第一の視点は、Fさん自身が行為主体となっていくプロセスである。妹の障害によってとりわけ家族のなかで置いてけぼりになるという現実に対して、（1）Fさんはまず小児科での新人看護師時代に感情の水準で対応しようとして失敗し、（2）次に訪問看護師時代に必要なケアを組み立てる行為主体の形成をすることで対応に成功する。（3）最終的にはyさんの看護とそのあとのお花見を通して、〈ケアの彼方〉に届く行為（希望の実現）のサポートが開かれた。これは時間軸に沿ったプロセスである。

第二に、ある瞬間における（ケアの現場における）対応という視点から見ると、（1）状況の視覚的描写、（2）必要なケアの組み立て、（3）最後に〈ケアの彼方〉の行為の実現という段階を踏む。これはある状況において看護師の視点から見えたものであり、〈ケアの彼方〉が実現する発生論的な仕組みである。

第三に、障害を持った当事者の視点からすると、ケアを受ける受動的な状態から、Fさんのサポートのもとで能動的に自らの希望を実現する行為主体になっていく。yさんの場合、摘便ケアを受けるだけでなく、近づいてくる死という現実への応答として尊厳死の同意書へ署名をする。あるいはお花見をした患者さんの場合なら、ケアを受ける側からおみやげを贈与する側へと自らを反転した。妹の場合には、障害が死において（あくまでFさんにとってであるが）化粧を通して「楽しいこと」をする存在へと反転する。どの場合も、看護師の意図を超えたところで患者は自らの願いを成就し、看護師はそのサポートをし、証人となる。

以上、三つの視点から、現実が〈ケアの彼方〉の水準の行為へと転換する道筋が追える。

Fさん自身の主体形成をさらに背景から支えているのは、このインタビューで語られた過去全体であり、とりわけ最後に語られた妹の死である。過去全体は妹の死によって意味づけを新たに得るとともに、語られた過去全体の重みのなかで妹の死が意味を得ているので、この二つは相互に意味を基礎づける循環的関係にある。特に妹の位置づけの反転とそれに挟まる母親の位置づけの反転が、Fさんの主体化の枠を作っている。

妹は、（子ども時代に置いてけぼりにされたFさんにとっての）困難な現実の起点という位置づけから、そこでFさんにとってあらゆる意味と行為が可能になる場所という位置づけへと変化する。母親もまた子ども時代にFさんを置いてけぼりにした、「人間じゃない」気丈さを持った看護師という位置づけから、〈ケアの彼方〉を目指す看護師としてのモデルという位置づけへと変化している。現実を反転するのに伴って、妹と母の位置づけも反転する。Fさんにとっての疎外的現実のもととなった妹と母親が反転する、という二つの大枠の反転を基盤として、Fさん自身が患者とともに〈ケアの彼方〉を実現する行為主体を構成する。こうしてFさんの見守りのもとで、yさんは署名をし、お花見をする患者さんはおみやげを買うのである。

第3章

Dさんの語り

透析室で「見える」もの

規範の空間論

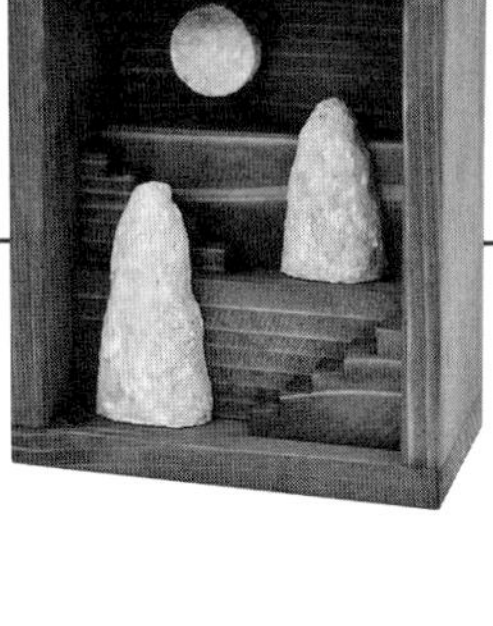

1 隠れる場所がない

1-1 透析室の空間構成

Dさんは総合病院で六年間腎臓の透析室に勤務したあと、三年間内科の混合病棟に勤めた看護師さんである（現在は訪問看護ステーションにお勤めである）。この第3章では透析室での臨床を中心に語っていただいたインタビューを分析する。

Dさんとは半年間の間隔をおいて二回のインタビューを行った。初めのインタビューを分析した本章の草稿をご覧いただいたときに「最近になって臨床に対する考え方が変わってきた」とうかがったこともあり、二回目のインタビューを行っている。本章が一回目、次の第4章が二回目のインタビューの分析である。両者のあいだに大きなコントラストがあることが、Dさんの語りの特徴である。

Dさんの思考は非常にクリアであいまいさがないのだが、Dさんが直面していた状況は複雑であいまいである。看護実践のなかでの一つの言葉や行動が、同時に良い面と悪い面を両方持ってしまうのだ。この両義性がDさんの語りを難しくしているが、本質的なポイントなので煩雑でも注意して見ていく。

Dさんによると、透析室は「全部見える」がゆえに「距離感がすごく難しい」部署であるという。

D　そうですね。まず、患者さんは週三回、透析はしないといけないんですけど。なんでしょうね…うーん…やっぱりワンフロアなんですよね、働く場所が。だから**常に隠れる場所がない**。ベッドが二〇床だったかな、あって。常にオープンな場所で患者さんと一日過ごす、という感じで働いていたんですけれど。そうなるといろんな人間模様も**見る**し、患者さん自身の治療受けてる五時間ぐらいをずっと**見る**こともできるんですけど、看護師自身の動きも全部**見える**場所で働くことになるので、患者さんと他の同僚がどういう対応をしてるかとか全部**見える**んですね。だから先輩も新人も動きが全部**見える**なかで、そういうなかでけっこう…なんでしょうね…良いケアを**盗む**こともできれば、「あ、ちょっとそれはないよな」みたいなケアを**見る**……**盗み見る**こともありましたし。そういうところから始まり。

まあ患者さんが…うーん…透析を導入して年単位でいらっしゃる方もいらして二年とか三年とか。私のいたところは急性期でわりとそういう年単位で密に関わる部署としては…まあ外来はまあもちろんそうなんですけど…透析室というちょっと特殊な雰囲気というか機能としてはあって。濃いというか、**距離感がすごく難しい**って言われてるんですよ、透析室の患者さんと看護師のあいだの距離感っていうのは。それはよく言われていることで。

M　近くなる?

D　常に一緒だから。なのでそこでどうもいろいろ聞くところによると、入り込みすぎてしまう。看護師たちが、患者さんに。生活とかをアドバイスするとか、なんか、うーん。〔2〕

Dさんが勤めていた透析室はがらんとした広い部屋の壁沿いに二〇床のベッドが並び、部屋の中心に看護師が作業を行うオープンカウンターが位置している。そのため勤務中は常に看護師も患者もお互いを見渡せる部屋の作りになっている。とりわけ看護師の位置からはベッド全体が見渡せる。そのため、ここでの「全部見える」とはまずは文字通りに視覚的に見えるということである。

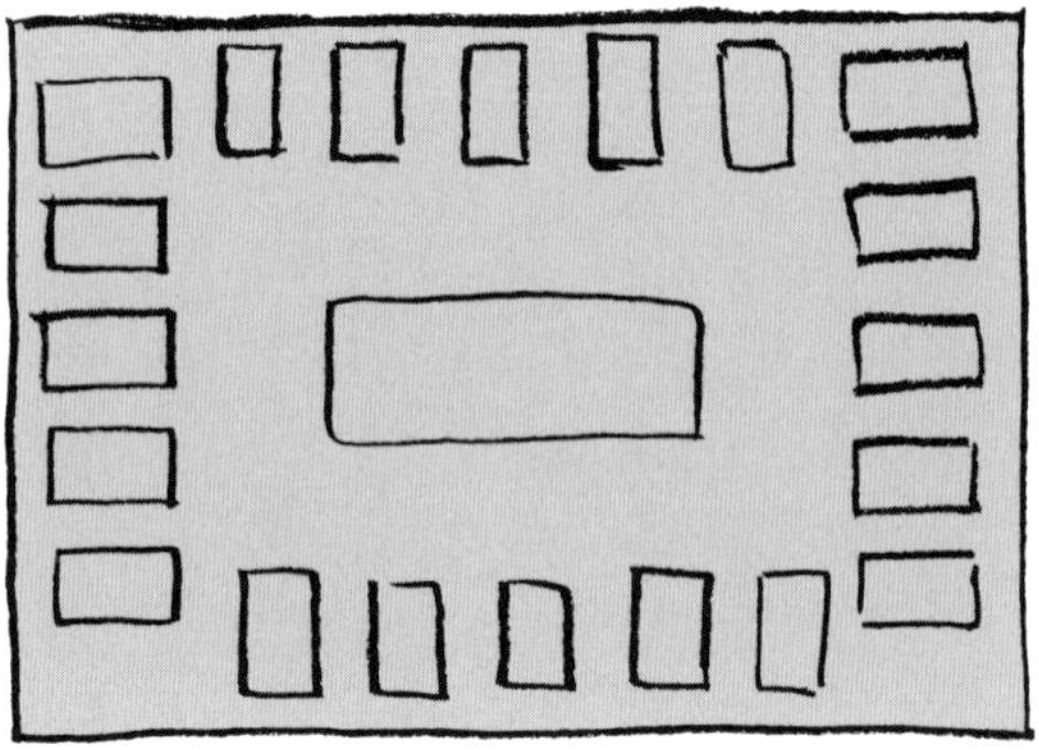

インタビューのときにDさんが描いてくださったデッサンは上のようなものだった。

しかし引用を注意してみると、「見る」が「人間模様」や患者の様子に関わるのに対し、「見える」は同僚や患者の「動き」「対応」といった行為に関わることがわかる。このとき「見える」ものは、〈こういう指導を患者にしなくてはいけない〉という規範に照らしてフィルターがかけられている。もっと正確には「ちょっとそれはない」というように、規範に照らしているだけでなく、規範に対するDさんの違和感（規範に無批判な同僚への違和感）とをはらむ両義的な価値づけによってフィルターがかけられて、「見える」対象があらかじめ選択され、色づけされるのである。患者の行動は次の引用で詳述される通り、規範というフィルターを通して見えてしまうし、同僚のケアが見えるときには規範のあからさまな作動を批判的に眺めることになるのである。

その結果、良いケア、悪いケアという価値づけを伴って対象が見えてくる。「盗む」という言葉もそれに伴って、良い看護を「盗む」と同時に、悪い看護を「盗み見る」という両義的な使われ方をするのである。

Dさんの関心の焦点は、「常に一緒だから」看護師が患者さんに「入り込みすぎてしまう」ことにある。この「濃い」関係の詳細については少しあとで考えてみたい。「見ること」と人間関係の「距離感」

が関係し、これが「濃さ」という強度を持つ。
　この干渉は、看護師の心構えのせいでは必ずしもないということを確認しよう。「見える」は能動的に「見る」のではない。受動的にあるいはおのずと「見えて」しまうのである。看護師の視覚もまたどこかから強制されたものなのだ。ナースステーションが中心に位置して、患者のベッドが壁沿いに同心円状に配置されるという部屋の構造は、まずもって看護師から患者を見渡しやすいという配置である。これがフーコーがベンサムから取り出した、パノプティコンという可視性に支えられた近代の監獄の監視システムの（違いも大きい）類似型であることはすぐに見て取れるであろう。★1
　個々の看護師の意図にかかわらず、部屋の構造上、干渉を伴う視線が発生するように余儀なくされているのである。もちろんこれは少ない人数で多くの患者を看護する必要に基づいたものであり、かつおそらく複数の患者が透析という同じ目的のために、何時間も同様の機器に接続されるとともに、常にその状態を見る必要があるという特殊な状況によるものである。つまり空間構成が、看護師の視線と行為のなかに「こうすべき」という医療規範を浸透させる。そもそも診療科の名称が、透析「室」であることが象徴的である。

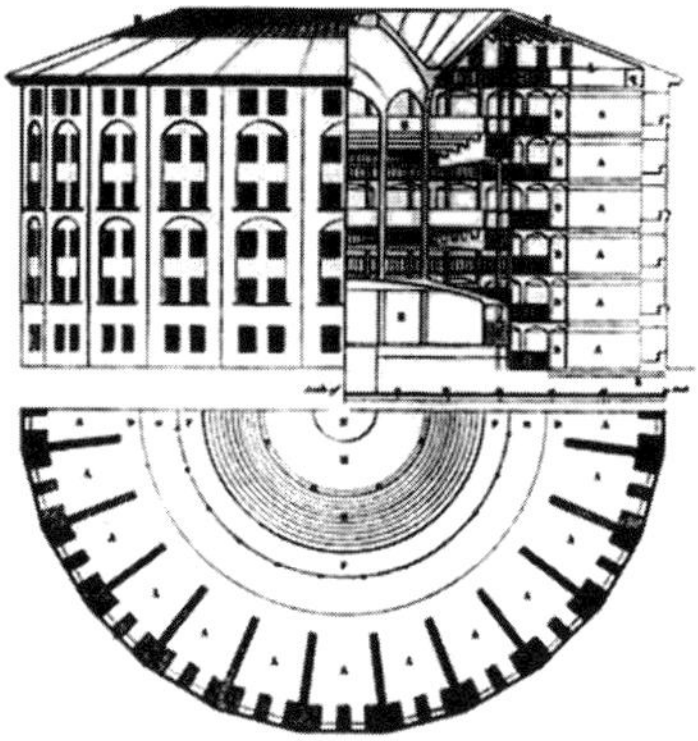
（Foucault 1975 より転載）

　このような空間を要請したのが医療器械である。透析室の主役は複雑で大きな透析の装置であり、これに拘束されるがゆえにこの空間配置が生まれている。そして患者の生活の可視化を可能にするのもまた、多種多様な器械による検査である。透析治療における主体は、器械で構成された部屋なのであり、部屋の主要な部品として器械が作動するのである。そのなかでは看護師も患者も部品として制度全体に組み込まれる。器械の作動が駆り立てるなかで人間は部品として使われる。★2

ただし、この放射状の視線による中央監視システムは、透析室ではパノプティコンのように純粋なものではない。というのは、独房ではないため、看守が一方的に個々の囚人を監視する監獄とは異なって、お互いがお互いを見ることもできるからである（必要な場合はカーテンで仕切ることもできる。このときは一対一のモードに入る。のちほど一対一関係が規範の作動を強化する場面に出会う）。

このことは引用のなかでも特徴的な仕方で際立つ。Dさんには先輩や新人の動きが全部見えているのである。同僚の看護師が患者さんに関わるのをDさんは観察する。つまりここで視線は二重化される。看護師には患者が「見える」とともに、Dさんには患者をケアする看護師も「見える」のである。視線を二重化することで、規範の作動を批判的に眺めることになる。これが規範から逃れるための戦術となっていく。看護師たちが患者さんたちをケアする視線、そしてその様子を傍観者的に見るDさんの視線、この二重の視線はDさんの特徴であると思われる。★3

1-2 「見える」と「言う」

さて、見えることと干渉とがまったく同じものであるわけではない。しかし両者はとても結びつきやすい。そして透析室で行われる看護実践の性格上、この干渉は避けがたいものでもあるのである。透析室の配置が一望監視施設（パノプティコン）と似た形で作られていることを確認したが、看護師から患者へと行われる実践も看護師の意図にかかわらず干渉するものとなる。先の語りの直後の場面を引用してみよう。

D 要は水を飲みすぎたらアカンとか、塩とりすぎたらアカンとか。あと電解質とかの調整もやってるから、腎臓ってタンパク質とかもあんまりとれないし、カリウムもとれないし、なんか、そういうことを**日々言わないといけない**んですよ、患者さんに。なので、そういうなかで、なんていうんですかね、患者さんとトラブルを起こすこともよくある。患者さんに**言いすぎて**、もう「うるさい、**言《ゆ》ってくれるな**」みたいな。も「まな板の鯉や」みたいな感じで患者さんも言われたりとか。

なんか生活に直接関わるようなことを、ま、こっちは命の危険があると思って**言ってる**わけですよ。ま、私はあんま**言う**のは好きじゃなかったんですけど。それでも、患者さんにしたら、「そんなん言われても、別にしたくて、こうなりたくてなったわけじゃない」みたいなところもあるから。

なんかそういうなかで、まあ、言い合いっていうかトラブルになることもけっこう…それはどこの病院でもあるみたいなんですけど…そういうのを見たりとかしましたし。まあ、自分が直接的に、怒鳴られたりとかはなかったですけど。「そんなん言われてもな」とか。やっぱこう、なんていうんですかね、患者さん側から「もう、来《こ》んといてくれ」みたいなそういうことも日常的にあるなかで。なので、なんでしょうね、距離感とか難しかったですね。

まあ、**自分の生活**のなかにそういう制限とか、療養**生活**に必要なことをうまく取り込まないといけないし、それを看護師が、どういうふうに支援していくかっていうのが一番の難しさではあると思うんですけど。

M たぶんほかの〔たとえば〕緩和の看護の方だと逆に入り込めないことのほうが、問題になりますよね。

D そうですね。

M そこは逆なんですか。

D 逆に干渉しすぎるんじゃないですかねきっと。**見えるから**全部。［3］

そもそも透析は腎臓の機能が低下した患者に対して行われる最後の手段であり、透析以外には移植しか治療方法がない。そのため腎臓透析は水分、塩分やカリウムの厳しい制限という「生活に直接関わる」指導を伴う。この指導は必要な医療行為であり、それ自体はネガティブなものではない。しかし医療が不可避的に「生活」を侵食することも間違いない（「自分の生活のなかにそういう制限とか、療養生活に必要なことをうまく取り込まないといけないし」）。生活とは何か、生活に対して医療がどのように関わっていくのかという問いが、ここからの一貫したテーマである。

しかも「なんか、そういうことを日々言わないといけないんですよ」「私はあんま言うのは好きじゃなかったんですけど」と、腎臓病という病とその治療方法が要請する不可避的な言説が、看護師から患者への干渉となるのである。看護師は医療的なアドバイスをしないといけないので、役割上、強制的な干渉を含んでしまう。医療というシステムのパーツとなった看護師は、干渉する言葉を発せざるをえないのだ。もちろんこれは患者の健康維持のために必要な仕事であり、ポジティブな価値を持つ。そして看護師もまた指導を通して看護師として職務上の主体化をする。★4 ところがこれは患者に不必要な圧力を与え、医療に従属させる権力の行使でもあるのだ。

つまりDさんは、価値において両立しない矛盾に縛られている。先の引用では語りの主語が、患者、同僚、Dさん自身と頻繁に入れ替わる。長い入り組んだ語りが、この葛藤を反映している。

先ほどの語りでは「見える」ことがテーマであったが、ここでは「言う」が何度も登場することからわかる通り、言葉による干渉がテーマとなる。患者にとっては「言われる」という受動態で表現されるように、看護師から患者へという一方的なベクトルである。「見える」という形で干渉する視線を強いられたDさんは、行為をするときには「言わないといけない」と、強いられつつも能動的に干渉することになる。行為の水準では、制度に対する受動と能動が混じり合う。この状態に疑問を持たなければ、一部の同僚のように一方的に干渉する看護師として主体形成するのだろう。

「まな板の鯉や」という比喩もおもしろい。監視システムが、さらに亢進して、患者にとっては見られるだけでなく包丁で裁かれることになるのである。目で監視されること、言葉で干渉されること、これらは実は、患者の身体をコントロールすることであるから、まな板の鯉のように身体において干渉されていると患者は感じるのである。

そしてDさんはいったんは巻き込まれつつも、ここでもそういうトラブルを「見たりした」と言う通り、傍観者としての視点から全体を俯瞰している。傍観者の視点は、権力者であることを強制される位置から逃れる手段でもある。干渉する視線と、傍観者としての視線が同時に登場する。

この干渉が生活への干渉であることは強調してもよい。この引用のなかにもすでに三回「生活」という言葉が登場することも象徴的である。ここから先で、生活と医療の言葉との関係をどうするかということが一貫して問題になるのである。生活と医療が対立することがダブルバインドの一因である。患者との関わりがすぐに干渉になってしまうなかで、「どういうふうに支援していくか」が課題となる。援助と干渉が区別しがたく浸透し合っているのである。

引用の最後で「逆に干渉しすぎるんじゃないですかねきっと。見えるから全部」と語っている通り、

Dさんはこのような医療の言葉による干渉を「見えること」へと結びつけている。見える「から」干渉する。見えることが干渉を生み出すのである。医療技術と部屋の構造ゆえに、看護師の視線が不可避的に(本人は嫌でも)規範化し、さらに干渉という形で行為となる。あるいは、「言うこと」として実現するがゆえに〈干渉としての視線〉が生じるのであろう。

透析室の空間配置は患者に対して抑圧的に働くのであるが、同時に看護師をその抑圧的な装置の道具として使用するのだから、干渉してしまう看護師もまたその装置に支配されている。Dさんは、自分がこのような非人称的な力に操られてしまうことに違和感をいだいているのである。そしてこの干渉はあくまで透析室の空間配置によって視覚と結びついた仕方で実現する。透析という医療技術そして透析室の配置が看護師の働きを規定してしまうのである。

正しい看護を行っているはずなのになぜそれが干渉になってしまうのか、ここでは患者の逸脱が「見える」からだとDさんには感じられている。しかし、単に患者の顔を見ただけで干渉したくなるわけではないだろう。

1-3 「どういうふうに人生生きたいですか」——干渉から生活支援へ

D 逆に干渉しすぎるんじゃないですかねきっと。見えるから全部。

M 見えるっていうのは?

D 患者さんも日常生活の話をするし、体重とか採血の結果で生活を**想像する**んだと思うんですよ(笑)。「あ、なんか食べた」みたいな、採血の結果とか見て。

M　あ、そうなんだ（笑）。

D　わかるんですよ（笑）。おいしいもん食べたら上がるんですね、数値がいろいろ。「あ、なんかあった?」って訊いたら、みんな「うん」てうなずき……うなずいて。

M　へえ、あ、そうなんだ。

D　そうなんです。で、そんなんから始まって「実はこんなん食べて本当は悪いって思ったんやけど、断れんかった」とか、「おいしかったから食べた」とか、誰かに「悪かった」とか。まあそういう**些細な話**を聞き、ま、それを聞きながら……まあでもみなさんね、ま、その患者さん自身は、それが良くない、自分の体にとっては良くないことっていうのはよくご存知なので。私はもうそういう言葉が出てきたら、「まあ、でもたまにはね」みたいな感じでしか返さなかったんですけど、わりとそこらを「やっぱりこれはこの採血の結果だと、合併症が進むよ」とか「心臓が止まるよ」とか。ま、糖尿病が原因で腎臓の透析してる人もいらっしゃるので「血糖が悪くなるよ」って言う患者さんも、やっぱり直《ちょく》に言ってしまう看護師もいるし、なんかそこは、人によってアドバイスの仕方が違う、のはありましたね。

　なので、うーん…でもまあ…そういうことって実は本当は**些細なこと**で、もっとなんていうんですか、テーマとしてはやっぱり**生活**をどう支援していくかっていうことなので。やっぱり透析してたら合併症進むし、気をつけてても。寿命も短くなるし。なので「どういうふうに**人生**生きたいですか」っていうところを、やっぱり考えていかないといけないなっていうふうには思うんですね。なので、まあ、そこらをどういうふうに話していくか、私働いていて一つ難しいなって思ったところで。［3-4］

患者さんを「見る」ことには、実際に面と向かって顔を見ることだけでなく、「日常生活の話」や「体重とか採血の結果」から「生活を想像する」ことが含まれている。Dさんにはデータから患者の家での日常生活が「見えて」しまうのである。看護師は患者を知覚と想像とで二重に監視するのだ。この「些細な」語りを通した生活の透視こそが、透析室において「見えるもの」の本質である。これがそれほど単純な関係ではないことが次の節で明らかになるであろう。この関係の微妙さを表現するのが、この引用のなかの「些細な」という言葉である。

「些細な」という言葉は、引用のなかで二回登場する。

初めは患者が制限を破って過剰に塩分や水分をとってしまったことに対する患者からの言い訳のことである。この患者の言い訳は「些細な話」なのだが、ここが透析室での看護の分かれ目となる。というのは、このような言い訳を聞いたときに、「悪くなるよ」と「直《ちょく》に言ってしまう看護師もいるし」、でもDさんのようにさらっと流して「「まあでもたまにはね」みたいな感じでしか返さな」いような看護もありうるからである。検査データからDさんは患者の「生活を想像する」。そしてDさんの想像は患者による弁解、「些細な話」へとつながっていく。Dさんの想像もまた患者への干渉として働く。Dさんの視線だけでなく、想像すらも干渉となりうるのである。

二回目の「些細」が登場するのは、そのように干渉するかしないかというのは「実は本当は些細なことで」「テーマとしてはやっぱり生活をどう支援していくか」ということだと語り直す場面である。この二回目の「些細なこと」は、看護師の側の干渉について語られている。患者の「些細な」言い訳を聞いたときに干渉するのかしないかという看護行為の分かれ目は「些細な」ことで、その背後に患者の生活の問題が控えているのである。

（1）患者の「些細な」告白や言い訳
（2）看護師による「些細な」アドバイス
（3）患者の日常生活をどう支援するのかという大きなテーマ
となっている。ここで〈医療による干渉と患者さんの生活との調整〉というDさんの語りのテーマの位置関係が表現されている。
（4）この看護のテーマとしての「生活」はしかし、「（病によって余命が短くなるなかで）どういうふうに人生生きたいですか」ということなので、生と死全体に関わるさらに大きな問いにつながっている。ここでは長いスパンで患者のやりたいことを引き出すこと、患者のやりたいことを実現して患者が主体化するためのきっかけとなることを、Dさんは最終的な目標としていることがわかる。

そして「どういうふうに人生生きたいか」という患者の側の大きなスパンでのやりたいことの実現と、「どう支援していくか」というDさんの側の大きな方針とが対になっている。初めは干渉するかしないかという対立軸だったものが、ここで医療の目的と生活上の目的というより大きな枠の対比にずれていく。次の節では〈医療による干渉と患者さんの生活との調整〉という主題を掘り下げたい。

さて、この大きなスパンの生活と看護計画の前提となるのは、最初と次の引用で記されていた透析室独特の時間である。五時間を週三回、長年にわたって続く透析は「日々」行われる。透析室においては器械につながれているため身動きができない。日々の拘束と長期の治療期間が重なって時間が止まるかのようになる。このような〈時間の停止〉という患者の状態に立ち会う形で、Dさんは透析室を経験している。★5

2 些細なこととしての看護実践

2-1 淡々と、自然な感じで

干渉するかどうかは些細なことなのだとDさんは語ったのだが、しかしこの「些細なこと」はそうはいっても大事な意味を持つ。というのはこの些細なアドバイスを通してこそ、より大きなテーマである生活支援が実現するからである。先ほどの引用に続く語りで、Dさんはかなり長い時間、印象に残っているある重症の六〇歳代の男性患者のケアについて語ってくださった。その詳細な症状はここでは取り上げない。しかし、その語りのなかでDさんは次のように語った。

D 食べ物一つでも野菜はカリウムが多いからとりづらいんですけど、どうやって食べるかとか、まあそんなことを話して、ほんとに**些細なこと**をちょっとだけアドバイスして、なんかその人の**生活**を支えるっていうか。〔…〕

世間話とはいえ、私もその人にとっての食事がどんなんがいいかなって思いながら、あそこの弁当がいいかなとか。なんかそういうのもやりとりをして、ほんとに**些細なこと**を、なんていうんですかね、気にかけながらやっていくみたいなのが、私は楽しかったんですけど。〔6〕

制限が多いなかでどのように食べ物を選んでいくかを患者さんと一緒に考えて、アドバイスするという「些細なこと」を「気にかけ」ることが、Dさんは楽しかったのであり、おそらくは彼女が良しとしていた看護実践でもある。これは患者の逸脱行為に対して直に注意してしまうような干渉的な実践と対比させられる。

もちろんDさんのアドバイスも干渉とはいえるのであるが、質が異なると彼女には感じられている。この質の違いは「医療の言葉」［8］に頼って権威的に語るかどうかの違いであり、この点も重要なのですぐあとで取り上げたいが、その前に、この「生活を気にかけるアドバイス」という些細なことが何を目指しているのかを考えたい。

すでに答えははっきりしていて、「生活を支える」ことである。ここで「些細」と形容されるのは干渉を避けるために最小限に抑えられた些細な干渉のことである。前の引用では生活を想像することが、患者への干渉として働いたが、今回は想像がポジティブなアドバイスになる。些細なアドバイスは、「やりとり」のなかで患者自身によって主体的に選ばれるときにはポジティブになる。ただしここでのDさんは「その人にとっての食事がどんなんがいいかな」という医療の視点をまだとっている。このあとで「その人がどうしたいか」という患者の生活の視点へと変化していく。

ここで直接は名指されないのだが、生活の〈流れ〉がDさんにおいては重視されているように思える。先ほどの引用でも「まあでもたまにはね」と「流す」。そもそも医療の説明ではなく「世間話」という流れのなかで語られる。〈流れ〉を止めないことで、長期的には患者の自立的な生活と活動を確保することを目指しているので、これはハイデガーが「良い」顧慮と考えた、他者の自律した行為を助ける関わり方である。★6 主体性を失わせる干渉なのか、自律させようとするのかが、ここでの分かれ道となる。自律を促すために、Dさんは〈流す〉のである。

流すことにより、医療としての職務上の正しい看護と、患者の人格を尊重する倫理とのパラドックスの暫定的な両立が図られている。しかしこの「流す」ことができるのも、患者のなかに医療規範がすでに内在化しているからだ。患者はどうしなければいけないのかをすでに熟知している。Dさんが流したとしても完全に規範から逃れているわけではない。逆にいうと二つの矛盾する要請の表面上の和解策として、看護師が流すことと同時に、患者が自分から率先して規範に従って自己統御する規律権力が成立するともいえる。★7

あるいは同じ男性患者についての語りのなかで「それでも前向きに生きていて、何か生きる力をすごく学ぶというか」[6]、「それでも淡々と日々を悲観せずに生きて行くことを学んだかな」[6]と、人工肛門を取り付けたうえ足もほとんど動かないほど体の自由がきかず、介護に頼らざるをえない状態で、それでもなお生活を「淡々と」続けることにDさんは感心している。

病と医療が強制する制約にもかかわらず、淡々と生活して流れを続けることをDさんは重視している。Dさんは「些細な」アドバイスにとどめ、患者は「淡々と」生活するという波風の少ない〈流れ〉が良しとされている。生活は流れなのだが、透析による束縛と看護師による干渉はその流れを止める。日々の実践のなかでも患者の逸脱行動に対し咎《とが》めるのではなく、「淡々と」[8-9]聞き流して、あとでどうしたらよいか一緒に考える[9]ことをDさんは重要視している。もちろん権威的な介入を避けることをDさんは意図しているのであるが、それと同時に看護の流れを止めないように配慮することにもなっている。

そのために「淡々と、「ふうん」とか言いながら手を動かして」[9]いる。流れを止めないために患者の生活だけでなく、看護の手も動かし続けるのである。「自然な感じで〔…〕だからカルテとか書きながら、「ふうん」とか言いながらとか、こっちで器械触りながらとか、動かしながら」[9]、患者の（悩みごとだったり逸脱行為の告白だったりの）話を聞くのである。

冒頭場面でも動きながら他のナースを観察することがある種の監視として機能している。しかしここでは患者に干渉しないためにあるいは干渉しないふりをするために、作業の手を止めないし、あいづちを打ち続ける。Dさんの動作の流れが、患者の生活の流れと呼応する。

2-2 「今日も仕事に参りました」——透析室が生活そのものになる倒錯

両義性はさらに複雑になる。医療と生活が対立するのではなく、いつの間にか透析そのものが生活となる。その様相を見てみよう。

Dさんの語りのなかで、透析と生活とのあいだには二種類か三種類の関係がある。まずもちろん、病状と週三回長時間透析を受けることによって制限を受けるがゆえの、透析と日常生活との対立である[5]。

二番目は、透析そのものが日常生活に溶け込む状態である。「やっぱり生活なんですよね、週三回透析だから」[10]。実は、一番初めの引用のなかでもすでに「ずっと一緒に過ごすので」と言われていた。このとき透析そのものが生活であり、しかもその生活は患者と看護師がともに営むものなのだ。

最後に三番目として、透析のほうこそがメインの生活となって、家での生活が非日常になるような瞬間である。配偶者が亡くなっても患者は透析をしなくてはいけないと語った場面で、「一日二日はずらせるんですよ透析って、お通夜やお葬式で。でも空いても二日まで、やっぱり透析って。それでもまた、日常に取り戻されるわけですよ。お葬式は特別な儀式なわけで、こう違う世界に入るわけじゃないですか。だけどまた引き戻されて」[10]と語る。お葬式という非日常から、透析室という日常生活へと引き戻されるのである。

典型的な倒錯は、次の引用に表現されている。

D　生活の一部。みなさん、仕事とおっしゃってました。「今日も仕事に参りました」って。

M　なるほど。

D　〔…〕仕事してる人は、〔透析を〕仕事って考えないと思うんですよ、自分の居場所があるからね。〔…〕逆に仕事を失ってしまう人もいますよね。うーん、それは、やっぱり首切られるっていうのももちろんありますし、自分であえて辞めてこられる人もいますし、運よく定年後に導入になる方だったら、ま、それは別にいいんですけど。なので、そういう人は、「今日も仕事だ」って言いながら、みなさん入ってこられますね。「あ、お勤めご苦労様です」と私も返すわけですよ。[11]

(1) 非日常的な行為である透析が、(2) 日常の一部となり、(3) 最後には透析こそが日常で、病院外の生活が非日常になる。Dさんはこのとき批判を挟んでいるわけではない。つまり彼女にとってはこの変化は自然なものなのであるが、一方で透析のほうが生活になる状態は、不自然なものでもあろう。不自然な転倒が自然と感じられているこの状態は、倒錯といってもよい。医療による干渉が最大限の効果を持った状態だ。

Dさんの語りには自然な秩序が転倒しているにもかかわらず、あたかもそれが自然な秩序と思われてしまうという倒錯がいくつかの場面で登場する。Dさんが必ずしもこの場面での倒錯を意識しているわけではないが、Dさんがこだわる「自然」とはこのような倒錯への抵抗であるとはいえる。というのは倒錯が起きたとき、患者はやりたいことを自ら断念して、生活の〈流れ〉を止めてしまうからである。「干渉vs自律」の構図はここでも成立している。

ともあれ、このように透析が浸透した生活において、生活の流れを止めないことがDさんの目標としているものであるように聞こえる。このことは「自然」という言葉が頻繁に登場することからもうかがえる。

2-3 「自然」という言葉

M 今、自然っておっしゃったのはどういうニュアンス?

D まあ、亡くなるときにどういう医療行為をするか。今、医療界ではたぶん、胃ろうの問題とか気管切開とか、いろいろあると思うんですけど、この人にとっての自然な最後って……。私たちの自然っていうのはそういう医療行為をしないことなんですけど、でも家族にとってはそれって基準が違ってたりするので。ましてやもう気管切開をしてる人にとって自然なことってなんだろうって思って。うーん、まあ「どういうふうに考えてますか?」って訊いたことはありますね。〔7〕

この語りでは、器械をつなぐ人工的な延命措置を行わないことが「自然」と呼ばれている。医療用語としての「自然な死」である。すでに気管切開をしている先ほど2-1に登場した六〇歳代の男性患者にとって、容態が悪化したときに人工呼吸器をつけて人工的な延命措置をすることは簡単であるが、その場合、自然な医療行為と不自然な介入との境目があいまいになる。身体という自然までもが技術化される状態である。★8

このあとで何度か「自然」という言葉が使われるときには、医療的な介入を差し控えること一般、あるいは「自然」を装って患者の言葉を聞き流すことについて言われる。そのときには患者の生活と生の流れを邪魔しないことに主眼が置かれている。たとえば、「自然な感じで〔…〕だからカルテとか書きながら、「ふうん」とか言いながらとか、こっちで器械触りながらとか、動かしながら」［9既出］と言われるのである。先ほど私が〈流れ〉と呼んだものをDさんは「自然」と呼んでいる。

先ほどの［3-4］の引用で、検査値の悪化に対して介入するのかしないのかという「些細なこと」を話題にしていたときに、「どういうふうに人生生きたいか」という大きな問いが連続的に立てられていた。ここでも「自然」という言葉が、〈自然に患者の言葉を受け流す〉という軽い使い方から、死の直前の人工呼吸器のような〈自然な死の選択をするのかしないのか〉という重たい場面でも連続して使われている。

Dさんの語りと実践は、このように日常から生死の瀬戸際までが区別なくスムーズに連続して視野に入れられる。あるいは今この瞬間の行為と、死を視野に入れた大きなスパンの時間とが二重写しになる。逆にいうと、死を特別視して大げさに扱うということはしない。医療（人工）と生活（自然）とが浸透し合って、さらには転倒して倒錯するとともに、些細な今の瞬間も大きなスパンの時間と境目なく連続するのである。さらに透析室への拘束による〈時間の停止〉に対して、自然な生活の〈流れ〉が対抗する。この点は本章の最後で整理したい。

3 医療の言葉と共依存

3-1 良いケアと悪いケア

M 最初のほうで、部屋がガランとしてるので他の看護師さんのケアが見えるので、良いケア悪いケアがあるっておっしゃってたんですね。良いケアってなんですか。

D 良いケア（笑）。

M どういうケア？

D 何なんでしょうね、良いケア。そうですね、うーん。やっぱり、看護師が主導権を握ってワーッてしゃべっているようなケアは…まあ必要なときもあるんですけど…そういうしゃべってる、言いたいことをしゃべってるような看護師が、自分が言いたいからしゃべってるような、んじゃなくって。なんでしょうね、こう、うーん……。やっぱり**待てる人**っていうのは、見ててすごいって思うんですね。問いかけて、まあ、患者さんが悩んだりとか、すぐに答えられないことっていっぱいあると思うんですけど。そこで、待てる。とりあえず**一歩引いて待って**、うーん。で、患者さんの声を聞く、ちゃんと。その、なんかそういう…そういうふうな…なんていうんですかね……良いケアね。

あとあれですね、看護師っていう役割を背負わずに、人として**素直に感情が伝えられている人**とかを見ると、なんか「言ってもいいんだな」って思ったのはたぶんあると思いますね。たぶん私、

規範意識がけっこう強いので、なにか素直に「それはつらい」とか「それはあなたにとって良くないと思う」とか「こうせんとなんかになるよ」とか、そういう脅しみたいな言い方とかをしてしまう癖とかがどうしても。全体的に慢性期ってそういうふうにしがちなんですけど、そうじゃなくって「私はあなたの体がやっぱり心配」、まあ体って言ってもあれですけど、まあ素直にそういうことが表現して伝えられる。その、この、「こんなしたら体に悪いよ」って言うのは簡単なんですけど、そうじゃなくって…そう…そういう…私はまあ心配だと思うって素直に伝えられたらそれはそれでいいんかなって思いますし、あとそうですね、………（数十秒のブランク）………うーん。悩ましいですね。［8］

この引用では、良い看護をDさんは「見て」いる。やはりDさんは傍観者の立場をとる。「言いたいこと」をしゃべるのは悪い看護だが、「人として素直に感情が伝えられている人」は良い看護師であるという。両方とも話したいことを話しているのだが、質的な違いがある。というのは前者の悪い看護ではやはり感情を動かしているものの「規範意識」から言いたいことが発せられているのに対し、後者の良い看護のときには規範意識を捨て去ったところで「看護師っていう役割を背負わずに、人として素直に感情が」語られているからである。この違いはおそらく微妙なものであるために、最後にDさんは口ごもってしまう（ここにも両義性がある）。

しかも先ほどは他の看護師による干渉を批判的に観察していたが、ここでは自分自身が干渉してしまうことを自己批判する。さらに「私、規範意識がけっこう強いので」と言いつつ、続けて「全体的に慢性期ってそういうふうにしがち」と語り、「私」個人と、看護師「全体」が連続するのである。

感情の伝達にも干渉と素直な状態があり、かつ干渉するのが他の看護師だけでなくDさん自身でもある。透析室内のおそらくすべての関係者が、規範意識と素直な感情との両義性に絡め取られているのである。自然な看護でもアドバイスするということは避けられないのだから、ある看護が干渉的かそうでないのかの違いは敏感にアンテナを張っている看護師にも決めがたいのだ。ある一つの行為がシンプルに良いケアとなることは、状況の多義性ゆえに妨げられているようである。「シンプルに」というのは、実は二回目のインタビューのキーワードになるので第4章で扱う。二回目でのDさんは、この錯綜した状況へとがんじがらめになった状態から脱却する方法を見つけている。

「私はあなたの体がやっぱり心配」★9というように、「私は」という一人称の主語が付くときには、「人として素直に」感情が伝えられている。一方で「「それはあなたにとって良くないと思う」とか「こうせんとなんかになるよ」とか」という干渉の場合は、「私が」という主語がない。非人称的な規範が語っているのである。患者だけでなく、看護師もまた規範意識によってコントロールされていて、規範意識を内在化した仕方で語っている。看護師は自分の意思で語っているつもりかもしれない。しかしその語りは「私」の「素直」な語りではなく「役割」が語っている非人称的な語りである。「私は」と語り始めたときには、「こうせんとなんかになるよ」という規範の言葉は続きえない。

「素直に感情を伝える」良いケアの位置づけは、一回目のインタビューでは(すぐに浸透する規範ゆえに)いかんともしがたく、あいまいである。この部分は二回目のときには解決される。

「待てる人」とは、規範意識による介入を差し控えることができる看護師だが、待つことによって、患者の語りの〈流れ〉が続くのである。そして、待てる人は「一歩引いて」距離をとる人でもある。「近さ」が干渉につながったように、距離が〈流れ〉を保証するのである。一瞬言いかけた「なんか自然」という言葉は「待てる人」に関係する。ナースの側の「自然」とは、待つことで患者の自然な流れを止めない人なのである。ここでも自然な〈流れ〉の維持が大きなテーマとなっている。「あなたのために」と患者中心で考えられる人は、患者の自発性の発露を「待てる人」なのである。★10

3-2 看護と規範、規範と力

先の引用に続く部分では、この規範意識の語りがはっきりと名づけられる。

M 最初のほうで、距離が近くなりすぎてしまって入り込みすぎてしまうって言ったときには、ガミガミ言ってしまうっていうようなことをおっしゃってたと思うんですけど。それと、今の看護師さんが待てて二人だけの空間を作れるっていう、で、素直に言えるっていうのが〔ガミガミ言ってしまうのと〕対比されるんですね。

D ああ、そうですね。なんか、私の…うーん…まあ…こだわりみたいなところもけっこう関係しているかもしれないんですけど。まあいろんな体重が増えすぎてるとか食べすぎてるとか逸脱したような行動があったときに注意するのは誰でもできるというか、当たり前の、みんな看護師はそういうのはだめだとは頭ではわかってると思うんですけど、なんかつい言っちゃう人っているんですよね。「何とかさんそんなんしたら、だめですよ」とか難しいこと、〔…〕なんていうんですかね、医療、看護の言葉を使って。自分自身の言葉じゃなくって。わかります?

M 看護用語?

D 看護用語、医療の言葉で説明をたくさんするとか。近いからね、**距離**が。カッと看護師がなって、またワーッと言う人もいっぱいいいてて、その職場でね。うーん、そういうのではなく。

やっぱり私がこだわってたのは患者さんの言葉で状況説明したりとか。いくら驚くような〔ことを〕患者さんが言っても、私はわりと**淡々と**していて「ああそうなんですか」みたいな感じで。まあ感情がないわけではなくって、わりと動揺…動揺…心のなかでは動揺してるんですけど、動揺せずに聴くようには心がけていて。そんななかで、すごいそこの言葉に反応してしまうとね、患者さんしゃべれなくなることもけっこうあると。せっかく正直に「実はこんなんやった」っていうのを言ってくださってるのに、そこに「そんなん、なんでしたん?」ていうふうに言っちゃうと、逆になんかウッと力入るでしょ、「あ、怒られる」みたいな。

そうじゃなく私、なんか「ふうん」みたいな感じで、「そうだったんですか」みたいな感じでけっこうわりと**淡々と**話を聴くようにしていて、そうすると、「実はね」みたいな感じで言いはるから、「ふんふん」ととりあえず聴く、と。そうすると最後に「やっぱりこうしたほうがよかったかな」て言ったら、じゃあもう私の役割は終わりというか、じゃあまた次、そういうときにはこうしたらどうしましょうか、みたいなちょっと次の提案に持っていくというか。終わったことを言ってもしょうがないと思っていて。〔8-9〕

この語りでは、Dさんにとっての良い看護と悪い看護の対比がはっきりと描かれている。悪い看護は「医療の言葉」で語る。そして患者と看護師の距離が近いぶん、この医療の言葉を使って看護師が感情的になる。感情は人間の自然な状態などではなく、むしろ規範や医療技術と結びついているのである。

感情とは、規範に支配された看護師の身体表現のことである。冒頭で、医療として正しい看護が干渉になってしまう両義性が問いとして立てられた。この良い悪いの重なり合いを生むのは、非人称の規範を看護師が自分の権力と錯覚して感情で語ることである。規範は看護師の感情を通して表出される（ただし、先ほどの「人として素直に感情が伝えられている人」の「感情」はその限りではない。つまり感情の働き方にも両義性がある）。

Dさんは規範によって介入することを差し控えようとする。「カッと」感情的に叱るのではなく、その代わりに心のなかで「動揺する」のでやはり規範は感情と結びついているのだが、それを表現するかしないかの違いがある。感情を抑えることは、規範が干渉となることを回避して、規範から自由になることなのである。そして、まったく介入しないわけではなく、「やっぱりこうしたほうがよかったかな」と患者自身から、より良いと思われる行動を引き出すことを目指す。

ただしここでも、待つことは両義的である。というのは、この〈流れ〉は患者がすでに医療の規範を内在化しているからこそ成立している。このような患者自身による決断（「患者さん自身が答えを見つけていけたらいいんかな」〔9〕）は、患者自身による能動的な規範への従属、フーコーが規律権力と呼んだものにいたるリスクがあるのだが、しかしともかく患者自身が自ら状況のなかで主体形成することを目指すのだ。

先ほどはDさんの言葉と想像が、患者にとって規範による干渉となっていた。ここでは患者の言葉がDさんにおいて規範を作動させるきっかけとなっている。他者を媒介として規範は作動する。「他者」の言葉や思考が、「私」に対して規範が作動するためのスイッチとなるのである。いずれの場合も、規範の作動にとっては患者や看護師の人格が主体であるわけではない。自らの意志で規範を作動させるわけではない。相手の言葉をきっかけにして、もともと透析室という場を支配している規範が作動し始めるのである。透析室の主体は空間である。この場にいるからこそ、こうなってしまうのだ。

身体の近さが規範の作動と結びつくのに対し、「淡々と」距離をとることが規範の介入の回避を示す。空間的かつ心的な近さと時間の硬直（日々の透析が長期の治療へと長引き、干渉によってそのつどの経験の流れが止められる）が、規範の介入と連動する。近ければ近いほど強く干渉的になり、長時間透析に拘束されればされるほど、患者は干渉を受ける。時空間の量が規範の介入の強度と連動しているのだ。患者と看護師の身体のあいだの配置が、規範の介入の強度へと変換される。空間的な距離と、規範の作動の強度とは反比例する。外延 extensity と内包量（強度 intensity）が反比例する。

強度へと変換されるがゆえに、この対比は、身体的な緊張の差異として語られる。干渉すると患者は「なんかウッと力入る」のに対し、「淡々と」聴くときには力は感じられない。この力は体の緊張である。規範による介入は、身体において力として作動するのである。他者の言葉が私において規範を作動させるときに体が緊張する。それゆえ看護師と患者のあいだの身体の距離と、患者の身体の緊張（強度）と、干渉する規範の強度が相関するのである。看護師の干渉を通して規範が露出して、前段落とは逆に、規範が患者の身体経験へと変換されている。

力をめぐる攻防は、境界線の攻防でもある。干渉は「力」でもあるが、まさに侵入でもあるからだ。「相手の、入ってほしくない領域にずけずけと入っていく」[11]、「配慮もなくでかい声でベラベラしゃべるってのは、私のなかではなんか、どんどん入っていく、〔…〕領域を侵してるって感じがします」[12]とFさんは言う。この境界線の問題について次節でもう少し考えてみる。

4 境界線と距離感

4-1 「看護師さんのために」——患者による規範の内在化

今までのところでは、看護師が規範を振りかざして患者の領域に侵入することが主に問題になっていた。しかし、事はそう単純ではない。一つには、患者の側での（そして看護師の側も）自ら進んで規範へと従属するという現象があり、もう一つは社会的規範による干渉に、親密な二者関係の要素が混じり込むという現象があるからだ。

D 目標の体重とかをね、一緒に考えたりするんですよ。そうするとね、患者さん毎日ご飯食べた後にずっと一日何回も体重測り出すようなドツボにどんどんはまっていくっていう事例があって。もうご飯食べた瞬間からここに**看護師の顔が浮かぶ**らしいんですよ。ま、よくある話なんですけど。で、来て、また怒られて、若い看護師に。ま、娘みたいなもんですよね。「誰々さん、これ」っていうプレッシャー。なんかこう、「期待に応えな」みたいな。本来何のために…そのね…体重をね…ちゃんと除水をね…水引きをしなきゃいけないかっていうところからずれて、「怒られるから」とか、「**看護師さんのために**」とか。どんどんそれで、ドツボにはまっていくんですよ。[12]

いったんは、患者と看護師とが協力して一緒に目標体重を考えることで、強制的ではない看護ができたかに見える。ところが恣意的な権威の介入を避けようとするDさんの意図にもかかわらず、規範はすぐに忍び込む。というのはDさんが命令したわけではないのにもかかわらず、患者さん自らが体重を制限しないといけないという規範を自らに当てはめて「ドツボにはまっていく」のである。

「ドツボ」とは体重を測ることが自己目的化する悪循環でもあるが、このとき自分のためではなく「看護師さんのために」体重を減らすという倒錯的な心理状態にいたる。看護師が慎重に避けたはずの規範が、「顔が浮かぶ」ほど看護師のイメージとともに内在化され、患者はその規範に対して躊躇なく自ら進んで従属しようとするのである。しかも体調のコントロールという本来の目的（＝主体の自律と維持）から外れて、「怒られるから」という動機づけにすり替えられる。自律ではなく自ら他者へと従属することが目的となるのである。そもそも自分の「娘みたいな」若い看護師に進んで従属するという倒錯的な場面である。

先ほどはDさんが語ったり数値を見て想像することが、患者に対する規範による干渉となった。ここでは患者がDさんのことを想像することが、規範の作動のスイッチとなっている。スイッチとなる他者が、顔が浮かぶほどまでに内在化される。「近い」距離が失われて境界線の侵食にまでいたるのである。規範は抽象的に純粋に作動するわけではなく、身体間の距離や感情、身体像、身体感覚を通して働く。これらはフーコーが規律権力として発見したものであろう。

Dさんの言葉も想像も、患者の言葉も想像も、ともに相手においていて規範を作動させる。規範が空間を通して作動し、複数のメンバーからなる場面全体を動かすのだが、その仕組みは複雑だ。お互いに相手の言葉や姿を通して規範が作動することで、自ら規範に従ってしまっているという仕方で構造化されるのだ。さらには、相手の身体を通して作動し始める規範が、最終的には「顔が浮かぶ」ほど自分のなかに内在化されて働く。

Dさんはこのような倒錯に対して、「なんかもうちょっと家族のためにとか、自分のためにぐらいのほうが。なんか看護師のためになってなった瞬間、私、すごく嫌なんです。私、「看護師のためにこうしてきたわ」って言われるのすごく嫌で」[13]とはっきりと嫌悪感を示している。★11

パノプティコンの非人称的な監視から、カーテンで仕切られた一対一の親密な関係に移ったときに、（近さのなかで強度が増すため）規範はむしろ強化される。そうなると規範に嫌々従うのではなく、自ら率先して規範に従おうとする。全員が見渡せる透析室の空間から、一対一の狭い空間に圧縮されるときに、規範は内在化の極に達するようだ。看護師が感情的に怒ることで規範が表面化するのではなく、患者自身が看護師に好意を持つ感情を通して規範が表面化する。

4-2 旅立ってほしい

距離感がとれなくなることは、干渉しすぎることだけでなく、お互いに依存して執着してしまうことでもある。この部分の語りを引用したい。

D 私、「看護師のためにこうしてきたわ」って言われるのすごく嫌で、何なんですかね。私の一つこだわり、患者さんが自分の病気とうまくつきあって、**旅立っていく**っていうのは、どんどん医療者に執着がなくなっていくっていうことだと思ってるんですよ。だから、執着がすごくあればあるほど、なんか依存関係にあるような気がして。

だから、私がいなくて、私なんかいなくても、その人がやっていけるようになればいいわけじゃないですか、要は。ま、支援はしますけど、最終的に、必要なときは助けを求めればいいんだけど。でも、助けを求めるのも自分でちゃんと言えたり、対処がとれたりとか、そういうことは、慢性病棟はつきあっていくことは大事なことだと思ってるので。もうなんか、看護師さん〔の〕固有名詞が出てね、さっきの二者関係みたいのが結べるっていうのと裏腹に、なんか執着されたくないっていう思いが同時にあるんですよ、私のなかでは、何なんですかね。

M　それおもしろいですね。

D　いやあ、**旅立ってほしいんです**。私のことは、「あ、ちょっといい看護師さんに出会ったな」ぐらいでいいんです。だから私はそれで送り出して。転院とかしますけど、「元気でね」みたいな、そんな感じが理想的なんです。

だから、**境界線を越える**というか、なんか境界線を越えるというのは…今話しながらも気づいたりはするんですけど…なんか執着し合うというか。看護師もね、どんどんね、「私がいなきゃだめよ」みたいになっていくんですよ。そういう親密な話をどんどん聴けば聴くほど、「私しかその話は聞いてない」。患者さんも「あんたにしか話さへんで」みたいなことを言い出すので、そうするとどんどん引っ張られていって、「あ、話聞かなきゃ」みたいになって、なんかもう、悪い意味で話し込んでしまう。引っ張られて、もう**距離感も失って**、何なんでしょうね。〔13〕

規範が内面化し、患者と看護師の距離が近づきすぎると、今度は共依存になる。権力関係と共依存から逃れることをDさんは目指す。患者が生活する人として自分の本来の希望を実現していくことを、Dさんは「旅立ち」と呼ぶ。最小限の干渉に抑えることで、患者自身が自律し、生活の流れを続けることを重視する。その延長線上で、Dさんは「旅立ってほしいんです。私のことは、「あ、ちょっといい看護師さんに出会ったな」ぐらいでいいんです。だから私はそれで送り出して。転院とかしますけど、「元気でね」みたいな、そんな感じが理想的なんです」と語る。「私なんかいなくても」と患者が自律し、旅立つことが理想なのである。

旅立つとは患者と看護師の距離が、時空間的に最大化することである。「境界線を越え」て侵入することの逆である。特定の固有名を持った看護師の「顔が浮かぶ」代わりに、匿名的であいまいな空想像とともに思い起こされる。「ちょっといい看護師さんに出会ったな」というように。このようにして、記憶のうえでも遠近法が生じる。はっきりした想像は近さであって規範や干渉と結びつくのに対し、あいまいな空想は遠さであり患者の自律と結びつく。

言い換えると透析が日常的になる状況においては、率先して看護師に従うという倒錯を回避することが理想なのである。「旅立ち」とは透析室という閉じた空間から解放され、拘束による時間の停止からも逃れるような、時空間上の外部なのである。

インタビューの初めに「距離が近すぎる」と表現されたことは、「境界線を越える」「執着し合う」と言い換えられている。ここでは空間的な距離ではなく、心理的な依存関係に焦点が当てられる。一見すると、患者と親密な関係を結んで、悩みごとを親身になって聞くことは、良いことであるように思える。実際にDさんの語りのなかでも、そのような親密な看護の重要性について語られる場面もある。ところがDさんの語りの特徴は、あらゆる場面で、看護が良い面と、悪い看護に落ち込むリスクの両義性を持っているという注意である。

先ほど、話を「淡々と」聞いて干渉しすぎないようにしたつもりでも、患者が勝手に自発的に従属する場面はすでに見た。今の引用では、良い看護のために親身になって患者の話を聞くことが、患者と看護師とのあいだで共依存に陥り、その結果、医療の権威に従属させるリスクを伴っていることを語っている。看護師の側も患者を所有しようとすることがある。そしてこのことにDさんはインタビューで

「話しながら気づいたり」していく。

つまりどんなに良い看護であっても、生活に従属するはずの医療が一次的な目的になることで、常に倒錯のリスクを持つのである。患者と看護師が執着し合うとき、境界線が失われる。冒頭の距離感の問題がここで最も先鋭化する。

一方で、旅立って離れていくことで患者が自律するプロセスと、自律のなかでの生活の自然な流れがある。他方で、共依存のなかで患者と看護師の距離が最小化しながら、規範を双方が内在化しつつ、お互いが倒錯した欲望に閉じ込められるという流れの膠着がある。Dさんが求めるのは、この膠着を振りほどいて患者が「自分でちゃんと」助けを求め、「対処がとれる」ことである。つまり生活のなかで行為者として自律できることである。

患者とのあいだの距離感の難しさとは、良い看護に常に伴う医療による介入のリスクとのあいだの微妙なバランスのことだろう。Dさんはこのバランスがとれる看護師のことを「慢性期のそういうアンテナがピンと張ってる人」[14]と呼んでいる。

しかし、この「旅立ってほしい」の部分こそが二回目のインタビューで大きく変化した部分である。二回目では、もはや「依存しないでほしい」とは思わなくなる。この態度変更のためにDさんの実践は全体の布置が大きく変化する。「旅立ってほしい」のではなく、患者に「巻き込まれる」ことを「覚悟」するようになるのだ。同時に、もはや医療の規範による干渉が問題にならなくなる。Dさんは別の仕方で規範から自由になる手段を手にする。

これが第4章のテーマとなるのだが、その前に透析室でDさんが実現しようとした看護の背景をなす構造についてもう少し考えて本章を終えたい。

4-3 生活の質と自己実現

本章2節で述べた流れと滞りの対比は、たとえばやりたいことをし続けるか、あきらめるか、といった対比において表面化する。

D でも実際患者さんがどうなってほしいかっていうところは、まあ一貫していて。なんか私、やっぱり病気のせいで何かがすごく犠牲になったりとか、何かを**あきらめなきゃいけない**とか…まあたしかにそれって絶対あるんですけど…それが必要以上に増えてしまわないようにっていうのはすごく、この九年間で思っていて。そこは、その病気を持っていても最大限に、自己実現じゃないですけど…それを生活の質と呼ぶのか自己実現と呼ぶのかちょっとわからないですけど…病気があっても、**やりたいことがやれる**ところが、なんか支援したいなと思っていて、そこはぶれないとこだと思います、そこのおっきいところは。ただ日々の微妙な差は使い分けてるかもしれないですね。［14］

先ほど看護師に従うことで、実は背後の医療の規範に積極的に従うことになることを〈倒錯した欲望〉と呼んだ。それでは本当の欲望とは何か。難しいことではなく、「生活」のなかで「やりたいこと」である。病と医療に侵食されて見失いかけた日常生活のなかでの「やりたいこと」である。それゆえ「生活の質」と「自己実現」が並置される。結婚式や旅行のように、自分の家族や友人との交流を維持することである。この生活上のやりたいことを「あきらめ」ることに、Dさんは抵抗を感じている。

実際患者が「やりたいことがやれる」ことがDさんの目標なので、その部分は「一貫して」「ぶれない」。この点は二回目のインタビューでも変化していない。むしろさらにラディカルになる。そして患者の側が率先して規範に従属してしまうと、Dさんは「なんで?」と問うのである。

ところで、Dさんにとって「おっきいところ」として挙げられている「やりたいこと」の「支援」に対応する言葉はすでに登場している。「そういうこと〔アドバイスの仕方〕って実は本当は些細なことで、もっとなんていうんですか、テーマとしてはやっぱり生活をどう支援していくかっていうこと」〔4既出〕とDさんは語っていた。些細でない大きなテーマは「生活の支援」である。今回の引用で初めて生活という概念が患者が「やりたいこと」と強くつながっていることがわかる。

ここまでの議論で、二項対立する要素がだんだん変化している。「良い看護vs悪い看護」「医療vs生活の支援」から、「看護師のためという倒錯した欲望vs生活のなかで自分のためにやりたいこと」へと移行している。

患者は自分の日常的な希望をあきらめる。これは医療側からの介入ではなく、患者自身が医療の規範に自らを縛りつけてしまうからである。生活の流れとは日常の小さな「やりたいこと」の実現のことであり、Dさんにとって抵抗があるのは、医療の側からこの流れを遮ることなのである。

倒錯とはこの「小さなやりたいこと」の実現を妨げる機構のことである。この倒錯に抗ってDさんが目指すのは、患者の「自己実現」である。つまり、日常生活において患者自身が病という現実を引き受けたうえで主体化していくことである。

4-4 「早めにちょっと聞いておこう」——透析室の時間構造

ここまでは空間に注目して議論してきたが、ここには特異な時間構造も隠れている

D　けっこう旅行とかもあきらめちゃうんですよ，患者さん。「もう旅行もやめた。毎年行ってたけどやめとくわ」。それとか結婚式。誰かの結婚式さえも断ったとか。なんか普段ね，断らなくてもいい……なんていうんですかね，普段，日常的に〔…〕私たちが当たり前にできることができなくなるって患者さん思っていて，けっこう**後になって**言われるんですよ。「実は今日結婚式やったけど透析の日変えてもらうの申し訳ないからやめたわ」とか。旅行もやめたわとか。申し込んでたけどやめたわとか。そんなレベルで，そういうのたくさん聞いてきたなかで，いつも「え，なんで?」って私言うんですけど。それこそ〔患者が〕「なんで?」って言うんですけど〔聞き返すんですけど〕。「そんなん，言ってくれたら調整できたのに」みたいな。

そういう患者さんからあきらめ発言みたいのいっぱい聞いてきて，「でもそれって調整したらできるやん」みたいのいっぱいあったから，たぶん**早めに**ちょっと聞いておこうかっていうのが染みついてるのかもしれないなって，今ちょっと。ほんとに生活のレベルで，私たちが明日あれしようとかこれしようとかいうことを，「ほんとにあきらめなあかんのかな?」みたいな。**患者になったとたん，とか透析をしたとたん**，「やあそんなもう，躊躇しなあかんのや〔躊躇しないといけないの?〕」みたいな感じによく，それは思ってたと思います。〔15〕

透析を始めて「患者」というレッテルを自分自身に貼った途端に，患者はあきらめる。日付をちょっとずらせばいいのにそれをしない。そして，あきらめという倒錯は命令によって働くのではなく，「患者になったとたん，とか透析をしたとたん」というように，医療のなかに入った「とたん」おのずとそうなってしまう。透析治療という空間は即座に患者の身体に浸透し，医療制度そのものを体内化させるのである。

この「患者になったとたん」というのは、命令されるよりも前に医療規範に従ってしまうという先行性である。この〈先行性〉は、患者が予定をあきらめたことをDさんが「後になって言われる」という〈事後性〉と連動している。規範は先行的に働き、断念された欲望は遅れて表明される。このとき欲望は成就されることなく宙吊りになる。規範は、欲望が実現するためには必ず必要になる〈現在〉という瞬間を奪い取ってしまうのである。患者は今まさにやりたいことを実現するというチャンスを持ちえない。先行性と事後性が絡み合う仕方で規範は患者を束縛するのである。

そしてこの先行性は、透析室の空間と看護師の視線によって生じる。

先ほどから日々の拘束と長い透析期間全体が重なって、時間が停止するような透析治療の時間を記述してきた。この時間のもう一つの側面が、規範の先行的作動による〈現在〉の喪失である。生活におけるやりたいことを実現する〈現在〉を患者は喪失している。生活の〈自然な流れ〉を維持するためには、〈現在〉を確保する必要がある。

これに対するDさんの戦略は「早めにちょっと聞いて」である。規範の作動に先立って先手を打とうとするのだ。特異な〈時間との闘い〉である。「透析したとたん」すでに働いてしまっているものに抗《あらが》うために、「早めに」先回りする。〈現在〉を逃れてすでに過去に作動してしまう規範を防ぐために未来を先取りする。先取りすることで、やりたいことを実現する〈現在〉の瞬間を回復しようとするのである。★12

5 医療が浸透した生活の地平

生活のなかに医療が浸透しているという状態は、独特の仕方で時間構造を持つことになる。Dさんは六年間透析室に勤務したあと、異動の希望を自ら出して内科の混合病棟へと移る（そして二回目のインタビューのときには訪問看護ステーションに異動している）。

このことの背景に、腎臓病独特の時間地平が関係している。透析医療は治療が不可能になった場合に行われる最終手段である。ということはその手前で腎臓の治療が行われる保存期がある。透析までいたってしまう前に保存期をできるだけ長くする努力が必要になってくる。先ほどの「早めに」先回りするのをさらに制度の水準で先回りしようとしたのである。

D　〔透析室の次に勤務した〕内科は……それでね、私は透析〔室の看護師〕をして、いわば末期腎不全を見るわけでしょ。なら、「**そうならないためには**どうしたらいいんだ?」っていう疑問に行き着くわけで……行き着いたわけです。で、それにはもう一つ透析室の、そうそう透析回してたっていう仕事とは別に、実は保存期指導っていうのをやっていて、「腎臓がちょびっと悪いですよ」っていう人に、相談外来みたいのやってたんですよ、実は。〔19〕

この保存期の医療は患者にとっては、「そう〔透析に〕ならないためには」という時間的に透析に先立つ段階であり、かつ人数も透析患者の背後に控える多数の予備軍である。透析における〈時間の停止〉と〈現在の喪失〉の、さらに手前の時間地平をなす。さらに空間的にも透析室という限られた場所に縛られることはなく（透析の場合は介護施設に入院している身体の不自由な高齢者であっても、相当な無理をして透析室に通うことになる〔18〕)、もう少し自由な外来の通院でコントロールが可能である。そのため生活上も医療の空間上も広がりがある。

さらにもう一つの時間地平がある。

Dさんが勤めていた病院は、その地域の透析治療の基幹病院だった。そのため透析治療の導入を図ったあと、多くの患者さんはそれぞれ自宅の近所の施設へと移っていくことになっていた。ここには長いスパンの時間が二種類生じている。

D あとなんか、透析導入をして、すごく元気だった人が三、四年地域でして悪くなって帰ってくるパターンもけっこうあって。けっこうつらいですね、それが。今まで最初の一年目、二年目はそういう経験がない、みんな来る人新しい人だったんですけど、六年もいたら一年目二年目三年目に〔看た人が〕戻ってきて、「あ、そうか、あんなに元気だったのにこんなにやせて」とか。「血圧もっと安定してたのにこんなにガタガタして」とか。なんかその、毎日いたらその人の変化ってわかんないでしょ。でも年単位になって帰ってくると、「ああなんか元気なくなったな」とか、「まあ、そろそろかな」とか、みたいな。そういう意味ではお見送りした人いっぱいいるんじゃないでしょうかね、帰ってきた人で。ま、そもそも地域の病院から悪くなって入院してきて、知らない人が来て、看取るっていうパターンもあるんですけど……送り出した人が悪くなって。

でもね、その人たちって、みんな悪くなったらここで診てもらえるっていうのを、一つね、なんていうんだろ、安心材料にしてみんな出て行きはるんですよ。それがいいかどうかわかんないですけど。みんな転院って…大きい病院のほうが安心だから…転院っていったらけっこう嫌がるんですけど、でも自分が出て行かないと、また新しく導入されるときに、導入する人が困るって。結局自分がここでいろいろサポートしてもらっていろんなこと乗り越えられてきたから、「やっぱり次の人のために、僕は出て行かないといけないんだよね」ってわりとちゃんと言ってくれる人もいらっしゃって。［18-19］

本章1節の末尾（一二五頁）で、長時間の透析を週三回長年にわたって続けるという透析室での治療を特徴づける時間、あるいは〈時間の停止〉を取り出した。この引用ではその背景をなす二つの時間構造が描かれる。一つはいったん退院した患者が悪化して再びDさんの病院へと戻ってくるという、個人の病が悪化していく時間である。もう一つは、基幹病院であるがゆえに、どんどん新たな患者を受け入れる必要がある。つまりどんどん退院させて悪化したら再び入院してもらうという、集団としての患者たちの流れ、ローテーションがある。

そして悪化した患者が再び入院するという回帰のサイクルも、透析医療の重要な時間である。病、治療技術、社会的なリソースが決める悪化の時間性に抵抗して、Dさんは淡々と日常生活を送る自然な時間を確保しようとする。

患者の自己実現は、緩やかに悪化していく時間の流れのなかでの自己実現なのである。「あきらめ」という言葉がここでも登場するが、先ほどは生活上のやりたいことをあきらめることであったのに対し、ここではDさんの病院での高度な医療をいったんあきらめることである。つまり患者は、生活と医療の両面であきらめることを強いられるのである（そのため再入院は病気の悪化であるとともに、再び面倒をみてもらえるという面も持つ。ここにも両義性がある）。医療の規範に従うことは、医療に拘束されるだけでなく医療を「あきらめる」ことをも強いる。だからこそ、そのなかでのやりたいことの実現が大きなテーマとなる。このことが、訪問看護という場をDさんに選ばせることになる。

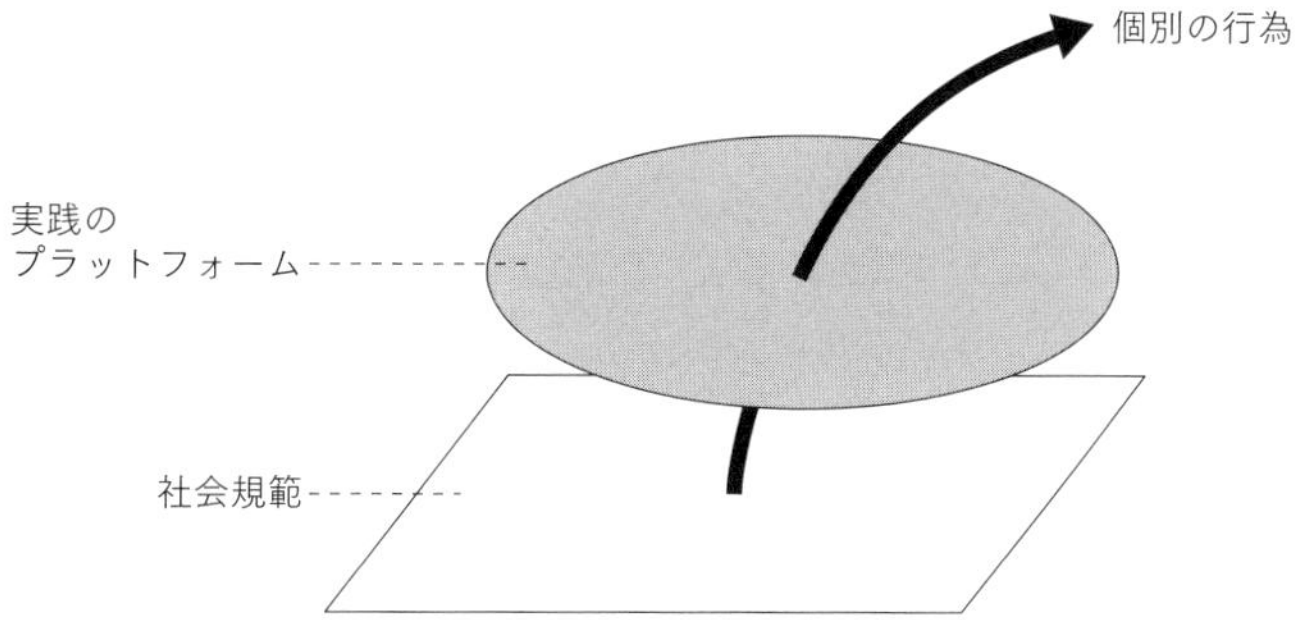

Dさんの実践は特異なものであると同時に、ある一般的な形式構造も浮かび上がらせる。医療制度や規範といった既存の社会制度のなかで働きつつも、看護師は社会制度とは別の、個別的でオータナティブな構造を、自らの実践のプラットフォームとして産出するのである（上図参照）。Dさんの場合は「淡々と流す」という流動性や「前もって聞く」という時間性としてこのプラットフォームは暗示されている。この（本人にも自覚されにくい）プラットフォームに則った仕方でそのつどの行為は産出される。

第4章

Dさんの語り

干渉から交渉へ

シンプルな訪問看護

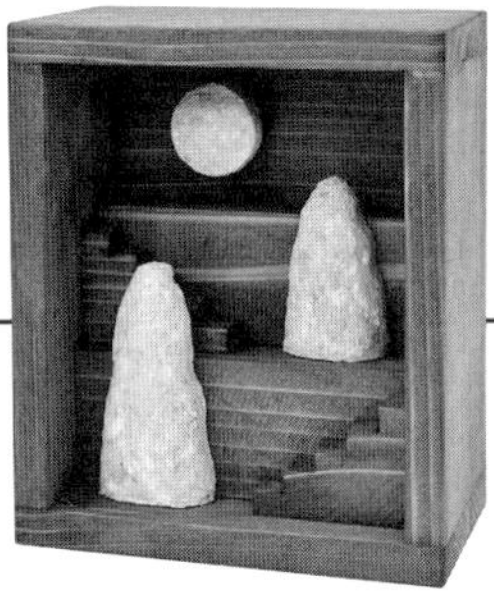

1 病院から生活へ

1-1 二者関係と複数の関係

一回目のインタビューから半年強経ったところで、Dさんとの二回目のインタビューを行った。一回目のインタビューを分析した第3章の初稿をお読みいただいたときに、臨床に対する心構えに変化があったと連絡をいただいたため、追加のインタビューをお願いしたのだった。インタビューの目的はこの変化についてうかがうことだった。一回目のインタビューの前後に、Dさんは訪問看護ステーションへと異動されていたのだが、私はインタビューの日までそのことを知らなかった。

二回目のインタビューでは初めの半分以上は雑談という形で、この新しいお仕事の話に費やされた。私自身がちょうどそのとき実家で抱えていた家族の入院と介護について相談に乗っていただいたこともあり、この前半部分は一見すると、当初のDさん自身の心構えの変化というテーマとは関係がないように見えたのだが、あとから振り返ってみると密接な関係があった。本章は「雑談」の部分の分析が中心となる。

Dさんは、初め六年間透析室にお勤めになった。透析に入る前の段階の保存期について、より広い地域医療で腎臓病に関わりたいという希望から、透析室に相談窓口を開き、その後内科の混合病棟に自ら進んで異動して三年勤めている。そしてそのあと今度は病院の外に出て訪問看護ステーションに勤務することを選んでいる。

つまりDさんの実践は、透析室という病院内のかなり閉じた空間からしだいに地域へと自らを開き、さらには地域のなかへと移っていくというふうに、空間的に広がっている。半年間の心境の変化と、この空間的な変化とは連動していることが、のちほど明らかになる。一回目の語りでは、透析室の空間構造こそがそこでの実践を規定していたことを思い出しておこう。透析室を離れることで、この構造に変化が生まれる。

D　今もう地域にシフトしているので、**やっぱり**在宅っていうのを支えていかないと、もう病院、パンク状態ですので。そこをまあ、どこまで、なんていうんです……慢性病がどんどん悪くなっていくなかで医療行為をしたりするかっていうところを、やっても効果がある……その人にとってプラスになるのなら、私、病院で治療をしたらいいと思うし、病院で看護を受けるって来た側としても、やることにすごくモチベーション上がるんですけど。今ここにこの人が来てもメリットがないっていう人も、家で過ごすレベルで受ける医療、点滴とか、そういう家でできるものでサポートしても…したほうが…この人の生活の質とか、**本人の希望を支える**とか、家族の希望を支えるほうがいいなって思うところをどう作るかっていうのが**やっぱり**在宅って難しくって、何でもかんでも吸引したりとか、なんか調子悪くなったら病院っていうふうには**やっぱり**もうこの時代、ちょっと難しくなってきてるので。**やっぱり**看護がそこを支えていかないといけないんじゃないかな、というふうに思っているので。そういったところをやっていきたい、やってみたいっていうのと、あと多職種が関わるので……在宅……そこの……**やっぱり交渉**ですかね。

M　そう……なるほど。

D　**交渉能力**を身につけたいと。

M　はあ、つまりワーカーさんとか。

D　ワーカーとか医師とかヘルパーとか、**やっぱり**そこがやっぱつながっていかないと、一人の利用者さんを支えるっていうのは、なかなか難しいなってやっぱり思うので、そこをどういうふうに交渉して、やっていくかっていう。交渉能力は**やっぱり**身につけないと、〔いずれまた〕病院に戻っても、たぶん難しい。

M　そんなことまで考えるんですか、へええ。［二回目3-4］

一回目のインタビューの際にも、透析に入る手前の保存期の治療が重要であるということが強調され、そのために地域に入っていくことが必要になると語られていた。半年後のDさんは実際に訪問看護師として地域のなかで活動している。さらに大きな変化があったのは、一回目のときのようにDさんが腎臓病のスペシャリストということにこだわらず、在宅で出会う多様な患者に合わせて慢性期の疾患全体へと興味を広げていることである。

Dさんの行為主体としてのあり方は、病院の内から外へという空間の拡張に合わせて、腎臓という狭い領域のスペシャリストから慢性期医療全般のジェネラリストへと質的にも広がっている。

この拡張は、Dさんにとって本人の意図をも超えた必然として感じられている。それが垣間見られるのは、八回繰り返される「やっぱり」という単語である。引用前半の用法は、「やっぱり看護が」「やっぱり在宅」で患者を支えなくてはいけないと、強調されている。「やっぱり」は、地域医療へと向かう、今の時代と今の社会の必然的な運動を示している。地域へと臨床の場を広げることはDさんの意志であるとともに、もっと大きな流れとして感じられている。そして何よりもこの広がりは、患者や家族が希望する流れでもある。患者、Dさん、時代と社会という三つの流れが同じ方向を向くのである。「やっぱり」という言葉は、Dさん個人の意向を超えた複数の並行な流れを示すのだ。

一回目のインタビューでもこの引用でも患者の「生活」を「支え」、「希望」を「支える」ことが最も大事なテーマであると言われており、その点は変わりがない。しかしながら、一回目においては病院の規範と患者の生活とのあいだに対立関係があり、あるいは倒錯的な浸透関係があった。一方で規範と折り合いをつけながらどのように希望の生活を送るかということがテーマとなり、他方であまりに規範が患者に浸透するためついには病院での透析のほうが主な生活で、病院の外が非日常になるような場面もあった。

この「規範vs患者の生活」とのせめぎ合いのなかで、かつてのDさんは両者のあいだに立ってつなぎ止める位置にいた。そのため透析室では患者とDさんとの二者関係がクローズアップされるのだが、これは、一方では依存につながる人格間の関係であり、他方では規範による統御の関係であった。

ところが、この引用からもすでにうかがえる通り、二回目のインタビューでは「今ここ〔病院〕にこの人が来てもメリットがないっていう人も、家で過ごすレベルで受ける医療」、つまり家での生活が基点となる形で、複数ある要素のなかの一つとして病院が位置づけられる。病院を中心とした視点から、家での生活を中心とした視点へと、視点の位置が大きく変更されている。

それに伴って透析室中心の一つの空間から、家とさまざまな要素を結ぶ網の目状の空間に変化している。このことは、透析室という病院内の閉じた空間での勤務から、訪問看護という病院と家庭とをつなぐ開かれた場への、空間的な移動と連動している。それに伴ってDさんの立ち位置も変化する。二者間の「依存」から、複数間の「交渉」へと関係がむしろ開かれていく。

Dさんは、一回目のインタビューでも常に生活のことを考えていたのだが、二回目のインタビューと照らしてみると、一回目のときにはあくまで医療の側（腎臓病の指導）から見て患者の生活の立て直しを考えようとしていたことがわかる。そのため患者の生活をどうしたらよいか、〈外から〉「想像」することになっていた。

「想像」することが一回目のキーワードの一つになっていたのは、実際の生活からの距離があったからだ。そもそもDさんの視点は病院の機構のなかにあったので、患者の家庭生活は具体的な像を結ばなかった。次の引用で「生活レベルで考える」と語っている通り、二回目ではDさんが患者の生活を、内側から描写する場面が語られることになるであろう。

それに伴って、引用冒頭の部分のあいまいな語りに意味が生じる。生活の描写はあいまいなものから具体的なものへと変化するが、語りそのものは逆にあいまいになっていく。一回目の語りはむしろ理路整然としていた。状況の価値づけはあいまいだが、やるべき看護ははっきりしていたからだ。二回目のあいまいさは、在宅の実践の複雑さを反映しているように思える。

たとえば引用冒頭では社会状況の視点から、（1）政策面から地域医療が推進され、（2）病院もパンク状態なので、患者を地域に出す必要があるという背景が語られる。それを受けて、続いて患者の視点から状況が語られる。ここでは患者を軸としてさまざまな話題が交錯する。（1）病院での治療がメリットになる人もいるが、（2）病院でメリットがない人は、家での生活の質を考えながら看護を考えなければならない、（3）そもそも何でも病院に頼ることはできない、（4）在宅では多職種が関わるので交渉が重要になる。この四つのことが一息で語られる。つまり病院と在宅双方のメリットと難しさが、複雑に絡み合う仕方を表現しようとしているために、必然的に語りそのものも複雑になる。

文法上のあいまいさは、複数の社会的文脈の絡み合いの反映である。そしてDさんの心理状態とは関係なく、語りの文法のなかに医療行為の組み立ての複雑さが表現されるのである。

一回目のインタビューのテーマだった透析室には規範が浸透するため、一つの方針のもとで看護師も患者も動く。それゆえに秩序そのものははっきりしていた。しかし訪問看護では状況が複雑になる。そもそもあらかじめ決まったルールがあるわけではないし、複数の関係者がそれぞれ自律した主体として働くので複雑になっている。これらのことが語りの内容とともに、語られ方（語りの方法）に表れるのだ。

もう一つ透析室と比べたときに目につく大きな違いがある。透析室は器械が主役となり、器械の制約のもとでさまざまな規範が患者にも看護師にものしかかる職場であった。看護師は一見すると権威を振りかざすのだが、実際には権力者として振る舞うことを強いられているのであり、透析室を作動させるコマの役割を担っていた。看護師は病院の機構の中心で歯車として働くのである。

ところが在宅に異動すると、看護師は病院の機構と規範の外部（あるいは外縁部）に出ることになる。権力的な振る舞いをする必要はなくなる一方で、行為主体として自律する。

透析室のなかでは機構の内部にいるがゆえに、看護師は患者との二者関係に集中していた。透析室でも同僚と一緒に働くはずなのだが、[★1] 一回目のインタビューではほとんど話題に出てこなかったので、こちらから問いただすほどだった。説明を受け直しても、個人の行為が単独で行われているという印象を受けた。

これに対して在宅では「多職種が関わる」ため、そのあいだの「交渉」が重要な仕事となる。透析室のなかでは器械中心のシステムの下で患者の身体管理をすることが主な業務だが、訪問看護ではさまざまな職種の人々との交渉が業務となる。Dさんが医療のシステムの内部から外縁部に移動するのに伴って、患者との二者関係から多数間の交渉へと関係が変化していく。「ワーカーとか医師とかヘルパーとか、やっぱりそこがやっぱつながっていかないと」と言うときの「やっぱり」は、さまざまな医療者が当事者として関わっていかないといけないという必然性を表している。

1-2 シンプルと複雑

この状況の複雑さが、実践の組み立ての出発点となる。生活に場を移したときの看護の様子が次に語られる。

M うん。なんか変わりました？ そこ〔訪問看護〕に行って。もう半年ぐらい前ですよね。

D そうですね、なかなか生活を支えるっていうことが、意外に難しいんだなって思いますね。たしかになんかこう、生活レベルで考えるっていうことが難しいのかな。ま、たしかにこういうふうに治療をすればいいとか、こういうふうに看護をすればいいっていうのは、なんとなく理想論はまあ、あるんですけど。それを実際生活をするなかで、どう…ここでも話してると思うんですけど…入れていくかっていうのは。**やっぱりシンプル**でないと、**複雑**なものだと**やっぱり**取り込めないし、**やっぱり**そぎ落として、ほんとに大事なものを生活のなかに入れていくというか。

M たとえば……

D たとえば、そうですね、最近経験したものでいえば、家でずっと最後まで過ごしたいっていう人がいらして、**でも**ずっと最後まで家で過ごしたいっていうことが大きなテーマなんですけど、**でもそれを阻む人たちがやっぱり**いるんですよね。その希望をかなえない、**やっぱり**。

その人の条件っていうのは、昼間は一人暮らし、夜に娘さんが帰ってくるっていう、いわゆる娘と母っていう二人暮らしの関係で生活をしていたん…いてるんですけど。その**やっぱり**一人の時間が長いので、そこに午前にヘルパー、午後にヘルパーとか、デイサービス一日行くとか。月水金はデイサービス、火木は午前・午後にヘルパー、そのなかで看護師も週に一回とか二回入るみたいなところで、ずっとやっていたんですけれど。

やっぱりそれ**でも**、徐々に状態が悪くなっていくなかで、**やっぱり**もう無理っていうことを、ケアマネから提案されてしまって。で、私は現場で、まあ、その人を見る。「**でも**まだこれくらいやったらなんとか頑張れるん違うか」と思う。しかも、家族もご本人も家で過ごしたいという意志がある。だから私は家でいいじゃないって思うんですけど。

M　うんうん。

D　そこに資源を組み立てれば、入ればいいと思うんですけど、それだとかわいそうと言うケアマネがいる。だから、私たちは支えたいと思って家族と話をしてなんとかしましょうっていうふうに話しているのに、ケアマネが一方的にまた連絡をして、施設を勝手に紹介していたりとか。［二回目6–7］

この引用の後半でDさんは最近経験した訪問看護の事例をお話しくださったが、その前に、在宅で「生活を支える」のは「意外に難しい」ので、「シンプルでないと、複雑なものだとやっぱり取り込めない」と語る。〈シンプルと複雑〉という対比は二回目のインタビューで初めて登場したキーワードである。この〈シンプルと複雑〉を説明するために事例は導入されている。

一つ前の引用（一五七頁）では、何をすることがサポートになるのかがあらかじめ決まっていないことがあいまいさを生んでいた。未来の行為の組み立ては未確定である。今回の引用では違った角度から説明されている。あいまいさではなく、複雑さが議論されている。そして「実際」生活をするなかに看護を「入れていく」ことがテーマとなるので、透析室時代のように生活を「想像」するのとは違うのである。

透析室の時代は、（病院での）業務内容は決まっていた。そのうえで患者それぞれの生活のスタイルと希望に応じて調整する部分で新しく行為が組み立てられていた。ところが訪問看護では何をするのかが、あらかじめまったく決まってはいない。「家族の希望を支えるほうがいいなって思うところをどう作るかっていうのが、やっぱり在宅って難しくって」という、この不確定さが語りのあいまいさにつながっている。不確定であいまいな現場とどう関わるのかが、Dさんのインタビュー全体のテーマとなる。

状況のあいまいさそのものは一回目のインタビューでも読み取ることができたのだが、一回目と二回目には大きな違いがある。一回目は医療が定める看護行為ははっきりとしているなかで、その行為自体の良し悪しと、そのやり方の良し悪しがあいまいだったのだが、二回目ではそもそもどういう行為を行うべきなのかがあらかじめ決まっていないがゆえにあいまいなのだ。何を行うのかという部分の組み立てから考える必要がある。行為を一から生成することのあいまいさが、語りのあいまいさに反映されている。

一回目の語りでは文法的なあいまいさが見られなかった。文法のあいまいさは、行為の未規定性と自由と連動している。あいまいさの意味が一回目の〈価値の両義性〉から、二回目の〈行為の未規定性〉へと変質しているのである。あらかじめ決まった規範から、これから作るシンプルな方針へと変化する。このような看護行為の未確定性に対するDさんの回答が、「交渉」である。生活の組み立てという場を支配する大きなロジックが、交渉という行為を促す。

ここでDさんが挙げた事例では、医療的な介入が「複雑化」の原因として語られている。「家でずっと最後まで過ごしたい」という「大きなテーマ」となる希望があり、これを実現するための「シンプル」な援助が求められている。ところが「それを阻む人たち」がいる。たとえば「やっぱりもう〔家で頑張るのは〕無理っていうことを」ケアマネが提案することが複雑化の例である。利用者の希望に反する仕方で、医療を持ち込もうとすることを彼女は「複雑」と呼んでいる。

つまり一つの状況のなかで、複数の関係者たちが別々の方向に行動することが、複雑化なのである。たしかに何がサポートになるのかはあらかじめ決まってはいないので、それぞれの医療者はさまざまな医療の可能性を持ち込むことができる。しかしそのとき医療側の視点から、患者の希望を無視して介入すると、複雑化する。それゆえ「複雑」とは単なる複雑さではなく、患者の希望と医療の論理とのあいだの行き違いである。

このことは病院の制度のなかにいた一回目のインタビューの際にはなかった気づきである。透析室のときには医療は〈規範的な権力〉として生活に浸透した。二回目では生活を妨げる要因として働く。病院の外に出ることで、病院の医療が事態を不必要に複雑化させることが明らかになるのである。つまり状況に応じた医療が確定していた透析室では、医療は「規範」として干渉していたが、在宅では医療は「複雑化」の要因として干渉するのである。

これに対し、Dさんは家庭のなかに入り、本人と家族の希望を聞き取り、利用可能な資源を把握して、家で介護する可能性を査定することを方針としている。患者の希望に沿ってできるだけ在宅でサポートしようとするDさんたちと、患者の希望に反する方向で医療に訴えて状況を複雑化しようとするケアマネのせめぎ合いである。Dさんは医療者なのに医療を避け、このケアマネは医療者ではないのに医療を望むという入れ違いもおもしろい。

ここでもキーワードは「やっぱり」である。二つの勢力がそれぞれ「やっぱり必然」と思う方向へと進もうとしてせめぎ合う。ところが今回の「やっぱり」は、先ほどとは異なり、ばらばらの方向に向いている。そして四回の「でも」がこの対立する運動を表現する。

これに対するDさんの対応策は「現場で〔…〕その人を見る」である。実際に生活に入り込むことで可能性を見極めたうえで、「こうしたほうがよいと思う」と方針を述べている。「見る」から「する」へと、内側から可能性を見極めて行為を組み立てていくのが、在宅でのDさんの方法である。一回目のインタビューのときには、透析室で、実際には見たことのない患者の生活を「想像」しながらしかケアを考えることができなかった。

Dさんたち訪問看護師は患者の生活を「支えたい」と思うのだが、ケアマネは「かわいそう」と感情から発言する。一回目のインタビューでも、Dさんの同僚の看護師が自分の（無自覚に医療規範に従った）価値基準を押しつける場面で、感情が動いていた場面があった。医療者が患者自身の「望むこと」を無視して感情を使うとき、干渉と依存をはらむ二者関係となる（このテーマは第1・2章で、もう一人の訪問看護師Fさんのインタビューでも登場していたテーマだ）。感情は（個人の内奥などではなく）、むしろ社会的なイデオロギーが伝達される装置なのだ。

1-3　全体と部分、規範と資源

次の引用は先の引用（一六二頁）に続く語りである。今度はケアマネではなく医師が事態を複雑化させる。

D　なんかもう、そういう……あと医者とかも。この状態を見たら……。もともとその人ちょっと歩きづらいんですね。それはもう私、看護師の目からしたら、その人はもう歩けるようになる見込みは非常に少ないと、それを受け入れていくしか仕方がないと思ってるんですけど、なんか、えっと、受診のときに家族に、「手術をしたら歩けるようになる可能性があります」とか、えっと、「そうすることによって歩けると、その人のいわゆるＡＤＬ〔日常生活動作〕が上がるので、イコールＱＯＬ〔生活の質〕も上がるだろう、なので、そういったことも考えてはどうですか」という選択肢が突然出てきたりとかですね。

だから、なんていうんですかね、**部分部分**なんですよね。それはその**部分**を見たら、その可能性はたしかにあると思うし、医師も、この人は快方に向かう可能性を信じて治療を提示するのはもちろん医師の…なんていうんですかね…役割であるっていうのもわかるんですけれど。でも**全体**に見たときに、それってほんとに**この人の望むこと**になるのだろうかと思って。

まあ、そんなんで一か月ぐらい話がもう二転三転して、で、娘さんもどんどん怒り心頭で、なんか自分、なんでこんなに話がどうして**複雑**になるのかと。**希望はただ一つ**、家で過ごさせてほしい。もしほんとに家で無理だと思ったら、そのときは言います、という覚悟もおありであるのに、担当者会議といってみんなが集まって家で、それこそもう七時とか、夜の。集まってやってもう三

時間ぐらい話し合って。

M えー。［二回目7–8］

ケアマネも医師も患者のためにと思っているのだが、「部分部分」しか見ていないとDさんは感じている。「全体に見たときに、それってほんとにこの人の望むことになるのだろうか」というのがDさんの疑問である。

ここで〈全体と部分〉という区分が導入された。全体とは生活全体であり、生活のなかで希望を実現するという大きな筋である。これに対し、医療はたとえば「足を治す」という部分しか見ない。手術してリハビリの期間入院することは本人の在宅という希望に反するし、そもそも足が治る保証がないと、家での生活を知っているDさんは感じている。

〈シンプルと複雑〉の対比は、〈全体と部分〉の対比と対応している。単純な希望に沿って状況全体を見渡しシンプルなケアの方針を組み立てることに対し、患者の部分的な状態だけに注目して、そして本人の大きな希望を無視して介入しようとしたときには、あちこちにベクトルが向く複雑な行為となる。

この〈全体と部分〉という評価のおもしろさは、これが生活の視点から出てきたものだということだ。病院の制度からDさんが見ていたときには、〈医療規範と生活上の希望との対立〉というふうに見えていたが、これが変容したものでもある。視点の中心が医療の規範から生活へと移動したときに、状況を評価するカテゴリーも変わるのである。〈患者の希望vs医療の規範〉が〈生活全体と、そのなかで利用可能な個々の資源〉へと変化する。もはや規範の言葉で語られず、患者の希望に沿ったものになるのだ。

そもそも一回目では医療制度のほうが生活より大きな枠組みであった。そして生活は意味が小さいだけでなく、医療制度に対する異物のような外部である。ところが二回目では生活が全体で、医療は生活を成り立たせるための部分的な資源となった。医療と生活の関係は、意味の大きさが逆転するとともに、医療はもはや生活の外部ではなくなる。生活を全体として見たときには医療はそのなかの資源の一つで、資源を「組み立て」て生活に「入っていく」という従属的な位置になるのである。そして医療技術にとらわれると自分の関心に引っかかる事象しか見えないので視野が狭くなる。

この引用の最後の部分で「交渉」の実例が出てきている。患者と家族と多様な援助職が夜に患者宅に集まって話し合って方針を決めようとする。夜に三時間も患者宅で話し合いをする熱意に私はびっくりして声を出した。引用には、患者宅という医療制度の外縁部でさまざまな職種の人が出会うことのダイナミズムが示されている。

一回目のインタビュー（第3章）では患者への「干渉」を危惧したのだが、二回目は患者の生活を支えるために「交渉」するのである。行為の質が干渉から交渉へと変化している。干渉は看護師から患者へと向かう。交渉は患者の希望を聞き取ったうえで、訪問看護師が他の援助者たちと交渉する。ベクトルの方向や動き方が異なる。

そして運動のダイナミズムも、干渉があらかじめある規範への固定を目指す閉じたものであるのに対し、交渉のほうが動的であり、これから方針を作ろうとする開かれた運動である。在宅では複数の人がそれぞれ自律した運動をする主体となるが、しかし患者の希望に沿って全体を見渡したシンプルなケアを組み立てる必要があり、それを可能にする手段が「交渉」なのである。

1-4 シンプルな看護

次の引用も語りの続きである。

D それでもなんか、そこで決まったと思ったんだけど、後日やっぱり話が裏返ったりとか、なんかそういうこと……。それは多くいる在宅利用者のなかで、もしかしたらごくわずかかもしれないですけど、でも**やっぱり**そういうことが起こりうるんだなって思ったら、なかなかその…なんていうんですかね…みんなで集まって決めていること、決めているはずなのに、**やっぱり**本質的な物事が決まっていないっていう、同意が得られていないっていうことが、非常に**やっぱり**なんでだろうと思って。結局**やっぱり**家族とまた看護師が話をして、もうケアマネを替えましょうっていうことに、**シンプルに**。

M ほう。

D ケアマネの交代を家族から申し出て、もう**シンプル**に家で支えるところまでやりましょうっていう家族の意志を、ちゃんと尊重できる人に交代して。

M なるほど。

D で、非常に**シンプルに**なりましたね、それからは。でも家族も、自分たちがいないあいだに、まあ、お母さんが死んでいても、それはもういいと。家族もその医療とか、施設に入れるということは……。えっとその、お母さんの旦那さんですね、つまり父親が、あの、いい最期じゃなかったらしいんですね。どうしても良くならなかったし、施設に行っても認知症が進んで亡くなってしまったっていう不全感っていうものもあって、**やっぱり**お母さんにそれをすることが、いいとは思えなかったみたいで。

今回も、いろいろ考えてみたけれど、**やっぱり**、もう自然な形で過ごすのがいいだろうと。で、ま、結局、医者ともちょっと交渉したり、家族も自分の言葉で言ったりして。**やっぱり**飲み食いできなかったときにどうするかっていうのが一番の問題になるので、本人にとってメリットがある程度の点滴……毎日しましょうとかじゃなくって、ちょっと食べれない日が一日ある、次の日も食べれなさそう、じゃあその日は点滴をしましょう、じゃ次の日はまた自分で食べる力を見てまた考えましょう、みたいな感じで。まあ、そういう**シンプルなルール**を作ってやるっていう……

M　そのルールを作ったのは、えーと、ご家族と、お医者さんと看護師さん……

D　**看護師ですね。**こうであらねばならぬっていうのは、**やっぱり**よけい苦しめるので、そういうちょっと緩い、**シンプルな決まりごと**みたいなのを作って、支えていくっていう感じですかね。

［二回目8-9］

Dさんはここで「シンプル」という単語を五回使っている。「家でずっと過ごしたい」というたった一つの希望を実現するために必要ないくつかのシンプルな方針である。まず患者の意志を無視して状況を複雑化するケアマネを外すというシンプルな介入、次に「シンプルに家で支える」という患者と家族の希望に沿った方針のシンプルさ、結果として獲得されたシンプルな状況、そしてそれを実現するための「シンプルなルール」「シンプルな決まりごと」である。

結局、全体とは生活全体であり、患者と家族の希望の全体像であり、これに沿った行為の組み立てが「シンプル」と呼ばれることになるのだ。希望がはっきりしていたときには、それに沿って同じ方向に向かうシンプルな行為が組み立て可能である。在宅において初めあいまいだった状況は、「本質的な物事」を決め「同意」を得るという形で「シンプルに」行為を組み立てることが必要だったのだ。状況のあいまいさと行為者の複数性から出発してシンプルな行為の方針を生成することがゴールであり、このとき間違ってしまうと複雑化し、行為の組み立てに失敗する。

ここでも登場する「やっぱり」は、大きな流れの必然性を示すが、特に後半四回の用法は、強制力ではなく、無理のない自然さとしての必然性を示す「やっぱり」である。「シンプルなルール」はこれから見出されるべきものであるが、「やっぱり」状況の自然な流れに乗っかってもいるのである。

「シンプルなルール」「シンプルな決まりごと」というのは内側から自分たちで決めた可視的な行動のスタイルである。透析室で問題になった社会的な規範のように、どこからかわからない、外から見えない仕方でいつの間にかすでに浸透してしまっているというのとは異なる。

患者は希望を「自分の言葉で言う」。Dさんは患者の希望を聴く。患者とのあいだはそういう関係である。透析室における患者への干渉とは逆向きの、患者から看護師が受け取るベクトルである。受け取られた希望を実現すべく、医療者・介護者間の「交渉」が行われる。

M　もしも地域に落とすようになれば、あるべき姿ですよね。

D　そうです。そういうふうに変わっていかないといけないので、そこを少しやってみたい。

M　なるほどねえ。

D　ですかね。でも私、感動したんですよ。一人でもうほとんど歩けない、慢性病といいながら認知症も入ってるから老年の領域もあるんですけど、まあ、そこの境界線、グレーゾーンなので、まあ、いわゆる非がん〔がんではない患者〕であるっていう、その人を捉えたときに、「あ、こんな人でも一人で生活できるんだ」って思って感動したんですよ、私は逆に。

枠組みのなかでは、こんな人はやっぱり施設で暮らさないといけないんじゃないかってどっかで思ってた自分もいたので。ですし、病院だったらそういう人をたぶん施設送りにしてたと思うんですね、今までだったら。そういう話し合いを…「もう無理ですよね」みたいな感じで話をして…じゃあ次の病院を考えましょうかっていうふうに今までは急性期病院ではやってきたので。

でも実際、なんとか福祉を…まあ妥協点もいっぱいあるんですけど…福祉をすれば、工夫をしたり、**ちゃんと話し合いをしてやっていけば**、そういう人でも家でみれるんだなっていうふうに思って。まあ、でも結局、その**ごちゃごちゃした**感じはすごい大変だったので。［二回目10］

透析室時代のDさんは医療制度の内部で思考していた。そのときは単に思考が制度中心であっただけでなく、実際に行われる医療も病院から病院へと、制度から制度へと移動していくような運動だったのである。制度の連鎖から逃れることができないのだ。

ところが在宅で生活を中心に思考したときには、実際の運動も家中心になる。制度の外部が開かれる。そしてDさん自身にとっても病院の外部に出ることで初めて気がつくような可能性だったのだ。

この行為の組み立ての可能性と患者の主体化の可能性を発見したことを、Dさんは二回「感動した」と語っている。外部に出てみることでしか、外部で何ができるのかはわからない。一回目と二回目のインタビューでは職場が変化するだけでなく、Dさんの考え方も大きく変化しているが、それは場が要請する行為が異なるからである。ここでの思考とは、心理状態や性格といったものではなく、行為の方針を組み立てることである。状況が大きく変化すれば思考も変化するのだ。

そして在宅でという希望を実現するためには、「ちゃんと話し合いをしてやって」という条件がつく。病院でも話し合いをするが、それは転院という結論が初めから決まったうえでの形だけの話し合いであるとDさんには感じられている。在宅の「ちゃんと話し合い」は、患者の希望に沿って、できることをこれから探していくという、これから行為を作り出すための話し合いであり、結論はあらかじめ見えない。それゆえ「工夫」が必要である。「ごちゃごちゃした」複雑さのなかでシンプルな方針を見つけ出す作業である。

「話し合い」と「交渉」というパートナー間の調整が、在宅医療が成立するための条件なのである。病院に依存する場合は、病院から病院へと機構の仕組みに従って患者が送られていく。このとき主体は機構・制度であって、人ではない。秩序の自動運動に対抗するためには、当事者たちが話し合うことが有効なのだ。

1-5　リーダーシップ——状況のダイナミズムの結節点

多数の医療関係者間の交渉はしかし対等のものではなく、中心点を持つ。

D　えっと、合同カンファレンスみたいなのありますよね、〔病院から家に〕帰るにあたり、病院内で。医者もなかなか厳しいですし、なんかこう、病院に呼ばれていくんですけど、なぜか訪看の看護師がリーダーシップをとっていることとかが……その現象がまたおもしろくってですね。「なぜこうなるのか？　病棟の看護師は何をしているのか？」とかまあ、私ももちろん逆の立場でしたから思いますけれど。

「じゃあ、この人はもう、〔在宅での看取りを目指す〕緩和という方向で」っていうふうに。「で、いいんでしょうか」っていうことを〔私たちが〕言ったら、「あなた何を根拠に緩和なんて言うんで

すか〔まだ治療できるのに〕」って医者に〔言われる〕。やっぱり、がんじゃない病気に緩和ってい
う言葉を〔使うのを〕嫌悪する医者もすごい多いみたいで。それは私の数少ないデータですけど。
がんはすごいステータスがあっていいですね。やっぱり予後が、余命がもうすぐわかるので、うん。

M そっかあ。

D 何が、どこまで治療して、どこから緩和？　結局治療も緩和になるっていう考えも、もちろん
あるんですけど。なんかそこのバランスが…比重ですかね…やっぱり難しいですね。

いわゆる訪看はその人が帰ってくるから全部調整しないといけないし、あいまいにそんなカン
ファレンスをされたら困るわけで、詰めるところは詰めておきたいわけなんですけど。うん、その
リーダーシップを訪看がとらないといけない状況が、やっぱりまだ悲しくってですね。やっぱ
り病棟にいるあいだに、「この人はこういうふうに過ごしたいと言っています」の一言を、訪問看
……あーっと病院の看護師が言ってくだされば、私たちもそれをすごく明確にわかるんですけど。

それこそ、その〔訪問看護ステーションの〕所長は切れる人だから、ベッドサイド行って患者さ
ん見て、やっぱ厳しそうやなとか、なんかやっぱわかるみたいですね。察知、なんか匂いですか
ね、わかるみたいで。あと、家族とちょっと話して、その一瞬で、なんかつかむみたいですね。そ
れで、なんかもう情報とか全然もう看護師とかないので、医者からの情報だけだったり。うん、ま
あ、ソーシャル……えーと、ケアマネージャーなり、病院の医療ソーシャルワーカー、ＭＳＷ、あ
の人たちのほうがよく見てたりしますね、逆に。

M ああ、家族とそういう……

D よく知ってます。面談もしてますし。そういう人たちの情報のなかで、どういうコースを作っ

ていくかみたいなのを、そこで読む。なんか察知して、最低限詰めておかないといけないことをそこで詰めて、もう一回家に帰って詰め直して、みたいな。

M　じゃあ、そのなかで今Dさんが、特にどの部分に関わりたいというか。

D　人のつながりをちゃんと作って、利用者さんが、家でどういうふうに過ごしたいかっていうところを、まあ、ちゃんと調整して、実現できるようにサポートしたいですけどね。

M　うーん、まあ、なるほど。

D　実践の部分ですかね、そういう意味では。実践と、まあ、交渉っていう役割も、まあ。［二回目13–15］

一回目のインタビューで登場しなかったもう一つのトピックがリーダーシップである。交渉は「リーダーシップ」という焦点を必要とする。「交渉」のリーダーシップは訪問看護師がとるのだ。一七〇頁から始まる引用［二回目8–9］でも、最終的に在宅医療でのルールを決めるのは看護師だった。

Dさんは「なぜか訪看の看護師がリーダーシップをとっている」と言い、「なぜこうなるのか？　病棟の看護師は何をしているのか？」と半分冗談で語っている。ところが、Dさんの語りからは訪問看護師がリーダーシップをとるのはある意味構造上の必然であるように見える。その理由を箇条書きにしてみよう。

（1）まず話し合いの方針は患者の希望に基づくのだが、「こういうふうに過ごしたいと言っています」と病院の看護師が聞き出していない。おそらく入院中は患者の家での希望は見えないし、聞く必要もないのだろう。

（2）そもそもこの希望を聞き出すことを必要としているのは、実際にケアを担当する訪問看護師だ。

病院では医療技術が主体になり、必要な看護はあらかじめある程度決められている。医療のシステムの作動から見たときには退院したあとの生活上の希望は視野に入らない。

（3）そして患者からしても「こういうふうに過ごしたい」という自身の希望は、実際にケアをしてくれる人へと語られるはずだ。

（4）患者本人、家族、病院、役所、ヘルパーなどさまざまな制度や当事者すべてと関わりながら、さらに実際に患者の世話を主に行うのは訪問看護師なのであり、であるとすれば当事者間の交渉を行い、状況を調整して方針を決めざるをえない位置にいる（「いわゆる訪看はその人が帰ってくるから全部調整しないといけないし、あいまいにそんなカンファレンスをされたら困るわけで」）。それゆえ、たとえば病院のソーシャルワーカーのほうが状況をよく知っていたとしても、訪問看護師が主導権を握るのである。

（5）しかも訪問看護師は病院と家の双方にまたがる。「〔病院で〕詰めて、もう一回家に帰って詰め直して」と、病院と患者宅と両方での交渉をまとめ、両者をつなぐ位置にいる。こうして空間的にも、ケアを組み立てる位置にいるのが訪問看護師なのである。

（6）さらに能力からしても訪問看護師が中心になる。「やっぱわかるみたいですね」「一瞬で、なんかつかむ」と状況を瞬時に把握して可能性を見極めることができるのは、Dさんの語りのなかでも上司のベテランの訪問看護師である。おそらくここには訪問看護師という職種に固有のスキル、名人芸がありそうだ。

詳細には語られないが、複雑な状況で複数の当事者がいるなかで、希望の実現のためにシンプルなケアを組み立てる。全般的な状況のなかで「よく生きる」ことを考察すること、つまりアリストテレスがフロネシスと呼んだような知恵を要請している。★2 これは訪問看護の現場に身を置いてみて要請される機能なのであろう。病院のなかで患者の生活の外から考える場合と、在宅で医療と生活の接点で仕事をする場合の違いである。この変化は、医療規範を中心とした思考から、生活中心の思考への変化と連動する。

さて、この引用の初めにはDさんの目には個人のリーダーシップに見えていたものが、実はもう少し別の現象だということが次の引用の最後にわかる。

M なるほど。だから今のお話からすると、訪問看護師さんがなんか主導権を今はとってるわけですよね。

D そうですねえ。

M Dさんは病院側がとるべきだと思ってるんですよね。

D いや、病院……だから別に誰でもいいんですよ。いわゆるそこにいた人の、得意な人がとればいいと私は思っていて。私、看護師がリーダーシップをとらないといけないとはまったく思っていなくって、その人を一番よくわかってる人がやればいいと思うし。なので、そういう人がいれば、そういう人にお願いしたいし、私も乗っかりたいんですけど。まあ、誰もいなければ、やらないといけないだろうなとは思いますし。ものすごくできる医師だったら、そういうこと、たぶんスマートにやってのけるというか、そういう人もいますしね、おそらく。
なので、まあ、状況しだいですかね、それは。リーダーシップをとるというよりかは、どう関係性をそこで作っていくかみたいな、ですかね。［二回目15］

リーダーシップは「得意な人」「その人を一番よくわかってる人がやればいいと思う」のだが、実はそれはリーダーシップではない。「リーダーシップをとるというよりかは、どう関係性をそこで作っていくかみたいな」、看護を調整する「交渉」が訪問看護師を中心に回るため、人物に焦点を当てたときに、訪問看護師によるリーダーシップに見えるということなのだ。

共同での行為の組織化を軸に眺めたときには、関係者間の関係を作っていくプロセスが主で、その結節点に訪問看護師がいるということなのだ。それゆえ当事者間の組織化の結節点が「リーダーシップ」に見えるのである。つまりリーダーシップとは、複数の意図の組織化の結節点で生じる機能のことである。

2 行為主体の作り直し

2-1 「巻き込まれてもいいんかな」

ここまでがインタビュー前半で〈雑談〉として語られた部分の分析であるが、ここまでで重要な論点はすべて登場している。本来の内容となるはずだった以下の部分は、ここまでの〈雑談〉のまとめである。

一回目のインタビューの最後でDさんは語気を強くして「〔患者さんが〕旅立ってほしいんです」と

語った。患者による看護師への依存は医療の権威への積極的な従属であり、生活上のやりたいことを妨げるがゆえにDさんは患者が依存することを強く避けようとしていた。ところが、そのあと半年後にいただいたメールのなかで、その部分に変化があったと書かれていたことが二回目のインタビューをお願いするきっかけだった。

一回目のインタビューでは、医療の規範から自由になっていかにして患者が生活上のやりたいことを実現するかがテーマとなっていた。医療からの離脱が問題になっていた。しかしDさんも医療の機構の一部であるから、Dさんへの患者の依存は倒錯的な制度への従属（規律権力）として感じられていたのである。「旅立ってほしい」とは、医療への従属から逃げてほしいという希望である。そのためにはDさんの存在は薄く匿名的になる必要がある。

ところが二回目のインタビューのときには、Dさん自身が在宅の看護師として病院の制度よりは家庭に近い場所にいる。少なくとも医療制度と家庭での生活との境界線上で両者をまたぐ位置にいる。リーダーシップすらとる。Dさんは、生活のなかで患者がやりたいことを実現するために必要な要素となる。それゆえDさんのために患者が何かをすることは、もはや規範への従属ではなく生活のためである。だから「〔患者さんに〕巻き込まれてもいいんかな」と思うようになる。

M　あのー、で、何か少し考えが変わったってメールいただいた……

D　そうですね、あの、私もこう在宅してて一つ思ったのもあるんですけど……。看護師って、看護師がその看護を通して自己実現をしたい、っていう思いがすごく出てしまいがちで。まあ、存在証明したい人たちの集団やなって私も思っているところもあるので。そういうなかで、そういうのもあるから、私のために頑張ったとか言われたくないなって思ってきた部分もあるんですけれど。

ただまあ、今いろいろ考えたり、数少ない実践をしていくなかで、私もそこに巻き込まれてもいいんかなっていうところも少し思ったり。

M　巻き込まれる？

D　うん、この人、患者さんにとって、一人の大切な看護師であったりとか、まあ、そういう存在になって、その人の生活をサポートするっていう覚悟を持ってやれば、ま、それもありかな、というふうに最近思うようになりましたね。

M　えーと、それは、在宅をされて。

D　もちろんそれもありますし、今までの実践を振り返って、どっかで責任を持ちたくないっていう思いもあったのかなっていうふうにも思ったりして。患者さんが私のためであり、看護師のためと言って、生活であったり、まあ療養をうまく乗り切っていけるのなら、それはそれで、まあ、ありなんかなというふうな気持ちになってますかね、今は。［二回目23］

一回目のインタビューの冒頭で患者に「入り込みすぎてしまう」と語っていたときには、規範による患者の生活への侵入を心配していたのだが、訪問看護師は規範を体現しているわけではないからもはやその心配の必要はない。生活に入り込むことをDさんは端的に「覚悟」と表現している。生活を妨げてしまわないようにという外からの配慮から、生活のなかに巻き込まれてでも生活を支えるという「覚悟」へと変化するのである。

病棟では透析室のベテランで指導する立場にあったが、機構の歯車の一つだった。真の行為主体は透析室の空間だった。在宅では新人だが、多職種と当事者をまとめて調整する行為主体となる。患者が主体となるのと並行して、Dさんは医療制度の外側あるいは外縁部で主体形成する（同時にDさんは家庭という空間に接近していって外縁部に張りつくことにもなる）。

一回目のときも患者の生活をどうやって支えるかということはテーマだったが、Dさん自身は病院のシステムのなかに位置どりしながら、患者の生活の外から考えていた。病院のシステムのなかで患者から「私のために頑張った」と言ってもらう看護師の「存在証明」は、背後で働く医療システムとの関係において行われる。「看護師さんのため」という患者の言葉は、医療規範へと自ら従属して生活を犠牲にしようとする倒錯だと、以前のDさんには思えていた。このとき看護師の自己実現は、患者の希望と対立する位置にある。患者が看護師の自己実現のための手段になってしまう。逆説的ながら、透析室で依存という二者関係に入ることで、非人称的な規範へと従属し主体性を失うことになる。

訪問看護で生活のなかで患者と関わるときに、「覚悟」と「責任」という視点が生じる。透析室では患者が看護師のためと思っても、実際に患者を支えるのはシステム全体としての医療であったので、看護師個人が主体となっているとは言いにくかった（透析室で市民への相談窓口を開いたDさんの試みは、主体化の試みでもあったのであろう）。在宅では一人ひとりの関係者が支えるのである。

訪問看護では巻き込まれることの意味が大きく変化する。看護師を介した医療のイデオロギーへの依存から、看護師が患者の希望の実現のために責任を持つ状態へと変化する。そのための基準はシンプルで、生活を支えることがうまくいくことである。

透析室で「看護師さんのために」というときには生活が忘却されていた。訪問看護では、複数の行為者が一つのシンプルな看護を作り上げるなかで、お互いに主体化していく。「ありがとう」という言葉は、透析室のときのような規範に自ら従属する依存ではなくなり、患者が看護師の助けを借りて主体を維持できたことへの感謝となるのである。★3

2-2　関係性のなかの一人

D　医療中心のなかで私のためと言われるのは…やっぱり今でもそれは嫌なんですけど…本来私がその人の生活を支えて、向こうも支えらえて、ま、あの、うまくいってるって言ってくださるならば、それの言葉はありがたく受け取って。やっぱり、なんか関係性のなかでしか生きていけないんだなってすごく思うようになったのが、この半年ちょっとの学びで。

私もその関係性のなかの一人として、まあ、やっていこうかなっていう覚悟が、明確になったって言うほうがいいんですかね。もしかしたらちょっとあいまいだったのかもしれないですけど、このときは……前お話したときは。たぶん言ってることはあまりさほど変わりがないかもしれないですけど、私が自覚をして、まあ、そういう一人になってもいいんかなっていうふうには思いました、最近は。［二回目23-24］

「医療中心のなかで私のためと言われる」のは医療の規範への従属を意味するので嫌だが、患者の生活のなかにDさんが入って支えて「うまくいってる」状態であれば、Dさんのために患者が気を遣うことも許容するようになっている。

このことはもう一つの大きな変化と連動している。今までは患者とDさんとを分離して、両者が自律した主体であるとして考えていたのだが、そのことは幻想だと考えるようになっているのだ。Dさん自身も「関係性のなかの一人」として生きているというのであり、巻き込まれないわけにはいかない。患者も自律して旅立つというのは幻想なのであるし、傍観者のように外から状況を眺めるDさんの位置どりも幻想なのである（傍観者的視点は一回目の重要なモチーフだったことを思い出そう）。

透析室で、場を動かす隠れた主体は医療器械と透析室の空間だった。ところが在宅では、関係を結び交渉する当事者一人ひとりが場を動かす主体となっている。そして行為する主体となったときには、逆に自律した一人の個人という主体は消える。透析室という非人称的な主体から、訪問看護での人格的な行為主体へと移行したときに、むしろ主体は複数間のネットワーク状のものになる。看護師個人の主体化は、患者と援助者のチームという集合的主体の成立と連動するのだ。

M　なるほど。それは……今もしかして、たとえば透析室に戻ったとしても、そう……

D　思うと思いますね。まあ、ただ**やっぱり**ここ〔一回目のインタビュー分析〕に書いてあるように、あ、でもどうかな、「あなたのために体重頑張ってきたわよ」って言われたら、素直にありがとうと言ってしまうかもしれないですね、今だったら。

M　ああ、そうですか、そういうのは大きな変化ですね。

D　うん、どうしてでしょうね。まあそれで、まあもちろんそこで、うまく、その人の認知が変わっていけばっていう期待はもちろんありますけど、最初の取っ掛かりがそれであっても、そこは受け入れてもいいのかなっていう思いは少しありますかね、今は。

M　で、取っ掛かりっていうのは、どこに向かえばいいの……

D　えっと、患者さんが自立して、自分に必要だと思ってやっていけるようにと思うんですけど、でもそれさえも幻想かもしれないなと思って。その…なんか…うーん…まあ…誰かのために生きるとか、誰かのためにやりたいと思うのは、本来人間がみんな持つものだから、まあ、そういうのがあってもいいのかなと思いますかね。なんか執着し合わ……そこにまあ、なんか変な依存関係とかがなく、また……そうですね、あいまいですね（笑）。

M　ああ、いやいや。あの、すごいおっきな変化があったんで、どう……

D　どうしてでしょう。どうしてでしょうね。私が**やっぱり**、自己……意思決定とか、自己決定って、なんか、こう、一人でやっていかなあかん、一人でしていくべきものだと思っていたけれど、**やっぱり**、その、人と人との関係性とか、たまたまいた人のめぐり合わせだったりとか、そういったところで、一番どうしたらいいのかっていうのが決まっていくっていうことを目の当たりにして。まあ、その幻想は捨てて、私もその人の人生をなんかこう考えて、一緒に決めていったりとかすることに関与していかざるをえないというか。まあ、そういうものなんだなっていう、人生そんなものなんだなっていう気持ちですかね。わかりませんけど。（数秒沈黙）

M　いや、でも、なんか、おっきく変わった……

D　うーん、私のなかではね、連続した先にあるものなんですけど。……その、「旅立ってほしい」の〔中味が〕だからまったく一八〇度変わったというよりかは…うーん…ま…自分が認めざるをえなくなったみたいなところなのかな。自分がそういう意思決定に関わってるっていうことを、もう認めざるをえなくなったというか。意思決定っていうか、そういう患者さんがどうしたいかっていうところを、私も**やっぱり**関与してきたんだなっていうことに気がついたっていうのがシンプルですかね。そこを認めたのが一番……（沈黙）〔二回目24–25〕

一回目のインタビューで「Dさんのために」と患者が語ったとき、『患者が医療規範へ従うことをDさんが望んでいる』と患者によって想定されている。つまりラカンの言葉を借りるなら医療規範が幻想上の大他者となり、間接的にそこに従うという「変な依存関係」が成立する。★4

二回目においてはたとえ「Dさんのため」といっても、〈背景にある医療規範に実は従っているのだ〉

というような複雑なことは持ち出さずに、〈患者さんの希望を実現する手伝いをしたことへのお礼である〉と、シンプルに考えるようになっている。在宅では単純に共同で希望を実現するのであり、生活と目の前のリアルな他者たちとの関係が見えるのだ。幻想的な大他者は、生活のなかでやりたいことについて話し合うというシンプルな手段によって失効するのである。

ここでもリアルさとの出会いは、四回の「やっぱり」という、自然な流れが持つ必然性を表す言葉で表現されている。どのように看護を組み立て、どこを目指すのかはそのつど新たに見つけ出さなければいけない。

自然で必然的な流れのなかではしかし、やりたいことすらあらかじめ決まっているわけではない。「やっぱり、その、人と人との関係性とか、たまたまいた人のめぐり合わせだったり」、偶然の出会いのなかで生まれていくものなのだ。

すべては未決定である。しかし偶然性のなかに必然的な流れがある。そしてDさんは最後に、実は透析室でも自分が患者の生活に巻き込まれていたし、そうとしてしか看護がありえないということに事後的に気がつく。「やっぱり」とはリアルな状況との出会いの痕跡であり、「やっぱり」との関係で導き出される行為は生活に即しているのである。

第5章

Cさんの語り

抗がん剤の存在論

がん看護における告知と治療

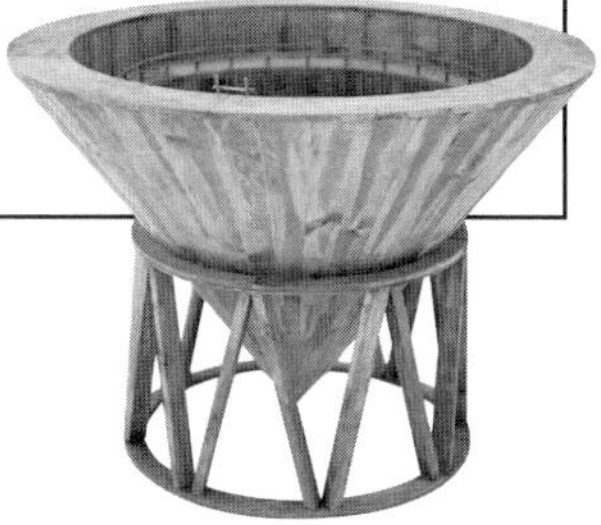

1 病名告知のショックと回復

1-1 信じられない

Cさんはがん看護専門看護師である。[★1] Cさんは緩和ケア専門の病棟を持たない総合病院の一般病棟に勤務し、さまざまな科のがん患者について、告知から終末期にいたるがん医療のすべての段階に立ち会っている。インタビューは二回行った。二時間ほど行った一回目のインタビューで語られた内容を、二回目の一時間半ほどのインタビューで確認するという形をとった。[★2]

まずはインタビューのなかからまだ治療が可能な場面での看護について語られた部分を取り上げる。治療が不可能になった場合のいわゆるターミナルケアについての語りは、次の第6章で議論したい。本章では病名告知の受容にいたるプロセス、そして治療の開始という二つの主題を論じる。

C ほとんどの患者さんが、**信じられない気持ち**でいっぱいなんですね。告知を受けたところから、治療を受ける前の時点になってもまだ、自分ががんだということは**信じられない、受け入れられない。**うーん…あの…そういう方が多いので、その時期に、こちらからいろんなことを伝えても、入っていかないんですよ、患者さんには。**なので、**できるだけ患者さんが思ったことを表出してもらえるように、とにかく私は聴く姿勢でいます。何でもいいので聴く。で、こちらから伝えるっていうことはほとんどなくって、ただ、あの「いつでも聴くから。いつでも私たちがいるから、みんなでこれからどうするか考えましょう」っていうことと、「私たちがサポートするから」っていうことを、伝え続けます。〔3〕

がんの診断告知は死を連想させるため、ほとんどすべての患者がショックを受ける。[★3] 本書では、このような状態を〈困難な現実〉〈受け入れがたい現実〉による触発と呼んで概念化してきている。本書では一貫して、自分自身の存在が抹消されたり排除される危険が切迫することが、さまざまな形で問題になる。

がんの診断告知においてしばしば言われる「受け入れられない」とは、自分ががんに罹患したことが「信じられない」という経験である。この「信じられない」という簡単な言葉は、しかしよく考えると難しい。

がんの診断を信じないにもかかわらず、患者はこのあとこの診断にショックを受け、Cさんの話が入っていかなくなる。つまり信じられない人は、自分ががんであるということをむしろ意識し続けているのである。がんの存在をまったく信じなかったとしたら、これまで通りにがんを忘れて平然と不安を感じずに生活を続けるだろう。つまりがんになったことは「信じられない」が、一方で信じているのだ。

「信じられない」が不可能の表現であることに注意しよう。単に存在を否定しているのではなく、自分の身体に実在しているかもしれないとわかっているものを拒絶している。存在するともしないとも決められない、この奇妙なあり方こそ、受け入れがたい現実による触発の特徴である。[★4]

1-2 「怖いことは心のなかから追い出して」

病を信じられない段階の経験をもう少し詳しく見てみよう。

M そうすると、告知の際にお話を聞くのと、治療の過程で患者さんのお話を聞くのと作業が違うんでしょうか。

C そうですね。あの、人によるんですけども、最初のがんという段階を受け入れられない人は、どの段階でもずっと一緒なんです、気持ちのうえで。とにかく完全に体からがんを追い出すってとこしか、もう心が向いていないので、あの、ずっと一緒です。でも、告知の時点で、自分はとにかくがんだから、このがんと向き合って…うーん…なんとかして、なんとか生活していかなくてはいけないって切り替えが早いうちからできた人は、だいぶ気持ちの切り替え方っていうのが変わっているなっていうのは感じます。

M 追い出そうという考え方はだめなんですね。

C そうですね。なかなか…うーん…多いんですよ、そういう方が。あの、がんを専門にやってる人間から言うと、がんって治らない病気なんですね。ただ一般の方は、治療したら治るもんだっていうふうに思われるんですね。で、医師からそういうふうな説明はされていないんですけれども、やっぱりその、医師から言われた怖いことは心のなかから追い出して…うーん…いいところだけを患者さんは心のなかに残して、っていうような。患者さんの気持ちのなかで、いいことと悪いこと、自分にとって脅威になることとそうでないことが、知らず知らずのうちに選別されているみたいで。

M　ああ、なるほど。おもしろいですね。がんも追い出そうとされるし、言葉も追い出そうとするんですね。

C　そうですね。とにかく自分自身を脅かすものを、とにかく寄せつけないっていう。

M　そういう方**には**どうされるんですか。

C　そういう方**は**、私自身も脅威になりえるんですね。がん、がんっていう……がん看護を専門にしている看護師って最初に言っているので、私の姿を見ただけでもう「話すことない」って言われる方もいるんです。［4-5］

がんが「信じられない」ときは、がんという病を意識から排除しようとする。このとき患者は医療者による説明を排除し、さらには医療者自体を排除しようとする。恐ろしい現実の否認、「なかったことにする」メカニズムが働く。★5 ただしがん告知の場合は、病そのものは完全に忘れ去ることができずに、「信じられない」というあり方において意識され続ける。患者は、がんによって生から、そして世界から排除される恐怖を感じるのだが、これに対してがんを排除することで対抗しようとしている。

さらには病を排除することで、病気の説明だけでなく、医療者までをも排除する。家族とも病について語り合うことはできないわけであり、こうして患者は、病に対処するための対人関係を形成することができなくなる。さらには治療という、病に対処する行為を組み立てる準備ができなくなる。

受け入れがたい現実は、対人関係と行為の形成を阻害するのだ。

1-3 患者の表出を聴く——小さな共同体を作る

初めの引用でCさんは、自分の語りが患者さんに「入っていかない」、「なので」「聴く」と語る。Cさんが〈語ること〉と〈聴くこと〉とのあいだには、「なので」とつながるような因果関係は本来ないのだから、これは奇妙な論理である。

Cさんが行う病についての語りは、患者に「入っていかない」。「怖いことは心のなかから追い出して…うーん…いいところだけを患者さんは心のなかに残して」、すなわち病について不安があるときは、不安を強化するような言葉を排除しようとするのである。現実による触発はこうして孤立した想念を生む。そしてこの想念は、(不安を惹起する)言葉を排斥する。そこでそのような言葉をもたらす看護師Cさんも排除されるのである。

C そういう方は、私自身も脅威になりえるんですね。がん、がんっていう……がん看護を専門にしている看護師って最初に言っているので、私の姿を見ただけでもう「話することない」って言われる方もいるんです。ほんとまれになんですが。そういう場合は、病気の話をせずに「おうちに帰ったらどういうことをしますか?」とか、ま、普通の、病気じゃない、全然病気とは関係のないお話をして、で、立ち去っていく、っていうことをします。あえて。[5一部既出]

このとき「全然病気とは関係のないお話」をすることによって、病に対する不安に閉じこめられて、小さくなった患者の世界のなかにCさんは入り込む。その小さな世界のなかで発せられる語りを聴き続けることで支えを作り、コミュニケーションの場を作り直す。病という現実は、いったんは周囲の対人関係と語りのネットワークを停止させたのだが、まさにCさんは病の想念と不安をこそ共有しようとすることで、ネットワークの可能性を作り直す。この作業が「気持ち的に一緒にいる」ことであり「聴く」ことである。

この聴く作業は三つの運動から成り立っているように思える。

患者さんが、語り尽くすまで聴く――聴く作業❶

C　ベタな言い方ですけど、その人らしさを取り戻す、までは、絶対に、**気持ち的に一緒にいる**ようにします。
M　気持ち的に一緒っていうのは、どんな？
C　……たとえば、その、うーん、自分自身のことを、すごく親身になって…くれる…看護師…で、いようと思います（笑）。患者さん自身がそう思ってくれる看護師でいることを意識して、患者さんと関わるんです。具体的には、ほんとに患者さんが言いたいことを、聴く。で、患者さんが、語り尽くすまで聴く（笑）。それで、そのうえで、患者さんが、かなり満足されるんです、その時点で。「聴いてもらってほんとに気持ちがすっきりしたし、気持ちが安らいだ」っていうことをおっしゃって。
そのうえで、「でも、また、いつでも私は話を聴きますから」って、「いつでも連絡してくださいね」っていう声をかけておくんです。そしたらほんとにいつでもかかってくるんですけれども（笑）。はい。〔6〕
「ほんとに患者さんが言いたいこと」とは、病の不安のなかで感じていることのすべてであり、もし病についての話題は回避していたとしても、間接的にはがんという現実に対する反応である。回避もまた、受け入れがたい現実による触発の一帰結である。

ショックを受けている段階においては、たしかに現実はその全体において引き受けられてはいない。病そのものは回避されているかもしれない。しかしそのときの触発のインパクトの全体を「語り尽くす」ことで、語りと対人関係の枠組みのなかに据え直すことがCさんにとっては看護行為の出発点となる。

感情移入ではない——聴く作業❷

「気持ち的に一緒」というのは一見すると、ごく日常的な意味での感情移入であるが、それとは微妙に異なるものとしてCさんはこれを方法化している。

C　私自身も二四時間は働けないので、ある程度話を聴いたら、患者さんのほうが「あ、ごめん」みたいな感じで（笑）、気づいてくれる。それをやって、っていう感じですね。

M　大変な……しんどいですよね。

C　まあ、しんどいっていうよりは、自分がしんどいっていうよりは、患者さんのしんどさを一緒に背負うっていうようなイメージです。〔6〕

一見するとCさんの実践は心理臨床と似ているのであるが、予約と時間制限がある心理臨床とは異なり、いつでもいつまでも患者の語りを聴き続けるという実践が語られている。徹底的に聴くことで、患者の経験をできる限り追体験し、そこに居合わせるという実験をしているかのように私は聞こえた。

感情移入と言ってしまえば簡単なのだが、Cさんがどこまでそれを技法として徹底しているかについては、のちほど明らかになる。あたかも感情移入の果てで自我を滅却するときには、バーンアウトする自我すらなくなって，実践が継続できるかのようである。自我が滅却するほどの感情移入のなかで，Cさんは主体を形成するかのようである。

ポイントは，患者の経験を患者の身になって追体験することである。徹底的に追体験して相手と一致したとき，「同情」は生じないのかもしれない（Fさんのインタビュー（七九頁）を参照）。「同情」は他者に対して起きるのであり，自分の身に起こっているときは感じないものだからである。

のちの私信でCさんは，これは「患者さんの感情に巻き込まれることではなく，患者さんの体験に巻き込まれること」だと強調していた。体験へとシンクロする技術，自分の個人的な感情を持ち込むことなく，患者の体験を内側から生き直し分節していく技術である。

C　うーん，そうですね…なんか…そうですね。〔がんを専門とする前に〕以前病棟で働いてたときは，次はあの患者さんのあれをやって，これをやってって，もう先々のことを，ワーッと…この目の前にいる患者さんのことを考えるんじゃなくって…次のことを考えてるんですよね。そういう反省もあったりして。で，ここ何年かは，もう目の前の患者さんに集中するっていうことを，意識してやっています。〔二回目A5〕

他科の看護師は，複数の業務と多くの患者の症状が刻一刻と変化するなか，チームで滞りなく看護を行っていかなければいけない。そのため常に周りの患者たちと同僚たちの様子に気を配りながら，さらに一歩先読みしながら行動する（西村・前田 2012）。そのため今，目の前にいる患者に全身全霊を傾けて集中するというCさんの実践は，お勤め先の一般病棟のなかでは例外的なものになる。

追体験を患者が感じ取る——聴く作業❸

ただし追体験しただけでは不十分である。Cさんによる追体験を患者が感じ取らなくてはいけない。

C　私が聴くだけだったら一方的なものですよね。なんか患者さんにとって、「聴いてもらってる」って思ってもらわないと意味がないんですよ。だから…うーん…なんて言ったらいいんでしょ。心を入れて聴くじゃないですけど、たぶんねその、私自身が心を入れて……。なんか別のことを考えながら聴いて、その様子を見ても患者さんが聴いてもらっていると思ってくれればいいんですけど、私、たぶん、それは感づくんじゃないかなと思うんです。［7］

「「聴いてもらってる」って思ってもらわないと意味がない」で、私は心理臨床の枠組みと、その背後にある母子関係の理論を思い出した。★6 Cさんに聴き取られることで、患者の語りはリアリティを獲得するのである。

患者の表出を看護師が徹底的に聴くことで、孤独な想念と不安をCさんが共有する。そしてその共有を患者が感じ取ることで、まさに「病」をめぐって語り合う場を作り出すことになる。病という疎外的現実とその効果としての孤立した想念（と周囲からの断絶）を起点としているため、ここで作られる対人関係は、今までの習慣的な対人関係とはまったく質を異にするものである。孤立を出発点として、新たな共同体を生成している。病を信じられない段階の孤立は、次節で論じる治療の共同体を形成するための出発点となる。

2 「新しいこと」としての病の受容

2-1 受容という名のサーフィン

看護師が「聴く」というサポートを徹底するなかで、告知を受けた患者はほとんどの場合、一時的なショックを経たのちに、病を受け入れることになるようだ。このとき病は「信じられない」ことではなく、「新しいこと」として「迎え入れ」られることになる。

C きっちりとした情報提供をして「今は吐き気っていうのはだいぶお薬で抑えられるようになってるんですよ」とか、安心感を与えるような関わりをしています。ま、治療の初めもそういう感じですね。患者さんが、**新しいこと**をどんどんどん迎え入れていかなきゃいけない。がん患者さんっていう…そういうその…**人生で初めて体験する**出来事を乗り越えられるように、それを支えるっていうお仕事をしているつもりです、自分では。[2]

患者は、病と治療という「新しいこと」を乗り越えることを迫られ、看護師はそのプロセスを支える。もちろん、人間が出会うすべての出来事はそのつど新しいと言うこともできるだろう。しかし同時に、日常の出来事の多くは、既存の習慣のなかで、ある程度決まった意味と位置を持つものである。それゆえに対処可能である。[★7] しかしがんは、今まで持っていた対処（了解）の枠組みを超える未知の現実として触発する。今までの経験を活用することはできない。

ハイデガーの議論と対照させることで、がん治療の特徴を考えてみよう。ハイデガーは『存在と時間』の前半で日常世界の構造を描いた。彼の議論をはみ出す「非日常」としてがんの治療をとらえると、わかりやすくなるだろう。ただし彼の特殊な概念はあまり使わないようにする。

ハイデガーは道具を使う行為（配慮 Besorge）を、出発点に置いた。[★8] 彼は、道具使用をめぐって形成される、道具と対人関係のネットワークの全体を「世界」と呼ぶ。[★9] 道具のネットワークは、道具を使う行為のネットワークと組みになって、最終的には生存（現存在の存在）を支える。[★10]

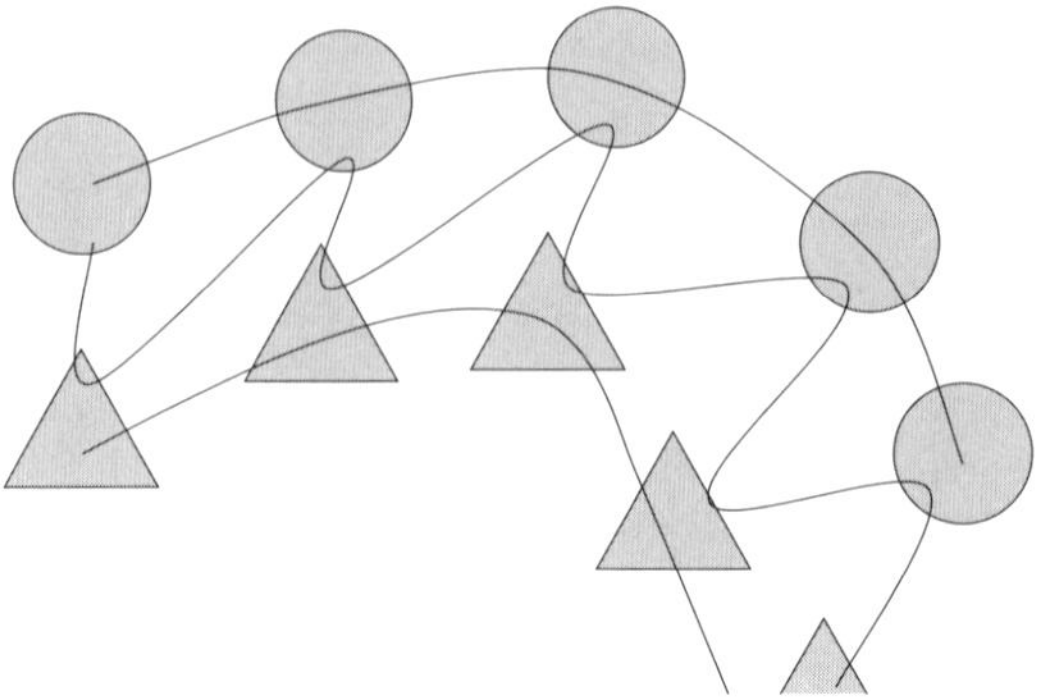

黒板、チョーク、机、いす、ノート、ボールペン、教室は、授業のなかで適切に使われることで一連の習慣のネットワークを形成する。黒板も教室もないのに、チョーク一つだけあっても使い道はない。そして学校というネットワークは家庭や社会という別のネットワークへと接続し、最終的にはある人の生存を支える。道具が連鎖してネットワークを作り、人間がそれを使いこなしながらネットワーク全体を作動させる状態を、ハイデガーは「世界」のイメージとして持っていた。上図は上の丸を道具の連鎖、下の三角を行為の連鎖と考えたときの世界のイメージである。

さて、がんの特異さは、まずは「信じられない」として、対人関係と対処がうまくいかなくなることとして表現されていた。がんが「信じられない」ときには、世界のネットワークが停止する。つまり習慣的な行為のネットワークが停止する。がんは既存の習慣には取り込めない異物であり、このように異物と出会ったときには対処ができないので習慣全体がまひする。そのような新たな状況のなかに投げ入れられることが、患者は「信じられない」のである。

しかし信じられなかったとことを、「新しさ」として経験するときには、病はすでに「迎え入れ」うるものになっている。つまり初めは今までの習慣のなかに受容できなかったものが、治療による対処という形で受容されているのである。あるいは薬や医療が新たな道具として導入されることで、習慣の秩序が作り直されるといってもよい。

このようにして、対処（了解）可能性を超える出来事を、新たな対処の可能性のなかに取り込むとき、がんという「信じられないこと」はがん治療という「新しいこと」に変化する。「新しいこと」に直面するなかで、道具のネットワークと対応・使用の可能性を作り直していくこの主体形成のプロセスのことを、松本佳菜子さんは「波に乗ってサーフィンをするような」と表現してくださった。★11

患者も看護師も、現実のインパクトがもたらす状況の変化に応じて、波乗りのように自ら浮動しながら順応できることこそ受容であり、現実の受容に成功した主体とは、決して固定したものではない。この点を次に見たい。

2-2 「命の綱」とはどういうことか

病の経験が「新しいこと」だというこの表現が不意を突くものだったので、しばらく後で尋ねてみた。

M 「新しいことばかりなので」それを乗り越えるっておっしゃってて、これは今まで考えたこともなかったんですけども……そうなんですね。

C　たぶん人間なにか**新しいこと**って怖い、特に自分の病気に関してなので。しかもがんっていう死を連想させるような病気に関連して、次々起こってくることなので。患者さんにとっては、ほんとに、**命につながる**出来事ばかりなんですよね。実際に抗がん剤治療が「命の綱だ」っておっしゃる患者さんも多いですから、これを続けることで自分は生き延びるっていう思いを抱きながら治療を続けられたりとか、そういう方が実際に多いです。治療自体が……治療の点滴一つ何をとっても自分の命と直結するものなので、**初めて**それをするっていうときに、なんか特別なものっていうイメージがあるらしくって、はい。

　そうですね、普通の栄養剤の点滴とか、ただの水分補給の点滴ってわりとみなさん受けられたことがあったりするんですけども、なんかそれとは**まったく別**で、見るんですよね、抗がん剤の点滴を。

　で、で、なんか副作用が起こったりっていうことを、過剰に心配……心配は心配ですよね。実際、副作用出る方多いですので。あのー心配もされますし、自分自身何が起こるのかわからないっていう**どきどき感**っていうのが、常にある状況なんです、患者さんは。たぶん手術ができる段階で、手術で「がんが取れましたよ」って言われたとしても、次にまた再発するかもしれないっていう**どきどき感**っていうのがあったり。なんかそういうことを、自分自身の命を脅かしそうなことをずっと心配しながら生きるっていうのは、たぶんみなさん**初めて**の経験の方が多い。〔7〕

抗がん剤は、通常の点滴や薬とは「まったく別」の見え方をする。「特別なものっていうイメージ」があり、「命の綱だ」という位置づけを持つ。

先ほどは「信じられない」ものだった病を「新しいこと」として受け止めるプロセスが語られてい

た。しかし病そのものだけではなく、がんの治療もまた、今までの医療の経験とは「まったく別」の、人生で「初めて」経験する「新しいこと」である。このことを日常世界のなかでの抗がん剤の位置づけから考えてみよう。

そもそも薬は、道具の一例である。[★12] そして道具は必ず連鎖して、ネットワークを形成する。これが日常世界だった。ところが抗がん剤は特殊な働き方をする。いったんは壊れた道具ネットワーク全体を再編成するような、特異な道具として抗がん剤は登場するのだ。つまり、「新しいこと」としての抗がん剤その他の治療は、告知のショックでいったん停止した道具と習慣のネットワークのなかに、新たな治療や生活態度を導入することで、ネットワークそのものを組み替え直すという仕方で組み込まれる。箇条書きで整理してみる。

⑴薬は道具である

まず一般にあらゆる薬は、さまざまな器械やベッドその他の医療機器からなる病院の道具ネットワークのなかの不可欠なパーツであり、患者の存在を維持するという目的に資するという点でも、道具の定義に適《かな》っている。

⑵薬は身体を支える道具である

薬はたしかに道具だが、その作動の効果が、世界においてではなく身体において発現する点が特殊である。たとえば鉛筆であれば「書く」という効果を、ノートという別の道具上で生み出すことでネットワークを作っていく。しかし薬は、それを用いる身体で効果が生じる。

ハイデガーは表立っては論じていないが、道具はそもそも身体能力の拡張である（Leroi-Gourhan 1964/1965）。さらに薬は身体を世界へ向けて拡張するのではなく、内から補強する。言い換えると、効果が世界ではなく身体そのもので生じる。

⑶薬は身体を道具ネットワークの一部へと組み込む

それとともに、薬は身体において道具としての効果を発揮するので、身体自身を、医療の道具ネットワークのなかの一部として組み込む。[★13] 医療において患者の身体は、通常の道具ネットワークの場合のような作動の起点ではなく、作動の連鎖の一要素になる。

⑷抗がん剤は「命の綱」として道具ネットワークの終点を可視化する

次に薬のなかでも、特に抗がん剤の位置を考えてみよう。通常の道具にとって生命の維持は、広範な広がりを持つネットワークの遠く離れた最終目的であり、隠れていて目には見えない。たとえばボールペンやドライヤーが生存にとって保つ意味は定かでない。最終目的であるはずの生存の問題は、日常生活においては隠蔽されている。

ところが、抗がん剤は「命の綱」として生死に直結するように患者に思えることで、この道具のネットワークの終着点である生を直接指示する。それゆえ「栄養剤の点滴」のように身体を補強する普通の薬とは「まったく別で」、「どきどき感」があるのだ。「どきどき感」は、死という終着点が見えることに由来する。治療が「なんか特別なもの」として見えるというのは、このような背景を持つ。

もう少し詳しく考えると、抗がん剤は日常的な道具と行為のネットワークの終着点（存在、生）を示すとともに、「これを続けることで自分は生き延びる」というように、生と死のぎりぎりの境界線でバランスをとることで、日常生活全体を支える特殊な道具となる。世界の一要素であるだけでなく、世界全体の存立を支える特異点となる。多くの薬が、身体の存在はすでに前提としたうえでその維持に関わるとみなされるのに対し、抗がん剤は「命の綱」として身体の単なる維持ではなく存立そのものに関わる点が特異である。

抗がん剤は日常性と、死に直面した状態との境目を目に見えるようにする「道具」である。ハイデガーによると、不安においては物が手につかなくなり日常世界全体が意味を失う。[★14] このとき日常的な道具と行為のネットワークが無効になることで、死という限界が露出する。[★15]

しかし抗がん剤は単に不安をあおり、死を垣間見させるだけではないので、ハイデガーの議論を超える側面を持つ。というのも抗がん剤は、不安の「どきどき感」において死を可視化しつつ、再び日常世界を作り直す出発点となるからだ。病が不安に満ちているとはいえ「新しいこと」として受容され、治療が開始されたとき、抗がん剤は行為のネットワークを再編しつつ、かつ死を際立たせる。[★16]

この両義性に特徴がある。病への不安のなかで、いったんは対人関係と行為が壊れるが、抗がん剤は再び人と世界へとつなぐ契機として登場している。

2-3 治療もマイナス

「何が起こるかわからないっていうどきどき感」を経験するときには、世界のネットワーク全体が脱落し無効になる瞬間が垣間見られている。ハイデガーはこれを不安と呼んで、死への存在を開く契機であるとみなした。この新しさの持つ「どきどき感」は両義的な経験である。病そのものが新しいことであり、治療もまた経験したことのない新たなものであるという理由からだけではない。治療は「命の綱」であるにもかかわらずネガティブな意味を持つからである。

M そうすると、一方で新しいことがどんどんやって来るんですけれど、それと、何かが来るんじゃないかなってどきどきするってちょっと違うんじゃないかなって思うんですけど。あと、点滴とか、お薬があるイメージを持ってるっておっしゃってましたよね。病のイメージ、メタファーと逆なんですね。なんていうか、病に対するメタファーがあって、それとうまく整理できてないんですけど。

C　病に対するメタファーと、治療に対する……えっとね、病はマイナス、でも、**治療もマイナスなんですよ。**そうなんですよ。違うものなんですけど、すごく矛盾してるんですけれども、どっちもマイナスのイメージなんです、患者さんにとっては。

えっと、どう伝えたらいいんだろう。うーん、やむを得ず「ほんとはやりたくないんだけど、でもこの治療の怖さよりも、がんの怖さが上回る」っていうところなんですね。がんをこのまま放置して、みすみす死んで…なんだろうなんだろう…そのまま自分が命を絶えていく、がんに負けてしまうっていうよりは、「ほんとは嫌だけど、この治療を選ぶ」っていうそういう難しい選択をしながら生きておられるっていう感じですね。

M　その「やむをえず」っていうのは、なんでやむをえずなんですかね。ほんとは嫌やって、なぜ嫌……

C　やっぱり副作用があるし、病院にいなきゃいけないっていうのがあるんですね。あの、通院で最近は治療ができるって最初にお伝えしましたけど、たしかに通院ですが、やっぱり抗がん剤を打つために、毎週だったり、二週間に一回だったり、長い人だったら一か月に一回だったり通わないといけないんですね。

ある一定の期間、間隔を空けて通院して、抗がん剤治療を受けて、何時間か。……で、栄養剤の点滴みたいに受けたとたん元気になったらいいんだけど、受けたとたんしんどくなっちゃうんですね。

日常生活をこれまで普通に送っておられた方が、**生活の時間ていうのが変わってしまう。**普通に今まで、生活…仕事をしながらとか家事をしながらとか…そういうふうに普通に生活されていた方が、当たり前のことを普通に生活されていたのに、そのなかに、通院と抗がん剤治療っていうのが入っただけで、**生活の形態っていうのが変わっちゃう**んですよ。たとえば仕事をほんとに辞めなきゃいけなくなったり、家事も、しんどい期間はおろそかになってしまったり。すごくやっぱり、今までの生活から変えなきゃいけなくなってしまうっていうところがあって、なんとなく**生活を奪われた**みたいな印象があるそうなんです。［8-9］

この引用では、私がうまく質問できずにあいまいになってしまったことがオープンクエスチョンになり、かえってCさんから要点を聞き出すことができた。

患者は治療に際しては副作用と生活の制限を被る。病だけでなく、治療という新しいこともまたネガティブな意味づけをはらんでいるのである。病が不安を生み出すだけでなく、治療がネットワークそのものの作動を妨害する。患者は「生活を奪われた」、「生活の形態っていうのが変わっちゃう」と感じるのである。

まとめ直すと、抗がん剤をはじめとするがんの治療は、何重かの意味で際立っている。すなわち、

（1）道具と行為のネットワークの終点である死を可視化し、
（2）道具と行為のネットワーク全体の作動を支え、さらにはその存在自体を支え、
（3）道具と行為のネットワークの作動を妨害し、

(4) ネットワークが壊れたところからネットワークを再編成するのである。しかし生活は奪われる。いずれの項目もネットワークの存立の限界点を指し示す。

2-4 日常生活と死の境目で

治療という「新しいこと」は不安を伴うものであり、生活習慣を壊すというネガティブな意味づけを持つのであるが、しかしネガティブであるという仕方で患者は病と治療を受け入れている。そもそも治療をするという行為自体が、病を受け入れることによって可能になった行為である。

この場合の「受け入れ」とは、日常生活と死の境目に、病と治療を据えることである。というのはそもそも死とは、日常の生活のなかに位置づけられないものであり、それを受容しうる場は、日常生活における道具と行為のネットワークから外れていく境界線上だけであるからだ。「新しいこと」というのが、この唯一の点の位置である。「受け入れ」とは死の可能性という現実を、行為を組み立てるための場として位置づけるということである。

受け入れなかったときには「新しいこと」として生活のなかに位置づけられることはなく、「信じられない」まま今までの生活習慣に固執しようとするであろう。受け入れたがゆえに、病と治療という新しいことに対していかにして対応して生活を組み立て直すのかということが問題になっている(だからこそ逆に「生活を奪われた」ことが際立ってきている)。

その意味で、これはぎりぎり可能な世界(対人関係と行為)の拡張であり、これは本章冒頭で病をめぐって一人に閉じこもった想念へと患者の世界が収縮したことと対比される。この世界の収縮から拡張への転換が、病の受容という転換点である。そしてこれを支えるのは、Cさんの「聴きます」「一緒にいる」という、患者のプロセスへの立ち会いなのである。

もう一点指摘できるのは、「新しいことをどんどんどんどん迎え入れていかなきゃいけない」[2]というときの「どんどん」の意味である。「新しいこと」は習慣を決定的にはみ出し、習慣を壊すものである。しかしそのような「新しいこと」が「どんどんどんどん」反復されるのである。

おそらく終末期の病では、生活を一時的に立て直すことはできるとしても、習慣化することがもはやできなくなる。先ほどの抗がん剤の分析は、この習慣の絶え間ない作り直しと失敗を暗示していた。つまり道具と行為のネットワークは、ある程度の恒常性も保証されなくなる。まず病、次にさまざまな治療法と病状の悪化、最後に死というように、習慣化することのできないまま、「新しいこと」は積み重なっていく。

死への病の経験とは、死の接近を核に持つ、未だかつて経験したことのない出来事の積み重なりであり、絶え間ない生活習慣の破壊と再編と、さらなる破壊であろう。道具と行為のネットワークを剥奪され続けるなかで、患者はこの剥奪を受容する。

とすると、「どんどんどんどん」とは、〈絶対に新しいことの反復〉によって暗示される時間かもしれない。のちほどもう一度この言葉が登場するときに検討したい。

3 主体の組み立て

3-1 病の受容と「やっていける」

こうしてネガティブな意味づけを持ってはいるが、病と治療という「新しいこと」は受容されていく。つまり病として現実に対応する行為主体が組み立てられていく。

M で、どっかで〔病を受容する〕転換点があるもんなんですか。

C がんていうのは、診断されたときからほんと亡くなるときまで続くので、がん看護っていうのは……ですので、関係づくりです、そこは。転換点っていうよりは、患者さん自身**が**転換するのだと思ってるので。私が転換させるのではなく。なので、患者さんが転換する、そのときを待ちます。

M ああそれは、でもどういうふうに起こるんでしょうか。

C 一番遅いときは死を目前にしたときですね、遅いときは。早いときだったら、がんの告知を受けて最初の治療をやったときに、もう「これなんとかなるな」っていう、「なんとか生活やっていけるな」っていうふうに、**生活にちゃんと視点が向けられた瞬間。**うん、あの、転換が起こってますね。よく聞くのは、「つらいことばっかり考えてもしんどい」ってことをおっしゃるんです。だからといって、転換できたからといって、しんどい気持ちが完全になくなるっていうわけではなくって、ほんとに不安もいっぱいでしょうし、怖い思いもされるみたいなんですけども、でもこれだと、普通に生活できない、なんのために生きてんのかわからないっていうんで、転換が、早い人だったら一回目の治療で起こります。

M　なるほど。

C　それは、がんっていう病気を受け入れるかどうかの転換で、死を受け入れるかどうかではないんですよ。〔5〕

聞き手の私は患者が病を受容する「転換点」を尋ねたのに、Cさんは一見関係のない話題に飛んで「［がん看護は］診断されたときからほんと亡くなるときまで続くので」と受け、さらに意外なことに「ですので、関係づくりです」と結論する。そのうえで「転換点っていうよりは」と私の見方を否定した。この流れは奇妙である。しかし次のように考えることができる。

患者が受容するという転換点は、診断から死ぬまでの闘病のプロセスの一場面にすぎず、Cさんはプロセス全体に立ち会う。なので実践においては病の受容という転換点を特権視してはいないのであろう。さらにプロセスは患者自身の〈内発的な〉運動である。Cさんの役割は転換を〈外から〉起こすことではなく、患者のプロセスに寄り添い支えることである。それゆえ「関係づくりです」と結論づけ、「患者さんが」と主語を患者に置きながら、患者自身の転換を「待ちます」という位置をとるのだ。聴くこと、患者の視点に身を置くこと、待つこと、この三つは結局は同じことである。

ともあれこうして転換が起こる。ただし転換は一度治療をしたときに、いつの間にかすでに起こっている。考え抜いて受容が可能になるわけではなく、すでに行為が起こってから事後的にすでに受容してしまっていたことに気づかれているのである。

「もう「これなんとかなるな」っていう、「なんとか生活やっていけるな」っていうふうに、生活にちゃんと視点が向けられた瞬間、うん、あの、転換が起こってますね」とCさんは語っている。患者が病ではなく生活に視点を向けること、すなわち〈そこで生活を作るべき状況〉として病を設定し、そこで「やっていける」と、行為の組み立ての見通しを立てることが転換なのである。

これは恐ろしい現実についての孤独で〈語りえない不安〉から、〈語りと行為のプラットフォーム〉としての状況への転換である。病を「信じられない」がゆえに病をめぐる想念に捕らえられている状態から、病を条件に据えたうえで生活に目を向けて、そこでの行為の可能性を探る態度への「転換」である。「新しいこと」の受容とは、病という現実による触発のなかで行為（生活）の組み立てをそこで行う可能性の発見のことである。[★17]

とはいえこの転換は、病と死への不安を消し去るものではない。病という現実は受容されても触発し続けるわけであるから、不安は絶えず残り続ける。しかしむしろ病による触発を前提としたうえで、行為を組み立てることこそが転換である。以前、病が信じられず受け入れられていなかったときには、病の不安と行為とをつなぐことができていなかったのだった。「新しいこと」が積み重なっていく得体のしれない病という現実を、生活へと組み替えること、つまり行為がそこで組み立てられる場所として設定し直すことが問題になる。

「やっていける」という能力感の表明は、もう一つ別の意味でも重要な意味を持つ。というのはのちほど論じる通り、今までできていたことが「できなくなる」ことが死の接近の自覚と密接な関係を持つからである。「やっていける」というのは単にいったん壊れた生活を立て直すということだけではなく（もちろんこのこともたいへん大きな意味を持つが）、死の接近を一時的に回避するという意味も持つのである。

「やっていける」をもう少し考えてみよう。

M そうすると、多くの患者さんが〔告知と治療を〕受け入れられるようになっていくものなんですか？

C　だいぶ時間はかかるんですけど、早い方だったら一回目の治療が終わったら、抗がん剤治療とかが終わったら、「なんとかいけたわ」というようなことをおっしゃるんですけど。［3-4］

受容は早ければ一回目の治療が終了したときに起こるという。もう一度時間的な順序に注意しよう。受容してから治療を始めるのではなく、治療を始めることで受容が起こる。行為が意識の変化に先立つのである。受容という意識現象は、行為の組み立てに対してあとから生じる痕跡なのである。

「なんとかいけたわ」という言葉には、病という条件のなかで（1）なんとか病と治療を耐えぬく能力（現実の受容）、（2）なんとか生活する能力（行為の組み立て直し）という二つの側面があるだろう。結局のところ同じ出来事の両面なのであるが、病という現実に対しては、（苦痛や不安という痕跡を伴いつつの）受容という側面を持ち、この受容は病という条件（状況）のもとでの生活（行為）の組み立ての可能性という側面も持つ。

病と治療による制限のなかでは、生活を成り立たせていたさまざまな道具と行為のネットワークが、壊れかけることによって際立ってくる。ハイデガーは道具と行為のネットワークは、失敗したときにこそ目立ってくるということを強調した（Heidegger 1927:73）。ここでは必ずしもまだ失敗しているわけではないが、そのつど治療による拘束と身体機能の低下によって妨害を受けることで際立つことになる。「なんとかいけた」とは、ネットワークの作動がこれまで通りにはうまくいかなくなったときに、それでも維持するという形の行為の組み立てであろう。かつての円滑なネットワークの作動と現在の困難な作動とのあいだにずれはあるが、しかし作動は維持できているという感覚が「なんとかいけた」である。

このようにして、重い病においては世界のネットワークとそこでの行為の可能性が際立ってくることになる。おそらくは病の進行によってこれから失われていくことになるであろう世界と行為が、まだ少しだけ作動する段階で輝き出るのである。

難しくなりつつもまだ作動が可能であるという形で、道具と行為のネットワークが役立つとき、この行為（ネットワークの作動）は重要な意味（価値）を持つのであろう。おそらくそれゆえに病者にとっては、一見些細なことが重要な意味を持つ。

3-2 方法としての誇張的な感情移入

では、患者の変化を「待ちます」というCさんは何をしていることになるのであろうか。

M なるほど。じゃあCさんのお仕事は、受け入れるようになるのを見守るっていうんですか？どういうふうに言えばいいんでしょう。

C あのー、受け入れるっていうよりは、患者さん自身**が**本来その人らしさっていうのをみなさん持っていらっしゃると思うので、ベタな言い方ですけど、**その人らしさ**を取り戻すまでは、絶対に、気持ち的に一緒にいるようにします。［5-6一部既出］

Cさんの動作を主語に据えた私の質問を、Cさんは否定した。実は今までの引用でも何度か、私はCさんを主語に置いて彼女の行為を尋ねたのだが、Cさんの回答は患者を主語に置き直していた（今までの各引用で強調してある）。Cさんは常に患者の視点から思考しているがゆえに、知らず知らずのうちに私の質問をずらしてしまうのである。患者を見守るという〈外部〉からの視点を否定し、「患者さん自身がその人らしさを取り戻すまでは」と視点を患者の〈内部〉に置き直すのである。

これは私の鈍感さがCさんに自らの立ち位置を表明するように迫ったともいえる。私に対する違和感が彼女の語りと主体形成を可能にしている。語りの内容ではなく、語りの文法が、行為の構造を示している。インタビュアーの持つ機能の一つが垣間見られるだろう。

今まで病の受容を問題にしていたはずのインタビューの文脈から考えると意外なことに、焦点は「病の受容」ではないという。病という〈外部〉が問題になるのではなく、患者の持つ「その人らしさ」という、そもそも患者に属する「スタイル」★18を取り戻すことが問題になる。

Cさんは語りの視点を患者の体験に置くだけでなく、外部世界の経験から内発的な行為の形成に視点を移す。つまり病と治療という〈外部〉からの触発ではなく、主体の行動様式の生成という〈内部〉の運動に置き直すという二段階の〈内面化〉が要求されるのである。外部との関係においては「病の受容」と呼べる出来事が、患者の主体化のなかに視点を置いたプロセスとしては「その人らしさを取り戻す」ことなのである。

注意したいのは、患者自身は病と治療という〈外部〉に注意を向けているのだから、患者の主体形成のプロセスのなかに視点をとるという内面化は、患者自身も行ってはいない、Cさんの方法的な作業である。ここには〈内側〉からプロセスを生き抜こうというCさんの実践の特徴が出ている。「気持ち的に一緒にいる」という「ベタな言い方」が、Cさんの語りのなかでは陳腐なものにならずに迫力を持つのは、Cさん自身もおそらくは自覚することなく、語りの主語を知らず知らずのうちに患者にとってしまうほどに、Cさんが普段の実践において常に患者の視点から思考しているという徹底性ゆえにである。

構造上、先ほど論じた「しんどさを一緒に背負う」ことで「気持ち的に一緒にいる」というある種の感情移入と、今論じた「患者に視点を置く」ということは同じである。どちらも相手の身体感覚そして感情にシンクロしようとする作業になるからである。

もう一つ補足すると、本書の分析は本当ならば看護師の行為を軸とするはずなのだが、多くの場面で患者の経験を分析するかのような結果になっている。このことはCさん自身が常に患者の視点から語り出していることを表している。そして、そもそも看護師の行為は患者の経験と連動してのみ成立するのだから、どうしても患者の経験に関する記述を含まざるをえないということも示している。

3-3 その人らしさ

それにしても「その人らしさ」とはなんであろうか。

ここでは患者本人の変容に焦点がある。病と治療は患者がそこに住んでいる環境を大きく変化させる。環境が変化し、心身の状態が変化することで、これまでと同じ生活はいずれにしてもできなくなっている。健康なころの環境と心身において実現していた、かつての「その人らしさ」は、環境と身体の変化のなかでいったんは維持することができなくなっている。

Cさんは「その人らしさを取り戻す」と言っているが、環境と身体の条件が今までにない形で不可逆的に変化している以上、この「取り戻す」ことは以前と同じ行動様式を反復することではないであろう。つまり、先ほどはスタイルというメルロ＝ポンティの言葉を使って、習慣化された行動様式を「その人らしさ」としていったんは考えた。しかしむしろここで問題になっているのは、このような習慣的な行動様式としての「その人らしさ」が最終的に壊れたとしても、それでもなお続いているような「その人らしさ」とは何かという問いなのである。壊れたなかでなお以前の様式との連続性を確保することが要請されていると思われる。

あるいは、触発する現実の条件が大きく変化したために行動様式が変化したとしてもなお一貫している「何か」が、「その人らしさ」の核であるといえるのかもしれない。主体（「その人らしさ」）は、日常的にはそのつど組織される行動様式の連続性と定義することもできるが、重篤な病に直面する場合のように、行動様式の連続性を維持できなくなったとしても、そこには何か維持される主体の核があるのかもしれない。さらに発想を逆転してみよう。実はがん患者は行動を失っていくまさにそのことによって、その人らしくなっていくのではないだろうか。[★19] スタイルの喪失のプロセスそのものが、その人らしさなのではないだろうか。

次章で取り上げる終末期についての語りのなかでCさんは、その人らしい仕方で患者がCさんに返答することの重要性を語っていた。このときまさに、行動の喪失を通して個体化が実現していくさまが描かれている。

C　で、〔Cさんとの会話を〕拒否していたおじいちゃん〔に〕も、はい、「しゃべってくれて楽しかったですよ。ありがとうございます」って〔お礼を言います〕。……そうですね。なんか、ほんとにその…死…死の直前に衰弱してできることが少なくなって、ほんとにできることがなくなったって思った患者さんって、すごく傷ついていらっしゃるので、お礼を言われることっていうのがまずないんですよね。

M　ああ、そっか。

C　だから、そこに気づいてもらえたらな、っていうのもあります。「まだ、お礼を言ってもらえるんだよ」っていう。そういうお礼、感謝されるあなたなんだよっていう。

M　じゃあ、それは患者さんの側から他の人とつながりたいっていう欲望を引き出すことでもあり、それは患者さんが与えることでもある。

C　そうですね。患者さんが最期にできることかなって思うんですよ。

M　応えることが。

C　そうですね。……しかも**自分らしく応える**っていう。トイレ行ったりとかできないし、ペットボトルも持てないけど、でも、応えることができる。……患者さんほんとにね、おしものお世話とか、排泄のお世話とか看護師にされてほんとに屈辱的だと思うんですけど、人の世話になるばっかりの状況になってもまだ、「ありがとう」って言ってもらえるっていうのが、大事かなって思います。［28－29］

死の間際に行為が不可能になってしまった段階においてもなお、看護師への応答のなかで自分らしさが実現するのだとすれば、この自分らしさとはなんであろうか。主体化の核は応答あるいは呼びかけのなかにあるのであろうか。終末期へ向けて問いを投げ出す形で本章を終わりにしたい。

第6章

Cさんの語り

シグナル

死について語りたい

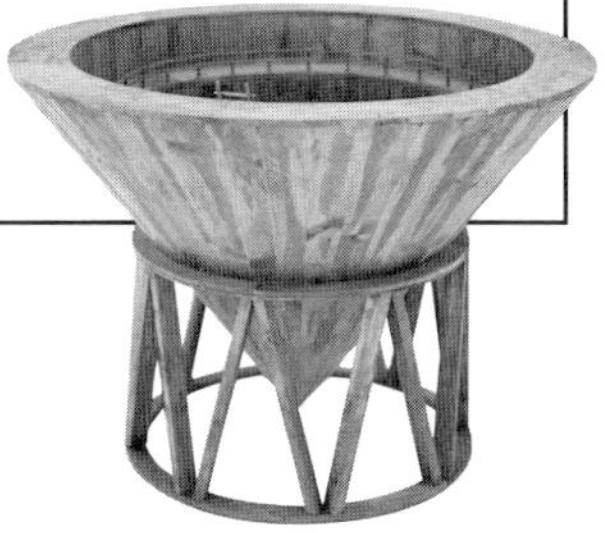

1 死の接近は会話を妨げる

1-1 初めての体験としての死

前章では一回目のインタビュー前半の、診断から治療にいたる段階のケアについての語りを論じた。以下では、治療がもはや不可能になった終末期の患者に対する関わりを語った部分について検討する。

前章でCさんは、がんの病名告知と治療の経験が「まったく新しいこと」として受容されていくことを強調していた。病名告知のショックを経たのち、病の進行と抗がん剤などによる治療という今まで経験したことがない出来事が到来するなかで、病んだ身体の条件に適応した新しい生活様式を作り直すという行為形成こそが、病の受容となっていく。

しかしながら、治療が不可能な終末期に入ったときに患者の状況は変化する。

C 治療を中断してからしばらく時間があるんですけれども、亡くなるまでに。その期間にやっぱりご本人さんにとって死が身近になってきているので、それに対して、こう、悲しい思いを抱いたり……初めて体験することじゃないですか、**死も。**死に対するほんとに素直な怖さとか、あと、死によって親しい人と別れなきゃいけないことだとか、そういう時期にほんとに孤独にしないように、はい、関わらせていただいてます。〔10〕

C あとは患者さん、ほんとに死が怖いとか、死が近づくとおっしゃる方もときどきいらっしゃるんですけど、そっから絶対逃げないようにして。うーん、声……声かけて元気になるものでもないので、声もかけられないままなんですけども、その、死が怖いっていう気持ちを一緒に感じるということをします。〔11〕

「初めて体験することじゃないですか、死も」と言われるときには、「も」という助詞で反復が示されている。死は「初めて体験すること」だが、告知や治療と同じように「新しいこと」なのである。しかし大きな違いがある。がん治療の際に試みられた生活の立て直しは、もはや無効になっている。つまり病と治療の受容という「新しいこと」よりもさらに新しい、まったく初めての体験との関係が問題になるのである。引用では「恐怖」と「離別」が語られているが、特に離別については、病名告知の場面では話題になることがなかった新しい内容である。

これから見るようにCさんは、死を意識した患者が陥る構造的な孤独において、共同性を回復しようとする努力を語る。[★1] 病名告知の場面でも、不安のために家族や医療者と病について語ることができなくなる患者とのあいだで、傾聴によって共同性を作り直すことが問題になっていた。終末期にもまた別のやり方で共同性を作り出していく。

Cさんの語りからは、病の各段階において、そのつど患者は対人関係を失いかけることが読み取れる。そのなかでCさんは一貫して、「孤独にしない」という関わりを続けようとする。少なくともCさんの語りから読み取れる限りでは、ここに看護の成立がかかっている。

しかし問題は、通常の対人関係が不可能になるような状況のなかで〈いかにして対人関係を維持するのか〉という技術であり、これが以下の主題となる。

1-2 患者さんは語りたい

M かなりするんですね。死についてって、語るんですね。

C 患者さん**が**、ですか。

M 〔患者さん〕**と**。

C あ、たぶんね、〔患者さん**は**〕お話ししたいんだと思います、誰かと。でも、ご家族はとてもじゃないけどその話ができなくって、実際こういう〔一般病棟の〕病院ではその話ができるスタッフも医師もいないんです。やっぱり怖いっていうのが先立って。「なんて声かけたらいいかわかんない」っていうところもあって、おそらく一般病棟では、一般の病院ではあんまりそういう話、もしかしたらされないかもしれないんですけれども。〔11〕

私はCさんの実践について聴こうとしているために、Cさんを主語にした文章で尋ねた。Cさんはしかし「患者さんが」と、患者を主語にして答えている。前述の通り他の場所でもこの点は一貫しており、ここには知らず知らずのうちに患者に視点を置くCさんの実践の特徴が現れている。この点はCさん自身も意識していなかったものであり、この分析をCさんにフィードバックしたときに彼女自身が驚いた。

患者が死を怖いと感じているのと同時に、医療者も死を語り出すのが怖いと感じている。このとき互いの怖れと、語りの抑止とは対になっている。双方の恐怖は厳密には同じ内容を持つものではないかもしれないが、呼応している。死の切迫において、本人がショックを受けてまひするだけでなく、周囲も含めて話し合うことが不可能になる。語りの不可能性が、受け入れがたい現実による触発の一つの現れ方である。

通常、会話の話題とは、それを介して会話が成り立つような事象のことであるが、会話を妨げるような負の話題とでもいうべきものがある。死は語ってはいけないタブーのようになってしまう。同じ対象に対する共同注意は普通は会話を成立させるが、死という特殊な対象は共同注意されることによってむしろ語りを妨げる。死は理解困難、受容困難であるだけでなく、語りを停止させる。

患者も家族も死について語ることを避けるのであるが、ところがCさんによると、患者は本当は死について語りたがっている。おそらく語りにくいのも、語りたいと思うのも、死が恒久的な離別を意味するがゆえにであろう。患者自身も切り出すことが難しいために、死について語りたいという患者の希望を実現することができるのは、緩和ケアを専門とする看護師の介入によってである。

1-3 「衰弱の語り」というシグナル

死について語りたいという患者の希望は、初めは「わからない」とされていたのだが、次の瞬間に何らかのシグナルによって暗示されることが気づかれる。

M それはCさんが聞き出すんですか、それとも勝手に患者さんのほうから語ってくるんですか。
C 患者さんから語る場合が多いですね。こっちから話をするっていうことはあんまりないんですが、患者さんが話をしたいかどうかっていうのがまずわからないので。うーん、あの、でも患者さん、必ずシグナルを出すんです、お話ししたい人って。……うーんと、うーんうーん……なんでそれに気づくんだろう……でも。[11]

Cさんが死について切り出すわけではないし、何だかわからないのだが、何か患者からの密かなシグナルがある。それをたぐり寄せることで、患者が死について語り出すような、そういう語りなのである。インタビューの瞬間まで気づかれていなかったということは、シグナルは状況のなかでの繊細で自然な出来事なのであろう。

ここに示したように、一回目ではインタビューの最中にシグナルというものの存在に気づいたように語られた。しかし二回目のインタビューでのCさんは、意図的に捉えようとしないと、この微細なシグナルは感じ取れないので、がんを専門としている看護師でないと捉えることはできないと語っている。★2 一回目のインタビューの途中でシグナルの存在に気がついたわけだから、二回目のインタビュー（三八〇頁★2）の「意図的に」というのは矛盾がある。しかしいずれにしても極めて小さいシグナルなのだろう。そして二回目のときに、この小さなシグナルは再発患者の場合にのみ見られることにCさんは気づいている。★3

さらにがん患者の衰弱のプロセスを熟知しているからこそ、一人ひとりに特異なシグナルがつかまえられるのだとも言う。★4 そしてかすかなシグナルこそが、一人ひとりの個別の死への向かい方、死へ向けての主体化を示す。裏返すとシグナルを通して終末期の患者は、それぞれ異なる主体化をする。行為が不可能になるなかで、行為主体ではなく、別の仕方で死に向けて主体になっていく。シグナルは一人ひとり異なる特異的かつ微細な行為であり、★5 しかもこれはCさんとの関係のなかだからこそ生じる行為である（巻末の注★1・2・3に引用した語りを参照）。その意味では個人的な行為でもあり、二人のあいだで生じる出来事でもある。

繰り返すと、Cさんの経験の深まりと、患者との関係の深まりを踏まえて、まったく新たな出来事としてシグナルは生じる。このようなシグナルを通して、死を間近にした患者は、もはや自ら行為しないので、健康なときとは異なる仕方で主体化する。

Cさんは一回目のインタビューでは、死について語りたいというシグナルを出すと語っていたが、二回目ではシグナルについて考えているうちに、ニュアンスがあいまいな語りになっていった。

C　何かを訴えたいわけではなかったみたいなんですね、その、疑問形で発した患者さんも（三八一頁★5参照）。自分でもなんかこう、気づいてたんだろうとは思うんですけど、たぶんそれを打ち消そうとしてたんだと思うんですね。でもなんか、私がそれを掘り起こしてしまったんで、まあ、そういう気持ちのほうを、こう、ワーッていう結果になっちゃったんですけど、はい。で、ペットボトル重いって言われた患者さんも（次の引用参照）…うーん、どうなんだろう…でもなんか、なんかでも言ってきてるような気がするんですよ、私は。すいません、はい。その患者さん自身が、どういう気持ちで言ったかわかんないけど、私自身はやっぱり、わかってもらいたいっていうのがあったんかなっていうのが……うーん。［二回目A10–11］

シグナルは、患者の潜在的な願望のような、あるいはCさんが「掘り起こしてしまった」ような、二人のうちどちらに由来するのかはっきりわからないものであるが、しかし「言ってきてるような気がする」というあいまいなものなのである。このこともシグナルが患者単独の行為なのではなく、Cさんとのあいだでだからこそ生成する出来事であることを示している。

死が身近に感じられる人にのみ見られる些細なシグナルを通して、Cさんは患者が死を語りたがっているとおのずと感じてしまう。以下は、先ほどの引用［11］（二二一頁）に続く語りである。

C　とにかくその…うーんうーん…ま、死っていう以前に体力的に落ちて、体力の低下があって必ずその道をたどられるんですけど、患者さんは。体力が低下して、ほんとに普通に元気に過ごしていらっしゃった方〔が〕、どんな方でも衰弱が進んでくると、できてたことが、ちょっとずつできなくなっていくんですね。

で、うーん…なんかあの…お部屋から出て、自動販売機にこういうペットボトルのお茶を買いに行くのが日課だった患者さんがおられるんですけども、その方が、「今日はペットボトルがすごく重く感じた」って言われるんですね。重く感じたっていうのが初めてのその人の衰弱の体験。で、**とうとう**、「これを落っことしてしまうくらいになった」っていう毎日毎日その報告なんですよ。行って普通に買ってくるものが、〔手に持ったペットボトルをインタビュアーに見せながら〕この重みが出てきて、足の重みもあるんだけど、この重みがまず勝ってる。で、**だんだん**自分で買いに行くことができなくなるっていうような、その、毎日毎日それをお話ししてくださるんですね。なので、そのなんていうか……何をお話しようとしてたんでしたっけ。

M　シグナル。

C　あ、シグナル。そういうお話をし始めた方っていうのは、必ずお話ししたい方なんですよ。はい。**じっくりじっくり**聴いていくと。そういうできなく……ほんとに毎日少しずつできなくなるっていうご経験をしていくなかで、**どんどんどんどん**死っていうのが近づいてくる、自分に。……だからその怖さがあるんですね。自分のことができなくなるっていう怖さもあるんですけど、それと同時に死も**どんどん**近づいてくるっていう怖さがあって、自分自身ができることは**だんだん**奪われていく。奪われていくっていうお話をしながら、死についてのお話をされる方が多い、ですね。

[11-12]

ここで語られている衰弱とは何か考えてみよう。

まだ治療が可能なときには「なんとかいけたわ」［4］という形で、行為の可能性が再発見されるのだった。身体の衰弱に合わせて生活を作り直すことが、病と治療という「新しいこと」の受容の仕方である。困難を伴うにせよ、病という現実に対応した行為の形成は、治療期間中であればあくまで可能なのである。

しかしこれは、Cさんによれば「がんっていう病気を受け入れるかどうかの転換で、死を受け入れるかどうかではないんですよ」［5］。つまり、治療が不可能になった段階の死の受容が、今の引用で問題になっているのである。「なんとかいけたわ」から「できなくなる」への移行が問題となる。

ペットボトルを「落っことしてしまうくらいになった」と感じるとき、患者は治療と生活をなんとかやっていくことも難しくなっている。フッサールが「私はできる」という仕方で定式化した、自己身体の能力感と、それに伴う行為の可能性（フッサール用語では「地平」）が狭められている。フッサールは「私ができる」という身体能力の地平が普遍かつ不変であるかのように記述した。★6 しかし老いによる衰弱においては、「できなくなっていく」という地平の変化が構造に組み込まれる。

身体能力が落ちていくことで世界が縮小していくことは、可能性の外部に取り残された世界が、主体の手の届かないところに遠ざかっていくことでもある。ペットボトルや廊下の向こうの自動販売機が、手の届かないところに遠ざかっていくのである。身体の衰弱、世界の縮小と世界の遠ざかりが連動している。

廊下の自動販売機まで歩いて行けなくなるとき、主体は世界から切り離されて取り残されていく。身体の衰弱はこのようにして患者を触発し、切迫する恐ろしい現実そのものを構成するようになる。主体に切迫する現実は、病からの恐怖や苦痛を伴う治療といった〈外〉から到来する環境であるだけではなく、自分自身の体の状態でもあるようになる。この点は自覚症状がまだないときとは、大きく異なる点であろう。世界が身体を触発するだけでなく、身体自身がみずからを脅かす現実となって「できなくなるっていう怖さ」として触発する。迫り来る死という現実による触発を引き受ける身体もまた、恐ろしい現実を構成する一部となるという再帰性が前面に出る。

衰弱とはこのように、直接に「体感」される「衝撃」のことである。[7] 身体が思い通りにならなくなることで、内側から異物化していくという衝撃が衰弱である。

さらに「できなくなる」という経験は、自分自身（触発の場としての身体）が異物化し、外部化する経験である。体感される体 Leib が思うように動かせなくなったときに、今までは意識の背景に退いていて体を支えていた、身体の事物としての側面 Körper がせり出してくる。[8] つまり、衰弱を感じる患者の生きられた体 Leib を触発しているのは、身体が事物化する変化なのである（身体の事物的側面そのものは感じることができない。たとえば神経内の電気信号や脳の神経伝達物質、胃腸で起こる消化作用などは、直接は感じることができない。感じるのは衰弱していくという変化だけである。つまり生理学的な変化が、体感に及ぼす影響だけである）。

整理しよう。

（1）できなくなるという体感上の衰弱
（2）身体の事物としての側面の表面化
（3）身体の衰弱が、主体に切迫する恐ろしい現実の一部を構成するようになる
（4）世界の縮小と遠ざかり

以上のように、同じ出来事がいくつかの側面を持つ。

1-4 プルーストと衰弱

死そのものを経験することはできないが、衰弱の経験は、自分自身の一部であるはずの体が異物になるということなので、間接的ながら確実に、その〈外側〉に張り付いている死の接近を実感させる。死は衰弱の果ての到達点として横たわる。ここで『失われた時を求めて』全巻の末尾でプルーストが、語り手の「私」に語らせた文章を引用したい。

そして事実、私が自分の本を書き始める前に起こったのは、はなはだ奇妙なことで、それはまったく思いがけない形でやって来た。ある晩、私が外出したとき、みなは以前より私の顔色がよくなったと言い、私の髪が黒々としているのを不思議がったのである。ところがその日、私は階段を下りながら、三度も転びかけたのだった。外出は二時間ほどのことにすぎなかった。けれども帰宅したとき、私は自分がもはや記憶力もなければ思考力もなく、肉体の力も、いかなる存在感も持ちあわせていないことを感じたのである。〔…〕私にはなんの病気もない。けれども私は、自分がもう何ひとつできないことを感じていた。ちょうど、前日まではまだ矍鑠《かくしゃく》としていた老人たちが、大腿骨を折ったり、あるいは消化不良を起こしたりしたあげく、なおしばらくのあいだはベッドでの生活を送ることがあるが、それはもはや避けることのできない死に向かっての長短さまざまな準備期間にすぎないようなものである。（プルースト『失われた時を求めて 見出された時Ⅱ』鈴木訳、二一九-二二〇

頁）

病の告知の場面では、死はどこか得体のしれない〈外部〉から到来するものとして感じられていた。このとき死はむしろ患者が創り出した想念という形をとり、この想念から距離をとって日常生活を組み立て直すことが病の受容であった。

ところが実際に体力が低下して日常生活の世界が遠ざかるとき、死は単なる想念ではなくなる。あたかも身体の衰弱と縮小していく世界の向こう側には、死が必然として横たわるかのようである。衰弱は経験の地平のなかの出来事であり、死は経験できないが、必然として想定できる事象である。[★9] このとき、死は衰弱の体感と直結したリアルな現実になる。

衰弱と死が背中合わせであるがゆえに、衰弱について語る人は、死について「必ず、お話ししたい方」なのだとCさんは言う。逆に言うと、経験と人間関係の断絶を含意する「死」という観念は語りを停止させるが、経験内の事象である衰弱は語りうる事象なのである。

こうして衰弱の語りは、シグナルとして死という〈経験の外部〉が切迫していること告げ知らせる。こうして始まる死についての語りは、死という離別の現実を共同的に引き受けることであり、つまりはコミュニケーションの実現なのである。死が近づくことで切断されかかった他者との接続は、衰弱についての語りを聴き、患者の体験を追体験しようとするCさんの技法によってつなぎ止められる。

1-5 だんだん、どんどん、じっくり――衰弱の時間、死の時間

先ほどの引用［11-12］（二二三頁）には三つの時間が描かれている。「じっくりじっくり」Cさんが患者の語りを傾聴するリズム、「ほんとに少しずつできなくなる」ことで「自分自身ができることはだんだん奪われていく」という衰弱のリズム、そして「どんどんどんどん死っていうのが近づいてくる」という死の接近のリズムである。

「だんだん」衰え、「どんどん」死が近づくという経験は、「じっくりじっくり」聴くというプラットフォームの上で顕在化している。Cさんの語りはおそらく知らず知らずのうちに、この三つを厳密に使い分けている。

「だんだん」衰える時間は、上述の身体経験の変化についての時間意識である。つまり衰弱を体感し経験の地平が縮小していくことの時間的側面である。衰弱において時間と空間は連動していて区別できない。★10 以前と比べて体が動かなくなるという経験であり、「内的」な身体感覚が以前と異なることで生じるずれの時間感覚である。衰えは少なくとも初めはかすかに少しずつ感じられるのであり、そのゆっくりとしたテンポが「だんだん」という言葉に反映されている。少しずつ「だんだん」衰えた結果は「とうとう、「これを落っことしてしまうくらいになった」」と、「とうとう」目に見えた衰弱によって確認されるのだ。目に見えない「だんだん」の衰弱が、あるとき「とうとう」可視化する。

「どんどんどんどん」死が近づく時間は、衰弱の果てに必然的に想定されている死が近づくテンポである。この時間は死という、それ自体は経験しえないが身体経験の地平の裏面に張りついている〈外部〉を示している。この裏表の関係ゆえに、衰弱の語りは死の語りを（本人の心理の問題ではなく）構造上

要請するのである。

だんだん衰弱するのは経験の時間であり、どんどん死が近づくのは経験はできない未来の切迫である。経験されない未来は、経験のテンポとは別の仕方で切迫するのである。この死の接近のほうは、「だんだん」より速いテンポの「どんどん」という言葉で感じられている。この語りの前にも新しい治療について「患者さんが、新しいことをどんどんどんどん迎え入れていかなきゃいけない」〔2既出〕と言う場面があった。つまり「どんどん」には外部から到来する「新しいこと」のスピードというニュアンスがある。「だんだん」と「どんどん」の関係は、先ほどのシグナルと死についての語りとの関係を示している。

Cさんが「じっくりじっくり聴いていく」という対人関係のプラットフォームの上で、この二つの時間が顕在化する。時間が形をとるためには、思考を共有する対人関係の枠組みが不可欠なのである。誰かに向かって語り、誰かが聴いてくれているという枠のなかで、それまで言葉になっていなかったあいまいな体験にリアリティが与えられる。

そしてこの場合に「聴く」時間は、衰弱と死の接近に気づく時間でもある。一面ではCさんの存在は常に患者に気づきを促すものとして機能している。「じっくり」というゆっくりしたテンポは、「だんだん」と「どんどん」という二つのかすかなテンポが浮かび上がってくるために必要なテンポであろう。

2 過去を思い出すことで対人関係を回復する

2-1 自分はここにいる──死と笑い

本章冒頭の引用で語られている通り、死について語りたいという患者の希望は、構造的な孤独とつながっている。つまりお互いが死についての話題を避けることがコミュニケーションを妨げ、孤独を倍加するのである。

前章の病名告知の場面でも、本章の終末期の局面でも、一度は語り合いができなくて孤独になるが、看護師の立ち合いのもとで、「新しいこと」として病や死が受け止められていくことで、再び共同性が回復される。緩和ケアにおける看護師の役割の一つは、死を語り出せないという患者が抱えた孤独を取り除くことであるとCさんは考えている。次の引用のなかでは、死について語りたいという「シグナル」を絶対に逃してはいけないという強い決意表明がそのことを示している。

C　〔死について語りたいというシグナルを〕絶対逃してはいけないと思ってるんです。私自身が……私自身ならば絶対に逃してはいけないと思ってて、たぶん患者さん〔は〕誰とも話ができないので、そういうお話を。

でも、話していくうちに**絶対に笑いになっていく**んです（笑）。なぜだかわかんないんですけど。私自身も死のお話をするなかで絶対に、幸せな時間というのを持ってもらおうというのは決めてるんですよ。で、どういう方向に持っていこうかな、というときに、ご家族なんかがおられる場合は、ご家族との幸せな時間だったり幸せな思い出だったり、そういうところをつないでいったりとか、お一人暮らしでほんとに孤独に生活していらっしゃる方については、ほんとにお一人で凛とした生き方をされている方が多いので、そういうところにつなげたりとか。

とにかくその、その人自身が生きてきた、証《あかし》？（笑）。うーん、自分自身が生きてきた、その道のりっていうのを振り返る時間を持って。で、結局、悲しいけれども、怖いけれども、でも…うーんうーん…でも、自分はここにいるって。［13］

死についての語りは「絶対に笑いになっていく」という。死について語ることができないときの孤独と不安は、語り出したときの笑いと対比をなす。そしてCさん自身が「幸せな時間」を持ってもらおうと決意している。幸せな時間とは、多くの場合は過去の対人関係に関わるようだが、例外的に趣味について語る人もいるとCさんは語っていた。独身の老人の「凛とした生き方」の場合も含めて、いずれの場合も、患者の想起に立ち会うことで、Cさんは患者本人がこれまでの人生を自ら肯定する作業を支えている。

「死のお話」は「幸せな思い出」についての語りになる。密かな仕方で大きな反転が生じている。自分が死ぬ、ということを語るということは、それまでの自分の思い出、とりわけ対人関係について想起する、ということと同じことであるかのようにCさんは語っている。つまり近未来の死という負の事象が語らいを妨げるのだが、過去を思い出すことにすり替わることで、語りが再創設されるのである。孤独から共有へ、未来から過去へ、恐怖から笑いへと転換する。Cさんははっきりとは自分の役割について語っていないが、あとの記述からすると、明らかにCさんこそがこの死から笑いへの反転の媒介となっている。この媒介がCさんの看護実践である。

想起のなかで患者は、死によって自らの存在が消えて別離を迎えることが「悲しいけれども、怖いけれども、でも〔…〕自分はここにいるって」感じるという。近い将来の自分の消滅と、思い出の重量とがバランスをとって、「でも、自分はここにいる」と現在が肯定される。

死が近づくなかで自己を支えるのが、過去を思い出して肯定することなのである。過去の対人関係が、かすかに残っている現在の自分を支える。目の前の世界が身体の衰弱によって縮小していったとしても、過去の地平は縮小することはないからだろうか。あるいは行為が不可能になったときに、対人関係こそが自己性の核であることが浮かび上がるからであろうか。

前章で見た通り、治療と生活が可能な段階では、未来に向けて行為を組み立て直すことが患者の主体の確保であったわけだが、未来が閉じられ、現在の世界が収縮しつつある終末期では、過去の対人関係と行為を想起することが、その代わりをなしている。

Cさんへ向けて患者が過去を語るとき、Cさん自身が、そこで過去が再現（あるいは創造）される〈場〉となっている。Cさんが徹底的に患者の気持ちを追体験するとき、患者は自分の過去を再確認する。つまりCさんは患者の過去が映し出される鏡になる。Cさんが徹底的に追体験するとき、患者はCさんを自分の過去が映る鏡として使って、自分の存在を確かめるのである。

過去を、患者の最後の行為の〈場〉といういわば「架空の未来」として開くという逆説的な冒険が、Cさんの看護実践となっている。そしてここで思い出される過去とは、実は美化されたもの、その意味でフィクションでもある。美化されることで「楽しかった」と思い出すことができる。

ここで生じる笑いとは、過去の肯定を通した自己存在の肯定であり、それゆえに過去を想起する時間は「幸せな時間」なのである。幸せな時間とは過去が現在とオーバーラップする時間である。先ほど引用したプルーストもまた、長大な『失われた時を求めて』の全編を通して過去を創造するなかで幸福を組み立てようとしたのだった。現在の体験よりも、思い出されたもののほうがリアルだとプルーストが考えたことの意味が、Cさんの語りからわかってくる。紅茶に浸したマドレーヌが幼時を思い出させるように、些細な感覚によるきっかけを通した非意志的な記憶がその装置となる。

なぜ私がここでプルーストにこだわるのかというと、Cさんのお話をうかがっているまさにその瞬間に、プルーストがなぜあれほど想起に価値を置いていたのかということの意味がようやく実感され、家に帰ってすぐ読み始めたからだ。

2-2 誰かがそこから呼びかけてくる場所

この「笑い」とはどのようなものなのだろうか。近づく死を語る患者はなぜ笑うのであろうか。

C あの、たぶんね、他人にはわからないけれども、ご自身にとって、患者さんご自身にとって、たぶんほんとに大事な人なんだろうなって思います、そういうことを思い出せる相手がいるっていうことは。患者さんにとってほんとにかけがえのない人、それが配偶者だったり親だったり子どもだったりお孫さんだったりするかもしれないけど、いろんなケースはあると思うんですけれども。でも、かけがえのない人には変わりないのかなって、立場は違っても。

なので…うーん、なんて言ったらいいんでしょ、ね。……かけがえのない人**だからこそ**自分に幸せを運んでくれるというか、患者さん自身に幸せを運んでくれるというか。たぶん私が何を言っても、そういう幸せは運べないです。それは自分でわかってますんで。でもそれは患者さん**にしか**運

んでもらえないので、そこをちょっと手助けするというか。〔14〕

「思い出せる相手」とは「かけがえのない人」である。[★11] もしかしたらすでに故人かもしれない「思い出せる相手」は思い出す人の生を肯定する。裏を返すと、思い出す人の生を肯定してくれる「からこそ」、かけがえのない人になる。

いつか死ぬときに誰のことを思い出すことになるのか、今の私にはわからない。死の間際になって、かつて出会った「かけがえのない人」が事後的に決定される。故人でもよいし、もしかしたら思い出によって美化されて歪められた人物像かもしれないわけであるから、「かけがえのない人」という他者は、実在するかどうかすら問われることのない、非常に広い存在論的な幅を持つ他者なのである。

生後すぐに捨てられて実の母を見ることなく育ち、少年のころから犯罪を重ね続けたジュネは、刑務所で執筆した半自伝的小説『薔薇の奇跡』のなかでこう語っている。「独房において、私は本当に、動悸を打つ母の胸と再会し、そして母とのあいだで真の対話を行うことができたのだった」(Genet 1977: 254–255)。独房の孤独において実現した、会ったことのない「母との真の対話」とは、もはや具体的な人間を思い出すことでもないのだから、かけがえのない人という仕組みが抽象的に出現した極端な姿である。

Cさんは、かけがえのない人「が」患者さん自身「に」幸せを運んでくれると語った直後に、患者「が」自分で自分「に」幸せを運ぶとも語っている。患者「に」語りかける他者を思い出すことは、患者「が」思い出すことでもある。なので患者は想起の主語であり目的語でもあるのである。ここには想起の持つ興味深い特徴が暗示されている。

想起あるいは空想の主体は、思い出す私であるとともに、空想のなかで私に語りかけてくる相手でもあるのである。思い出は自然に思い出されるわけであるから、私が思い出したのか、それとも思い出のなかの誰かが私の脳裏を訪れて、私に対して思い出すことを強いたのか、どちらとも決めることは難しい。ある意味では想起において、かけがえのない人のほうから患者に呼びかけているのである。

Cさんは自分が「幸せを運ぶことはできない」と強調する。つまりかけがえのない人は、まさに幸せな時間を作動させるという特異な機能を持つ。かけがえのない人による触発が、「幸せな時間」という別世界を創り出す。かけがえのない誰かからの呼びかけによって、〈呼びかけられた者〉として自己が定位される。そのような出来事を「幸せな時間」は示している。

存在するかどうかはわからない誰かが、そこから私へと呼びかけてくる仮想の〈場所〉において、最終的に自己は成立する。ただしこの〈場所〉は知覚空間のなかに定位することはできないどこにもない場所、どこだかわからない場所である。それゆえに死を前にした人の場合、今まさに世界と未来が閉じられようとしているときに、過去の誰かが自己を支える別世界を開くのである。

患者の思い出を追体験することで、Cさんは患者の鏡となる。患者はかけがえのない人を思い出し、Cさんに聴き取ってもらうなかで、過去の存在を感じ取りながら、対人関係の可能性を回復していく。かけがえのない他者が生きているのか死んでいるのかという区別は問題にならない。生と死を連続させる地平が開かれたとき、〈Cさん〉という〈語りがそこで聴き取られる場〉は、患者にとってかけがえのない誰かがそこから呼びかけてくる〈場〉にもなるのである。

患者を呼ぶ人が故人かもしれないだけでなく、患者自身が、遠からず存在を失うことがここでは前提とされている。死について語ることによって、患者は末期の眼で彼岸と此岸にまたがって「自分はここにいる」と感じている（とCさんは考えている）。この意味でも、生と死を包摂する地平がここで開かれている。

2-3 家族とつなぐ

C 一人にしないっていうのは、患者さん自身が今感じてることを、一緒に感じる時間を持つ、ということ。家族とつなぐっていうのもおんなじです。

これまでの人生を振り返ってもらったときに、やっぱりかけがえのない人を患者さん自身〔が〕思い出されるんで、今、今、この死を迎えそうなこの瞬間に**みんなばらばら**なんですけど、でも振り返ったときに**みんなが一緒**なんですよ。「あのときはああだった」とか思い出話をしながら、一つになる、っていう瞬間があるんです。〔15〕

思い出のなかの「かけがえのない人」とのあいだの共同体が形成されるだけではない。死に際して過去を語ることで、目の前の家族との共同性も回復される。

しかも現実の世界においてはさまざまな葛藤ゆえに「ばらばら」であるのに、語りにおいて開かれる過去という鏡のなかでは「みんなが一緒」なのである。仲の悪い家族でも、思い出のなかでは和解できる。美しく創造された過去は、現在の共同性を作り出す鏡あるいは舞台である。見出された「瞬間」において現在の対人関係もまた回復され肯定される。

過去の想起において、「その人自身」〔17〕と目の前の「かけがえのない人」との共同体が形成され直す。過去のなかで患者と家族が出会い直すことになる。あるいは過去に照らし出されたときに、今目の前にいる家族ともまた、かけがえのない人として出会うことができるようになる（家族にとっては、患者がかけがえのない人になっていく)。

一つ前の引用〔14〕では過去のかけがえのない人の想起が、死につつある患者を支えるということが言われた。今回の引用〔15〕では、過去の想起が、現在の対人関係を肯定している。創造された過去はそこで現在の共同性までもが可能になる〈場〉となるのである。そしてこのような過去は「かけがえのない人」がそこから呼びかけてくる場所であり、そこで自己と対人関係全体が肯定される場所である。

2-4 来世ごっこ

生死を包摂する地平、そしてかけがえのない人がそこから呼びかけてくる〈場〉という二つの場所を統合する技法をCさんは持っている。

C　死生観を、持っておられない方もいらっしゃるんですよね。なんか死んだら終わりとか、それもまあ死生観なんですけど。死のあとに、希望につながるものが何かあるかどうか、っていうところが私にとっては大事なんですけど。何でもいいんですけど。私自身は信仰を持ってないので、あのそのへんのお話はあんまりよくわからないんですけど、死んだら終わりとか、死に関して否定的なことをおっしゃる患者さんに対しては、悲しいだけじゃやっぱ、つらすぎるなっていうのがあって。

それで…あの…ほんとに亡くなる数時間前まで、ご家族や…ね…みんなに囲まれていろんなお話、ぽつぽつとしながらね、ほんとに幸せそうに亡くなる方がいられる一方で、うーん、なんかほんとに悲観、悲しみにくれながら亡くなっていく方もおられて。それだったら、幸せな時間を作り出すことを、演出してもいいのかなって思ったんですね。

M　それは演出、ですか。

C　演出ですね。［16］

Cさんははっきりと自分の行為が「演出」であることを自覚して看護実践を行っている。引用の冒頭で、Cさんは「死生観を、持っておられない方もいらっしゃる」と語る。「死んだら終わり」と考えるような人のことである。「それもまあ死生観」ではあるが、Cさんは違うと感じている。一方で、Cさん自身は宗教を持っていないので、死後の世界についてはわからないとも語っている。宗教を持っていないからといって、死んだら終わりというわけではないのだ。

Cさんの語りのなかでは、「死のあとに、希望につながるものが何かあるか」が基準になっている。前後の文脈から考えたときに、「死後の希望」というのも何か宗教的なもののことではない。そうではなく、Cさんの語りのなかでは家族とともに思い出を語ることで（幻想上かもしれないが）共同性を回復することである。

つまり問題になっているのは宗教的な死後の世界のことではない。そうではなく、死に臨んでいる瞬間に自分の存在と人間関係を肯定することである。あるいは遺された人にとっては、あとで死者を肯定的に語りうる可能性である。そうすると、そもそもCさんにとって死生観とは、死についての思想のことではない。そうではなく、死に臨んだときに生を肯定する考え方のことであろう。

幸せな時間の演出は、来世の演出にまでいたる。

M　最初におっしゃった幸せな時間って、それは、もう少し今の道のりを振り返ってっていうことが？

C　うんうんうん。振り返ることが、じゃなくて、振り返ることによって、たぶん、それぞれに思い出があると思うんです。ご家族だったりご友人だったり、自分以外の人との関わりのなかで、何年経っても思い出に残っていることが必ずあるみたいで。それをお話ししてもらうことによって、そのときのことを思い出して、笑顔になったりされるんですね。

で、そういう時間っていうのを、やっぱり大事にしたいなって思ってます。「あ、今笑顔になったでしょ」ってそういう時間ってすごくいい時間だから。今のそういう…その…なんだろ…幸せな時間とか、豊かな時間とか、気持ちとかはあの世に持っていけるんだよ、みたいな。「それだけは持ってけるんだって」って伝えて（笑）。そしたら、患者さんも**「じゃ、いっぱい思い出すわ」**って。

M　うーん、なるほど。じゃ、その笑いっていうのは幸せだった瞬間を……

C　思い出す。何かおもしろいこと言って大笑いするわけではないんですけれど、でも何か、そのときのことを思い出して、患者さんがほんとに声出して笑ったり、笑いながら話したりっていうことはけっこうあります。うーん。［13-14］

「あの世に持っていける」「幸せな時間」とは「自分以外の人との関わりのなかで」「思い出に残っていること」を想起することと関わっている。

Cさんは「信仰を持ってない」と断っているように、来世のようなものを信じているわけではない。来世があるかどうかはわからないが、ともかく「あの世」を演出している。さらにいうと、患者も来世を信じているかどうかは不明である。「じゃ、いっぱい思い出すわ」という言葉には、別に信じているわけではないけれども、Cさんが提案した〈来世ごっこ〉に乗っかってあげるというニュアンスがある。思い出される人は少なくとも患者の主観にとってはたしかにかけがえのない人なのだが、来世はフィクションであることを前提として想定される。つまり〈ごっこ遊び〉である。

Cさんも患者も、ごっこ遊びの一種としてあの世を演出し、そのなかで過去を思い出しているのである。来世ごっこもまた、生と死の連続性を仮定する。思い出されるかけがえのない人も死者かもしれないし、自分が死んでも思い出の連続性は保てると想定できるかもしれない。この生死を連続する地平が、対人関係の回復と生の肯定を可能にする装置となるのである。

死がタブーになることでコミュニケーションができなくなることと、来世ごっこを軸としてコミュニケーションが成立することとは対照される位置にあるであろう。死んでも来世があるのであれば、近々訪れる死を特別視してタブーとみなす必要はない。来世を設定することで死を「語りうるもの」にすることが、コミュニケーションを可能にするのである。

来世ごっこの本質は、生と死を連続させることで死を直面可能なものにすることである。そして来世という架空の未来は、行為がそこでプログラムされる地平を開くのである（架空の未来の内実は、かけがえのない人の想起という過去である）。

そして来世にしろ救済にしろ、それを信仰する必要は必ずしもない。信仰ではなく、実在する必要がないごっこ遊びが作動しさえすればよいのである。[★12] 生と死の連続性は信じるものではない。仮に想定してみればよいものである。

機能的には〈ごっこ〉という領域は、そこで共同の空想が成立する場である。[★13] 子どもにおいても、ごっこにおいて共同性と創造性が生まれる。Cさんの実践の場合は、追体験の技法として空想の接続を方法的に行っている。来世ごっこにおいてCさんの聴き取りの〈場〉と生死の連続性という二つの条件が統合され、〈そこから誰かが呼びかけてくる思い出の場〉が開かれるのである。

こうして死にゆく人は共同性を確保できる。ただし自らの死という形での事実的な断絶が予見されているがゆえに、死後の世界というフィクションを加える必要があるのだ。生と死をつなぐ地平を人工的に開くことで、今現在のコミュニケーションを組織しているのである。

C　演出ですね。そういうことを信念持って若いときからこういう気持ちでいたっていうわけじゃなくって、やっぱりその…うーん…悲嘆に暮れた患者さんと、幸せいっぱいの患者さんを比べたときに、やっぱりこっちの死の迎え方のほうが絶対本人にとっても、ご家族の方にとっても、遺されるご家族にとっても、ほんとにいいものになる。悲しいけれどもいいものになる。ので、それだったら、その両方を見てるのはやっぱ医療者かなって思ったので…私たち医療者は見てるので…それだったらあえてこっちにする必要はなくって（笑）。はい、あの、幸せな、豊かな時間、っていうのを作るお手伝いしたら、あとは自分たちで作っていけるので、きっかけだけ。［16］

幸せな時間は人工的に作るものであり、そのためにCさんは過去の想起のお膳立てをし、来世ごっこを提案する。すでに見たように、この「演出」は死の間際に、想起のなかで、生と対人関係を肯定する装置である。来世といっても死後が問題なのではなく、死ぬ間際に肯定的な人間関係が持てるかどうかが問題である。来世の設定によって死を語ることができるようになり、想起の鏡のなかで対人関係がポジティブなものとして映るのである。家族にとっても肯定的に迎えてもらうことで、患者の亡くなったあとに罪障感や憎悪を残さないことを目指している。

Cさんが「演出」という言葉を選んでいるのは、肯定的に死を迎えることができた患者とその家族と、できなかった患者と家族という二種類の区別があるがゆえに、Cさんが肯定の側を導入しようとあえて試みるからでもある。★14

繰り返すと、ある事柄が意味を持つかどうかは、コミュニケーションが成立するかどうかにかかっているので、信じることを必要とはしない。信の問題ではなく、ごっこ遊びの構造が作動しうるかどうかの問題なのである。つまり実在かフィクションかという位置づけとは関係がない。それゆえ、いったんコミュニケーションが動き出してしまえば、〈来世ごっこ〉も必要なくなるのかもしれない。「あとは自分たちで作っていけるので、きっかけだけ」Cさんは与えるのだ。

ただし、ごっこ遊びに加えて、意味の起源となる共同性が保証される必要がある。この地平は死者ともコンタクトがとれる地平のことであり、死にゆく人が死後にも思い出を持っていけると想定できるような地平である。この地平のなかで、誰かがどこからか私に呼びかけてくる、そのような場所が、創造された思い出である。そしてそのような場所の生起はCさんと患者の空想が来世ごっことして出会うことを条件としているのである。追体験を介してごっこ遊びの空間が開かれたときに、意味を可能にする地平が到来するのである。

第7章

Gさんの語り

時間というものはもともと決まっていて

小児がん看護における無力さの力

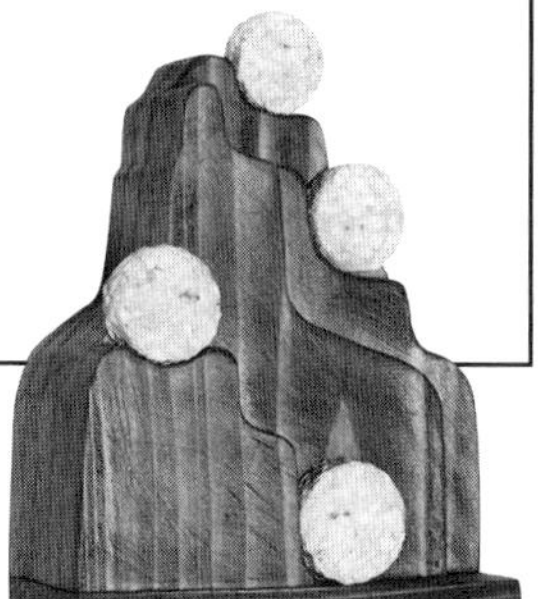

1　無力感

1-1　看護師は何もできない――子どもに対する無力❶

Gさんは小児がんの病棟に八年間お勤めの看護師さんである。小児がんは種類や年齢により差があるものの、現在は全体として五年生存率は七〇％強であるようだ。Gさんの病棟では二五床で年に五人ほど、多いときで八人ほどの子どもが亡くなるとのことだった。

Gさんは小学校四年生のときに小児がんの闘病記に「すごいはまって」［二回目24］、普通大学の四年生だったときにそのころのことを思い出すとともに、先に看護師になった妹を追って看護師になることを決意した。看護学校に入り直して資格を取ってから小児がんの病棟に勤め始めて、これからも続けたいと思っている。

Gさんの語りはいくつかの主要な主題が入れ代わり立ち代わり繰り返され、あるいは同時に語られていく。インタビューの時間経過あるいはGさんの経験の時間軸に沿って議論を追うことが難しいので、以下では語りの順番を無視してテーマごとに再構成して引用していくことにする。しかしすべてのモチーフはつながっていると考えてよい。一回目のインタビューのあと半年かけて分析した原稿をお読みいただいたうえで、二回目のインタビューをお願いし、原稿に加筆修正を加えたのが本章と次の第8章である。

Gさんの大きな変化は看護師になって五年目くらいのとき，「私だって当然死ぬ」[4]と思ったことだという。ところがこの変化は看護実践の変化ではない。「子ども，自分が死ぬからって子どもへの対応が変わったかっていうとたぶんそんなに，そこはあんまり変わってなくて」[5]と言う。それでは一体何が変化したのか，インタビューをしていた私にはよくわからず，Gさんも説明しあぐねているという印象を受けた。この変化がインタビュー全体のライトモチーフとなっている。

子どもにとってもGさんにとっても一生の長さはあらかじめ決まっていて，人為ではどうにもならないし，「私だって」今すぐにも死ぬかもしれないと感じることは，Gさんの思考と実践に深く影響している。

まず「自分の死」を意識することは無力の自覚につながる。

G　うーんと，仕事をし始めて一番変わったのが，生……この死生観っていうか。自分の死に対する思いっていうのが，やっぱりすごく変わったんじゃないかなって思っていて。

M　うんうん。

G　うん。小児がんの看護師になりたいって思った二〇歳ぐらいのときは，なんかこう，子どもたちに宝物を詰め込むお手伝いをしたいって，すごい思ってたんです。それはまだ全然仕事もしてなかったころだし，自分で想像できる範囲の小児がんの看護ってこういうものかなと思って。亡くなる子どもたちが，もしあと一年しかないなら，**その一年のあいだに六〇年ぐらいの思い出を詰め込めるんじゃないかって思ってたんですけど。あのー，実際に仕事をしてみて一番感じたのは，ま，看護師は何もできないっていうことをすごい感じて。**[3-4]

看護師になる前は，「子どもたちに宝物を詰め込むお手伝いをしたい」「亡くなる子どもたちが，もしあと一年しかないなら、その一年のあいだに六〇年ぐらいの思い出を詰め込めるんじゃないかって」思っていたのだが、「実際に仕事をしてみて一番感じたのは、ま、看護師は何もできないっていうことをすごい感じて」という無力感である。

能動的な援助は不可能であり、看護師は無力であるだけでなく、役に立とうとすること自体が自己中心的な独りよがりであるという気づきにいたる。このなかにすでにGさんの実践の核となる内容は含まれており、その帰結をこれからゆっくり明らかにしていきたい。

1-2 時間の有限性——子どもに対する無力❷

G **私が何かをできるって思うのはやっぱりエゴ**なんじゃないかなって思うようになりました。今は死っていうものは誰にでも平等にあるし、あのー、**時間というのはもうもともと決まっていて**。ま、**そこにどう自分が関われるか**っていうほうを考えてるというか…ちょっと意味わかんないな…うーんと、死ぬっていうことが、その子どもたちだけが死ぬんじゃなくて、**もう私だって当然死ぬ**んだって思うようになりました。前はそんなことあまり思ってなくって、どうしたいとか、子どもたちの死をどう形作るかとかばっかり考えてたんですけど。まあ私だっていつ死んだっておかしくないから。

そういうふうに、**今を大切にできるようになった**というか。そこがもう五年目ぐらいで大きく変わったというか。いろいろ教えてもらえてるんだなって思いました。すごい漠然としてます。

M 私も死ぬって思った原因、それは具体的にどう変わる……

G　そうですよね。私が死ぬと思ったときどう変わったか……。あ、そうか。私が死ぬというか…子どもたちを見てると、どんなに願っても生きられないっていうか、**どんなに願ってもかなわない願い**っていうのがたくさん存在するっていうことがわかったときに、自分がどんなに生きたいと思っても、いつ〔でも〕ポンと亡くなるということがあるんだなと思ったときに、具体的にどういうことがあったかってことですよね……。具体的に、うーん。

あ、そうか。そういうふうに考えたら何もつらくなくなったというか。仕事とかでも、一瞬一瞬切り取るとやっぱりちょっとしんどい瞬間とかがあるのは事実で。小児がんってやっぱりお母さんたち、クレームがすごい多かったりするんですね。子どもたちはあんまりしんどくないんですけど、ご家族がかなり、うんと慌てちゃったりとか、攻撃が看護師にきたりするということがあるので。そういうことがあったとしても、だから何だろうみたいな。別にもう今この瞬間に私が死んじゃうっていうこともあるわけだから、そら、大きなことじゃないっていうか。嫌なことっていうことが、大して嫌なことじゃなくなったというか。〔4〕

時間の制限と能力の限界が連動する

小児科での経験のなかで、人生の長さはあらかじめ決まっているとGさんは感じるようになっている。「誰にでも」、すなわち「子どもたちだけ」でなく「私だって当然死ぬ」。「そこにどう自分が関われるか」が問題になる。時間が決まっていることと、前の引用での「看護師は何もできない」という語りは、Gさんのなかでは連続している。

人生の長さがあらかじめ決まっていても、残り一年で六〇年分の思い出を詰め込む可能性は残されているはずだが、Gさんはそう感じていない。時間の長さがあらかじめ決まっているだけでなく、そもそも患者の生に対して介入することはできないと感じているようだ。時間の制限と能力の限界とが連動する。時間があらかじめ決まっているという有限性が、自分の力全体を否定しているかのようである。こうして自分は「何もできない」なかで、子どもに「どう関わるのか」という困難な問いをGさんは立てるのだ。

子どもの死から私の死へ

Gさんの語りではしばしば子どもの生死とGさん自身の生死が連動する。この連動の論理は、子どもの死をいったん一般化してから、自分へと当てはめるという二段階のプロセスである。

先の引用で、「子どもたちだけが死ぬんじゃなくて、もう私だって当然死ぬんだって思うようになりました」とあった。ただし実際は少し込み入っている。しばらくあとから、Gさんは「私も死ぬ」ではなく「私が死ぬ」と「が」という助詞を使うようになる。「私も死ぬ」だったら「子どもと同じように私も」なので、死を一般化するプロセスである。ところが「私が」と語ったとき、子どもの死との比較ではなく、単独でGさんが個別に死と向き合うことになる。いったん一般化したあとに、Gさん自身が自分の問題として死を引き受け直しているのである。Gさん自身が死に直面して個体化を行うことになる。★1

「してあげる」から「看護師は何もできない」へ

〈子どもはまもなく死ぬけれども私はまだ死なない〉という余命の非対称性が意識されたとしたら、

子どもに何か「してあげる」という上から目線の能力感が生まれるであろう。〈まだ時間がある〉という感覚と〈私はできる〉という感覚は結びついているからだ。しかし私もすぐ死ぬかもしれないときには、「してあげる」ことができなくなる。非対称性にもとづく優越が消去されたとき、私の能力も消去される。この点を以下で説明していく。

Gさんは「私が何かをできるって思うのはやっぱりエゴなんじゃないかなって思うようになりました」と語っていた。まさに能力感を彼女は否定する。先の引用［4］の補足のために別の引用を一つ挟みたい。

G　ほんとに看護師って、何かしてあげるって思ってる人もいると思うんですけど。私はほんとに**看護師は何もできない**と思っていて。もちろん薬、注射したりとか、体拭きしたりとか、そういう当然できることはもちろんするっていうのは別の話として。看護師が、人の生きるとか死ぬっていうことに干渉できるかって言ったらたぶんできないんじゃないかなと思ってるんです。だから、何かしてあげたかったって言う人とかもけっこういるんですけど、それはもう自分のエゴというか、自分がしたかっただけで、そう〔子どもはそんなことしてほしいと〕思ってないんじゃないのとか思ったりしながら働いてて。ちょっとそこも、あんまり人と違う部分なのかなと思ったりもするんですけど。ま、子どもの生きる、死ぬっていうことに関しては…うーん…あんまり何か無力感ばっかり感じて働いてます、今もたぶん。みんなそうかな、とか思いながら。うん。［13］

Gさんへのインタビューの後半でも、「子〔ども〕が亡くなったあとに後輩が、私もっと何かしてあげられたことがあると思うんですって言うのを聞いて。〔…〕してあげたいっていう気持ちってすごい嫌だなって思っちゃってて、ずっと」〔41〕と語っている。

Gさんは患者に何か「してあげる」という一見すると献身的な態度が、「してあげたいのは自分じゃん」〔41〕という独りよがりの自己愛的な能力感の発露だと感じているのである。しかも「感じた」のであって、「考えた」のではない。つまりこの無能力の確信は、Gさんの感覚的な価値判断となるほどに血肉となっている。

時間がまだあるなかでの「してあげる」「何かできる」という能力感は、自我〔エゴ〕の能力感である。本当に自己中心的であるのかどうかは別にして、看護師の能力感そのものが幻想であり、子ども自身が望むこととは関係のない幻想であると感じるGさんにとっては、能力感は無意味なものである。そもそも死を目前にした子どもを前にしたときには、実際「私には何もできない」のだから、「してあげる」が無効になる。それゆえ子どもの死がGさんの無能力の開示の契機となる。

こうして時間の有限性は、目的論と能力感の幻想を無効にする。

1-3　未来のかっこ入れと「今」への集中──子どもに対する無力❸

願いがかなわないこと

Gさんは多くの箇所で、死と願いがかなわないこととを結びつけている。死とは、願いがかなわなくなることであると言い換えられる。死をたくさん経験したGさんにとって、願いというものそのものが無効になっていく。★2　そもそも先ほどから「能力」と呼んできたものは、願いを実現する力のことである。「子どものため」に何かしてあげるという能動的なはからいは、自分のための「エゴ」である。そもそも不可避的に訪れる子どもの死が、「子どものための行為」を無効にする。子どもの死を一般化し、そして自分の死に当てはめるとき、「してあげる」（願いをかなえる）能力もまた無効になる。それゆえ「自分が死ぬ」という自覚が直接「してあげる」を無効にするのである。

とはいえ奇妙なことに、「私が死ぬというか…子どもたちを見てると、どんなに願っても生きられないっていうか」と、いったんは私の死を個別的に引き受けたうえで、もう一度子どもの死を「願いがかなわない」こととして捉え返している。私の無力に気づいたときに、子どもの死の意味は「願いがかなわない」ことに集中するのである。

未来という幻想

一般に私たちが未来を予期するとき、しばしば無際限に続くかのように感じられている。終わることを見込んで未来を思い描くことは難しい。フッサールもまた未来は形式上は無際限だと論じていた。[★3] しかしこの無際限の未来という発想は絶対にやってくる死を見定めない以上、経験的にはある種のフィクションである。無際限の時間は現在の時間において形式上要請されるが、私たちが無限に何かを行いうる地平という発想は実際には幻想でもある。[★4] 無際限の未来という幻想こそが、私たちの「できる」という能力感を支えている。

奇妙なことが明らかになった。「私はできる」という感覚は、健康な人にとっては自明の真理なのだが、そのような明らかな真理が、実は幻想に支えられているのだということを、Gさんは見て取っているのである。[★5]「私はできる」という能力感が運動感覚の地平であるとフッサールは考えた。「私はできる」という感覚が世界内で活動する身体の基盤となる。しかしこの地平が形式上無際限であると想定されている限り幻想に支えられていることを彼は見逃した。人生の長さに限りがあるという自覚は、「私はできる」という能力感の否定と裏表の関係にある。

未来から今へ

あらかじめ一生の長さが決まっているという決定論的な発想は、一見すると何かの宗教的確信のようにも見えるが、実際にはそれは、「無際限に続く時間こそ幻想である」ことを明らかにする理性的な反省なのだ。この幻想の破壊により、今現在におけるリアルな状況に集中する態度が生まれる。

Gさんは「時間というのはもうもともと決まっていて」という言葉に続けて、「そこ〔子どもの死〕にどう自分が関われるかっていうほうを考えてる」と言う。この限られた時間に「どう関われるか」が、かつて考えていた「六〇年ぐらいの何か思い出を詰め込める」と対比される。幻想のなかの六〇年分の思い出に対し、今この瞬間の経験と行為が対置される。そして「今を大切にできるようになったというか。そこがもう五年目ぐらいで大きく変わったというか。いろいろ教えてもらえてるんだなって思いました」〔4〕と言い、もう一度、「今自分にできることを精いっぱいやろうっていうふうに思って」〔5〕と言う。

一生の長さが決まっている、つまり「私だっていつ死んでもおかしくない」と感じたときに起きる変化とは、まず未来へ向けて計画するような時間の流れが無効になることである。「どうしたい」とか「子どもたちの死をどう形作るか」という未来の計画は無効になり、「未来に期待を持たない」〔5〕ようになる。時間全体が現在のこの瞬間に集中するのである（「ほんとにその子の、その一瞬一秒が大事だっていうことをもっと意識する」〔6〕）。子どもに何かを「してあげる」姿勢から、「できることもない」「今」において「どう自分が関わるか」姿勢へと移行する。未来の計画から今の瞬間へと行為のプラットフォームが変化する。これが五年目の変化の出発点である。

あらかじめ決められた生涯全体と今この瞬間とが対峙するような、新たな時間感覚が生まれる。これは、過去から現在、未来と流れていき、過去の取り返しと未来の計画がある程度可能であるような時間意識とは大きく異なる。★6 この具体的な内実は、のちほど本章3節「近さと遠さ」で議論するが、〈部分vs全体〉という枠組みはこれから何度も登場する。

今がつらくなくなる

今に集中することのもう一つの効用は、「何もつらくなくなる」ことであると語られている。この部分について、二回目のインタビューで補足があった。「今この瞬間に私が死んじゃう」可能性を前にしたときには、一生全体の「大きな流れ」が問題になるので、★7 親からのクレームは些細なことになる。生全体を眺めて判断するという視野に収めることになるので、細かな日常の問題は無視できるようになるわけである（裏返すと、親からのクレームは日々の実践において非常に大きな負担でもある）。★8

いずれにしても自分の死を意識することによって、Gさんは大きな視野のもとに立つことになると感じる。この点で親のクレームを苦痛に感じないことと、子どものために看護師が何かできるとは思わないことは、対になっている。今の一瞬に集中することと、一生全体を視野に入れることは連続している。

逆に教えてもらえてる

先ほどの引用［4］（二四八頁）に戻ると、Gさんは「今を大切に」できるようになったときに、子どもに「してあげる」のではなく逆に「教えてもらえてる」と感じている。能動から受動へ逆転し、上から目線も逆転する。この能動から受動への転換については、のちほど第8章3節「贈りものを受け取る受動性」で考える。

ここで立つ問いは、能力感をかっこに入れたときに露わになる要素、すなわち「今を大切に」「嫌なことっていうことが、大して嫌なことじゃなくなった」「教えてもらえてる」という三つの要素がどのように関係しているのかということである。先ほどの引用のなかでは秩序なく併置されているように見えるが、しだいにこれらは病室に「立ち会う」という行為へと収斂していくことになる。

1-4 「私もわかんない質問」——親に対する無力

ここまで無力感は、子どもに対して感じられていた。Gさんはもう一つ別の場面で「無力である」という言葉を使う。それは親がGさんに答えのない問いを向けるときである。

G えーと、たとえば「このまま死んじゃうのかな」って言われたりとか、「もっと治療はないの?」とか、「なんでこの子死ななきゃいけないんだろう」とか、**私もわかんない質問**があるんですよね。そういったのも答えられなくて……。そういう話をしてもらえる存在なのかって、自分で。ま、自信がないっていうのもあるんですけど。「これがフラットになっちゃうこととかあるの?」とか、モニターとか。「どうやって最期〔に〕なるのかな」とか、「ときどき先生来なくなっちゃったけどむかつく」とか、そういう話とかもだし。今苦しいのかなとか、やっぱり死ぬの嫌だなとか。そういう話を、うん。

普通の人なんですよね、私、たぶん。すごい普通の人なので。普通の人がそういう話をするって、あんまりないと思うんですよね、普通の生活して…普通、普通って言いすぎですけど…一般に医療に関わってなかったらただ生きてて、そんな人が死ぬよとかいう話ってあんまりなくって。でも私がいる場では、そういう話ばっかりあるので。うん、やっぱり死っていうのが当たり前にあるんだなって思わざるをえないっていうか。

M 今、ちょっと前に答えのない質問を受けるっておっしゃったんですけども。

G 答えのない質問。

M そこって重きがあった。重きがあるように聞こえたんですけど。

G そう、あ、そうですね。たぶん答えのない質問を受けるのが怖いというか。

M うん。あ、なるほど。

G たぶん、あのー、答えられないし。何か答えなきゃいけないっていうふうに思ってるんですね、たぶん私が。だけど、答えられないこともいっぱいあるし、そういう面が無力っていうのにもつながって。もちろん死っていうことに対しての無力もあるけど。**私なんにもやっぱりできない**、できない、うん。「その質問も私もしたいと思うし、私もそう思ってます」っていつも言うんですけど。

あのー、答えのないもの、やっぱり死ってきっと……知ってる人もいるかもしれないけど私は死ってどういうことかわかんないし。よくわかんないことを、よくわかんない質問で……そんなこと聞かれたら怖いなとか、どうしようっていう。どうしようかな、どうしようってのが大きいからそう言ったのかもしれないですね。

M じゃ、そういうお話をされる場合にはそういう…なんていうか…お答えできないような質問ってのはもう必ず……

G そうですね。もう質問じゃないのかもしれないですね。お母さんの気持ちかもしれないんですけど。ま、ほぼ一〇〇％そういう話になるので。うん、うん。でも誰も皆そう思いますよね。たぶん自分のすごい大事な人がそうなったら、どうなるのかなとかって言うと思うんですけど。

でもそれって、私だったら言う人を選ぶと思うんですよね。この人には言っていいかなとか、この人に言えるっていうようなことがあるっていう自分の感覚〔と〕もしかしたらリンクしてて。そういうふうに私に話してもらえるっていうのはうれしい半面、やっぱそこも**試されてる**じゃないですけど。自分のなかで、自分が満足したケアができてんの？　って**聞いてる自分**もいるのかもしれないです。エゴの塊みたいですね。ひどい、これ。

M 逆に言うと、そこまでお話しいただけるようなところまで行けるかどうかっていうのが大事。

G そうですね。そういう話ができなければ、ま、看護師辞めたほうがいいと、自分では思ってるので。その、そこはすごい大事というか。［20-21］

「なんでこの子死ななきゃいけないんだろう」という問いに答えはない。しかし親は、この答えのない問いを立てざるをえない。そして誰かがこの問いを受け止めなければ、問いが立てられたことにはならない。Gさんにももちろん答えようがないし、「そういう話をしてもらえる存在なのか」もわからないが、しかしこの答えのない問いを受け止める位置に立たなくてはいけないし、「そういう話ができなければ、〔…〕看護師辞めたほうがいい」と言うほどに重要なことであると感じている。

親からGさんに向けられる答えのない問いは、少し前の引用で話題になったクレーム（二四九頁）とはまったく異なるが、しかし対比することができる。Gさんは、子どもの死と向き合えない親が「数珠買ったりとかする人もいれば、宗教に行ったりとか」[★9]、看護師へのクレームを繰り返すようになるが、死と向き合えた人は答えのない問いを立てると考えている。クレームや、(「石」を買ったりといった)迷信は、もしかしたら子どもを助けられるかもしれないという能力感の幻想と、現実への無力さとのせめぎ合いを示している。実際には無力なことを薄々と感じているのにそれを否認している。

逆に、答えのない問いを立てる親は、子どもの死に対して無力であることを自覚している。「答えのない問い」なのだが、これこそが直面している現実に対して出しうる「答え」でもある。「なんでこの子死ななきゃいけないんだろう?」という問いは、ある人にとっては不合理に見えるかもしれない。しかしこの問いは、〈子どもを助けられる〉という幻想を捨てて現実に直面したときに生じるあり方である。あるいは無際限に伸びる未来の時間を断念したときの、現在の瞬間への集中の仕方である。リアルに現実と向き合ったときに、必然的に形而上学的な問いが立つのである。

形而上学的な問いを立てていないときには、まだ苦痛に満ちた現実と直面できていない。答えのない問いを立て、それを誰かが聞き取ることでのみ、子どもの死との関係のなかで親は主体となる。復習すると、本書において主体化とは、現実に応答する行為を組み立てることである。ここから、カントを参照しながらGさんの語りを考えていきたい。経験不可能なものを思考するということについて、カントはヒントを与えてくれるからである。

カントは、神の存在、魂の不死、世界の始まりと自由の有無について、経験しえないので証明不可能だが、思考することは可能な事象、すなわち理念であると考えた。これが人間の経験と認識能力の限界を示すのである。認識できないけれども思考されるものが、カントによると道徳と行為の領域を構成する。

〈経験不可能だが思考可能〉というこのカントの定義を積極的に言い換えると、「なんで死なきゃいけないの」という問いは〈答えのない問いであるが、思考せざるをえない〉となる。[★10] これはカントにおいては道徳と行為に関わる。人間の限界に正しく出会うときに、この〈答えはないが思考せざるをえない問い〉と向き合うことになるのだ。

親における、子どもの死への向かい合いの帰結が、Gさんに向けられる答えられない問い、「気持ちかもしれない」ものである。Gさん自身は「自分が死ぬ」と自覚するとともに、子どもの死に「教えてもらう」「立ち会う」という仕方で向かい合うが、親は子どもの死について〈問いを立てる〉という仕方で向かい合っている。とすると、Gさんが答えられない問いの宛先となるとき、Gさんは親が子どもの死へと向かい合うことの不可欠な媒介となっている。

形而上学的な問いは人間の経験の限界を示し、それゆえに対人関係の遮断（ここでは子どもの死）とも関係する。カントにおいて人間の経験能力の限界を問うことは、逆に認識能力を確保するために必要な試みである。Gさんと親が、子どもの死という対人関係の切断について語り合うことは、それでもなお子どもとの関係を維持する試みである。それゆえに、他の人に宛てられる問いによって他の人とつながるのである。

1-5　子どもに対する無力さと、親に対する無力さ

本章冒頭で「無力」として明らかになったのは、子どもに何かしてあげられるということが幻想であると自覚することだった。これは死という現実に対する無力である。この無力さと、二つ目の無力さで

ある、親が立てる「わかんない質問」に答えることができない無力さは連動している。親に答えられない無力さは、「普通の人」という言葉で表現されている。Gさんは「普通の人」であるが、しかし「この人には言ってもいいかな」という看護師としてのふさわしさを持つのである。「普通の人」とは誰か？ 死とは何かを知らない普通の人であり、親しい人の死に動揺する普通の人なのだが、そのような普通の人として死に直面することで、Gさんはむしろ看護師となる。普通の人であるということは、看護師の基盤をなす。これが技術者としての看護師と対比される、〈何もできないけれども立ち会う人〉のことである。そして子どもに何か「してあげる」能力を幻想する人と対比される形で、無力な「普通の人」だが病室に立ち会う人として主体化するのである。現実への応答としての主体化は、Gさんにおいては、無力さのなかでの子どもの死へと立ち会うことと、親からの問いを引き受けることにおいて極まる。この主体をGさんは「普通の人」と呼ぶのだ。

Gさんが問いの宛先となるということは大事である。Gさん自身は子どもに何もしてあげられないが、クレームにしろ答えられない問いにしろ、親による子どもの死に対するリアクションを引き受け、親と子どもの関係の媒介となる位置に立つことを任務の一つとしている。「私に話してもらえる」というのが、看護師であることの基準になるのだ。子どもの死という〈引き受けることができない現実〉の引き受けの焦点となることが看護なのであり、これをGさんは「向かい合い」と呼ぶ。

Gさんは「知ってる人もいるかもしれないけど」と語っているが、母親は「知ってる」と主張する人には語らないであろう。「知ってる」と主張することは、幻想上の万能感を持つ人、死という現実と向かい合わない人であろう。わからないにもかかわらず、向き合っているGさんだからこそ、母親は答えのない質問を投げかける。

2 「立ち会い」――無力のなかでの実践

2-1 子どもの死に「立ち会う」

子どもと親に対する無力がGさんの看護の出発点である。しかし何もしないわけではない。無力ななかで成立する看護がある。無力の受動性はそれ自体がある種の能力でもある。Gさんは看護師が「何もできない」ことを強調するのだが、しかし、「何もできない」そのときに行われる看護実践とは「生きている瞬間」への「立ち会い」である。

G　私は何もできないというか、薬持って行くしかできないし。その人の生きてる瞬間っていうのに立ち会ってるってすごいなって、その時々でやっぱり思うんだと思うんですよね。〔13〕

入院を通しての生きている瞬間への立ち会いと、死の瞬間への立ち会いは等価のものでもある。「私は何もできない」が、でも「立ち会ってるってすごい」と、Gさんは「その時々で」つまり死の場面に立ち会うたびにも新たに感じる。

G　その子の最期の瞬間にどうやって自分が立ち会うかっていうこと。精神力がすごい必要だと思うんですけど、その作業っていうか。〔…〕その、心を揺さぶられる体験っていうのはたぶん臨床の看護でしかできないって私は思って。文献とかじゃ全然できない。〔10〕

Gさん自身は、おそらく「無力」という自覚が強かったために、看護について初めは明確な定義を与えられなかったのだが〔7〕、しだいに「私が思う看護っていうのは、たぶん一緒にいるっていうことだけっていうか」[14]と、看護は、子どもへの「立ち会い」と親への「向かい合い」として定義されるのである。

無力のなかの立ち会いについて具体的に説明した語りを読んでみよう。

G ずっと長く治療してきて、最期を遂げるっていうことの、事の重大さっていうのが、イコール**神聖**って言っちゃってるのかもしれないんですけど。あまりにも重大すぎて、逃げ出したくなる瞬間とかももちろんあるっていうか。

でも…うーん…**亡くなる子自体はたぶん自分がかわいそうだとかも全然思ってないし**。しんどいのは残される側だと思うんですけど。亡くなる側はちょっとどういう……死んだらどうなるかわかんないからわかんないんですけど。

子どもだけのことを考えたらもうその子の一生の最期っていうところで、大切にしなきゃいけなくって。残された人にとって、もうほんとに大きな瞬間だからそこはもうすごく大切にしなきゃいけないっていうところが…何か…何か神聖な空気が漂ってるんですよね、その瞬間。[16]

「立ち会う」という表現はこの引用には登場していないが、「最期を遂げる」場面で「逃げ出したくなる瞬間」もあるけれども子どもの死を「大切にする」ことが、立ち会うことの内容である。「最後を遂げる」瞬間はGさんにとって「神聖」なのだが、Gさんは、「亡くなる子自体はたぶん自分がかわいそうだとかも全然思ってないし」と考えている。子どもの意識とGさんの意識とのあいだにはギャップがある。つまり神聖さとは子ども自身の性質ではなく、Gさんの心持ちの問題であり、「逃げ出したくなる」と感じるのもGさんである。

2-2 死の神聖さとカントの崇高論——崇高論❶（力学的崇高）

神聖さが対象の性質ではなく、神聖さを感じる人の問題であるというこのロジックは、カントの崇高論と似ている。★11 カントの崇高論においては巨大な自然あるいは自然の暴力の経験において心が高揚することが主題となる。認識能力（構想力と悟性）が破綻したとしても、我が身が安全な場所にいるという条件が確保できれば、心が高揚する。〈生の停止〉として死が間接的に経験されることが、崇高の出発点である。

そして暴力的な自然を崇高と感じるとしても、実は崇高なのは自然ではなく、自然に対抗する（道徳意識としての）心の能力が崇高なのだ（Kant, KU:76, 115）。道徳意識（＝行為の力）を持つことさえできれば、「生の諸力がいったん瞬時的に阻止されはするものの、その直後にはいっそう強力に奔出するという感情によって〔崇高の意識が〕産出される」（Kant, KU:75）。これは〈生存を脅かすような自然〉を前にしても〈逃げない〉という強さを前提とする。

Gさんの「神聖さ」の経験も、子どもの死という「逃げ出したくなる瞬間」に、しかしGさん自身が立ち会い続ける行為のなかで生じる。子どもの死という耐えがたい出来事に直面したときに、Gさんは看護師としての主体化を達成する。逆に、病室から逃げた人は神聖さを感じないであろう。

もう一点崇高と似るのは、「死んだらどうなるかわかんない」という経験不可能で解答がない形而上学的な状況に直面することだ。カントの崇高の場合は、自然の雄大さを媒介として神的なものを垣間見ていた。Gさんの場合は子どもの死が、形而上学的な次元への窓となっている。カントとの違いは、自然ではなく人の死に立ち会うことだ。カントが立てた問題を、Gさんは対人関係にずらして立て直している。親がGさんに立てる「わかんない」問いもこの場面に関わっているであろう。まとめると死の場面の「神聖さ」とは、死という形而上学的な問いを引き受けるGさんの気分であり、Gさん自身の問題である。

2-3　神聖な場にいられるように

本章初めの引用で「今を大切に」と言われていたことが、病室の子どもと家族に立ち会うこととして具体化している。「してあげる」という行為が不可能であるというときに、立ち会うという行為が残余として残る。カントにおいて、崇高を通して発見される実践理性の神聖さとは、自己愛的な欲望を消去したときに見えてくる道徳法則の神聖さであった。[★12] Gさんにおいても神聖さは、自己愛的な行為が無効になったときに発見される、別種の行為と関連する。ただしカントの場合、発見されるのは普遍的な道徳法則だったが、Gさんの場合は死への立ち会いという、特殊な対人関係の能力である。[★13]

Gさんにとって転機となったのは、受け持ちの子どもの死を初めて経験したときだ。先の引用〔16〕(二六三頁)は、複数の死の場面を一般化した語りだったが、次の引用ではGさんが初めて経験した死の場面を語っている。

G　私の死ぬっていうことに対しての思いは、すごい大きくなったというか…死ぬっていうことに対しての思いじゃないな…ま、死んでほしくないっていう人も死んじゃう。〔その子が亡くなったときに〕家族も泣き叫んでいるなかで、あっけなくその日が来るっていうことをほんとに実感したっていうか。もうピーッてなる瞬間〔を〕初めて、病院にいるくせに初めて見たので。あー、こういう瞬間がほんとに来ちゃうんだなって思ったのが大きかったですね。
けっこう、空の巣症候群★14じゃないですけど、〔その子が〕いないのがしんどく、バーンアウトまではいかないんですけど。もちろん新しい患者さんいっぱいいるし。でもその子の死はすごい大きかったです。で、そこから私はたぶん、うん、こんな神聖な場にいられるようにやっぱりちゃんと、**自分もちゃんとしなきゃいけない**って思ったことが大きかったですね。［11-12］

ここでは死んでほしくないという思いを家族とGさんが抱く頂点で、「あっけなくその日が来る」空虚感が描かれている。「あっけなくその日が来る」とき、「死んでほしくない」思いが絶たれ、「あっけなく」幻想は壊れる。

「ちゃんとしなきゃいけない」という行動規範は、このような「神聖さ」の経験に伴うものとして登場している。死んでほしくない思いのなかで「あっけなく」死ぬという経験から逆に照らし出される形で、「ちゃんとしなきゃいけない」という行動規範が生まれてくる。子どもの死への立ち会い（本章2-2）は、神聖な場を開くが（本章2-3）、それが「ちゃんとしなきゃいけない」という行動規範をも開くのだ。その内実は第8章で論じる。

「立ち会い」という無力な実践は子どもの死を挟んで、〈重大さとあきらめ〉という〈近くからの視線と遠くからの視線〉との対比のなかで実現する。次の3節では近さと遠さの対比を描き出したい。

3　近さと遠さ

3-1　かけがえのない子どもの死 vs 必然的に起こる死へのあきらめ

Gさんは未来の計画をかっこに入れる。これは人生をすでに出来上がったものとして見渡す視点、つまり無限に遠いところ、神の視点から人間を見るような視点である。同じような遠いところからの視点が別の場面でも登場する。子どもの死をとても遠いところから眺める視点を持つのである。このとき子どもの痛切な死が相対化される。Gさんは子どもの死へと近くから立ち会うとともに、遠いところから醒めた目で眺める視点も持つ。

一生の長さがあらかじめ決まっているという意識と、何もできないという意識は、もう一つ別の側面を持つ。それは「あきらめ」である。子どもががんで死んでいく場面であっても、「死ぬっていうことが当然」と、ある意味で醒めた目で見る視点である。「いろんな死がある、しょうがないっていうあきらめ」〔23〕がある。

しかし他方で、「一年とか入院してた子が亡くなるっていうのが、けっこう……。自分の子みたいにみんな育ててるので。そういう、やっぱり愛着が強い子どもたちが亡くなるっていう面は、あの、ポッと来て亡くなるとかじゃないので、みんな、こう、思いは強いというか、その子の命に関して」〔7〕。「あきらめ」は愛着が強い子どもの死への思いの強さとせめぎ合うという仕方で出現するのであり、両者は切り離すことができない裏表の関係にある。Gさんは両極端の状態のあいだで引き裂かれている。

G　死んでほしくないっていう思いもある**なかで**、でも**死ぬっていうことが当然って思ってる自分**と、**でもやっぱりかわいいしなって思ってる自分**と、っていうとこでたぶんいつも闘う瞬間はあって。でもやっぱりどっかで死ぬってわかってて。だけどその**なかで**、じゃそれなら、自分はどうやってその子の死に立ち会おうかっていうようなことを。その子が生きてる**なかで**の、私との関係とか、周りとの関係とか。もうその子、**すごいなって思ったりする**ような**なかで**、私も育っていってるって思っていて。〔10〕

立ち会いは、この死んでほしくないという「近さ」の思いと、死んで当然というあきらめの「遠さ」とのせめぎ合いのなかで生じる〈無為の行為〉なのである。

そもそも無力感自体が、かけがえのない人の死に対して「何もしてあげられない」と思うから生じるものである。そしてあきらめとは、願いが「かなわない」（次の引用）という無力感の帰結である。とすると、かけがえのなさが、無力感を経由してあきらめにいたるという、正反対の帰結を生んでいることになる。

次の引用では、「やっぱり死んでほしくない」悲しさを「本当の心」と呼び、それを抑える感情を「あきらめ」としている。

G　でもその一方でやっぱり心……本当の心が。あー、でもそうでもないか。ほんとの感情っていうのをもしかしたら抑えられてるのかもしれません。「やっぱ死んでほしくない」とか、〔そういう本当の感情を〕「抑えないようにはして」って言うんですけど、〔そうは言っても〕やっぱり医療者っていうといろんな死がある、しょうがないっていう**あきらめ**が。まー、うん。やだやだって言ってもかなわないことがあるっていうことを、もう痛いほどわかったんでしょうね。きっといろんな死

を体験……。［22-23］

Gさんの看護とは、「かけがえのなさ」という人間の出会いの時間と、逆らうことができない死という「あきらめ」が際立って交わる地点で成り立っている。今の瞬間とあらかじめ決められた一生全体との対比の帰結として、痛切さとあきらめとの対比が生じる。★15

この両極端の緊張は、親から向けられる子どもの死に関する「わかんない質問」とつながっている。死への直面の認識論的な側面が「わかんない」であり、感情的な側面が「痛切さとあきらめ」なのだ。

さて、「しょうがない」という死ぬことの必然性に由来するあきらめが、引用の最後で「いろんな死を体験」したことへとずらされる。必然性による「あきらめ」から、複数の子どもの死によって薄まっていく変化へと連続する。

3-2 「一人」の子どもの死 vs たくさんいる患者の死

こうして死の痛切さと死へのあきらめとの対比は、もう一つ別の対比へいたる。愛着のある子どもの死は、同時にたくさんの死のうちの一つにすぎないという対比である。Gさんは潜在的には「集団としての人間」「種としての人間」という遠くからの視点に立っている。その意味ではここでも、一般化のロジックと遠くから見る視線が働く。

G うん、うん。すごい悲しいんですよね。かわいいから、子どもたち。すごいゼロ歳とかの子とかも亡くなるのとか、ほんと悲しいんですけど。うん、すごい何回もそういうのに立ち会うと、なにか**不思議な感覚**になりますね。やっぱり一人の人なんだけどやっぱり患者さんなんだなって。そこは罪悪感を感じる必要はないんですけど、きっと。でも、あのー、いろいろ考えてるわりにやっぱり**ドライな部分**も。回数を重ねるほど。〔21〕

「やっぱり一人の人なんだけどやっぱり患者さんなんだな」というのは不思議な表現であるが、かけがえのない「一人の人」と、たくさんいる「患者さん」が対比されているのだ。Gさんが「一人」という言葉を使うときはかけがえのなさ、すなわちGさんとの二者関係のなかでの〈一人だけの人〉を意味する。かけがえのない子どもの「ほんと悲しい」死である一方で、Gさんが経験するたくさんある死のうちの一つにすぎないという二重性を持つ。

このとき「ドライ」という奇妙な心性が生まれて、現在の看護に集中し向かい合う態度が出来上がる。「いろいろ考えてるわりにやっぱりドライな部分も」という表現には、死を深刻に考える方向性と、ドライになっていく方向性が枝分かれしながらも両立する状態が示されている。

人の死をたくさん経験することで生じる「不思議な感覚」は、子どもの死に由来する「神聖さ」とは逆向きの方向の感覚である。しかしこの二つは単純に対立するのではなく、綯《な》い交ぜになっている。次の語りからわかる通り、死の唯一性は、すでに子どもの死が多数性のなかで紛れていくことをはらんでいる。

G　私のプライマリーの〔子が〕個室で亡くなったんですけど、その亡くなる一か月前に、このお部屋は一か月くらいしたら、違う人〔が〕入ってるのかなって思ったときに、ああ、なんかすごい悲しいなと思ったんですけど。そのあと亡くなって、お部屋……もぬけの空になったお部屋にずっと立ってて、「ああなんだろう、この感じ」と。もういないんだなと思って。それで次の日には、もう人が入ってる。私のなかでは、すっごい大きな家族みたいな人が亡くなったけど、その〔新しく」入院してきた人にとっては、そんなこととまったく関係ないし、ああ、時間が動いてるって思って。なんか一か月か二か月くらい、自分は止まったままでしたけど、時間は。[二回目10]

喪失感のなかで時間が止まる感覚は、すぐに個室が埋まることで「時間が動いてる」感覚と同時進行する。私にとっては「すごい悲しい」が、入れ替わりに入院した人にとっては「まったく関係ない」。死において神聖さが強調されるベクトルと、ベッドが入れ替わるなかで死が匿名化して薄まっていくベクトルは交じり合う。

神聖さと結びつく「死んだらどうなる?」という問いも形而上学的な問いであるが、死が当たり前のことになる不思議は、人間の個別性を消していくという方向での形而上学的な問いである。人間の存在の重さが「神聖さ」を生み、存在の軽さが「不思議な感覚」を生む。この対比をGさんは、「やっぱり一人の人なんだけどやっぱり患者さんなんだなって」と表現していたのだ。ここで、先ほど論じた神聖さが持つ力学的崇高としての側面とは異なる、もう一つ別の崇高に触れているように見えるのだが、のちに3-4でまとめて検討したい。

3-3 家族vs他人

「死んでほしくない」という愛着と、死すべき運命を「あきらめ」るという対比、あるいは一人のかけがえのない子どもの死と、たくさんの子どもの死という対比という以上二つの対比に加え、もう一つ別の対比が導入される。

「家族しかいられない、その場に自分がどう立っているかっていうことを」と自問したときに[9-

10〕、Gさんは家族の位置と他人の位置とのあいだを行ったり来たりしたうえで、家族のもとに立ち会っている。

G 神聖さっていうのは何なんだろう。その人……私にとって患者さんはいっぱいいるんですけど、その人は一人しかいなくて。たぶんそれは、**私が死ぬ**っていうことを考えたからなのかもしれないんですけど。私にとっては他人でも家族にとってはすごいかけがえのない人で、かと思えば、そのへんに歩いている人にとってはまったく知らない人でっていうのが、何かすごい不思議な気がして。

ここではものすごい悲しいことが起きてるけど、そこでカラオケとか行ってる人がいるっていうことってどういうことなんだろうって考えたこともあって。ま、もちろんそれは他人であって、他人だからなんですけど。そうするとやっぱりその人一人の大事さっていうのは、大きな目で見たら意外とそうでもないっていうか。

この社会のなかで、私が一人死のうがそれはもう誰かには重要だけど、きっと誰かには全然重要じゃないっていうようなことを考えたことがあって。そうなるとやっぱり、その一人の死っていうのが、周りの人にとってはすごく大きいものなんだろうなっていうか。〔…〕うーん。神聖って言葉が変なのかな。〔15〕

家族にとってはかけがえのない人の死なのに、「まったく知らない人」にとってはどうでもよいことである。このこともGさんは再び「不思議な気がして」と呼ぶ。

ここまでを振り返ると、

(1)「死んでほしくない」対「死んで当然」

（2）Gさんにとって「かけがえのない人」対「たくさんある死のうちの一つ」

（3）家族にとって「かけがえのない子ども」対「そのへんに歩いている人にとってはまったく知らない人」

という三つの対比が登場した。（1）と（2）は子どもとGさんとの関係，（3）は子どもと家族の関係である。

これら三つの対比を可能にするのが，本章の1節で取り上げた「私が死ぬ」可能性の自覚である。先の引用でGさんは「私が死ぬっていうことを考えたからなのかもしれない」と語っている。子どもの死が私の死へと転換されたときに，無力さの自覚と，今の瞬間への集中力が生じるのを本章冒頭で見た。今回は，「この社会のなかで，私が一人死のうがそれはもう誰かには重要だけど，きっと誰かには全然重要じゃない」がヒントになる。いつかくる私の死を基準として，近い人にとっての死と，他人にとっての死が対比される。そのうえで子どもの死へと対比が拡張される。こうして，死の悲しさとドライさとの対比を際立たせることになる。子どもの死への立ち会いは瞬間への集中力と，ドライさという二つの方向性を生み出す。

唯一性と匿名性の両立

三つ目の対比では新たな要素もある。今までは子どもとGさんとの関係に視点を置いて語られていたが，この引用では母親が問題になっている。続きを引用する。

G　お母さんにとっては，その場ってもちろん一回しかなくって。そのあとで，何回も何回もきっと思い出される場なんだと思うんですよね。そういう場はもう失敗もできないし。失敗が何だっていうとちょっとあれですけど。もうその場一回しかない、**本番のテストっていうのがずっと続く**ような感じ、死ぬ瞬間っていうの、たぶん。

それは医療者も試されてるわけじゃないけど、やっぱり自分の在り方っていうものが、その一回にふさわしくないと……。ふさわしくないといけないというか、ふさわしくあってほしい自分がいるっていうか、もし自分が死ぬんだったら、やっぱり看護師の行動が**目立つようじゃいけないい**っていうか。その、子どもの死っていうその瞬間をどうすごく大切にできるかっていうところがすごい何か大きい気がして。〔15〕

先ほどまでは無力感のなかでいかにして立ち会うのかがテーマだったが、家族との関係がテーマになる今の引用では、看護師は「目立つようじゃいけない」と感じられている。一見すると矛盾するようにも思えるが、立ち会いは目立たなさとして可能になる。家族にとっての子どもの死の一回性の自覚が、「目立たなさ」という「ふさわしさ」と連動している。子どもには何もしてあげられないが、しかし立ち会い続ける。立ち会い続けなくてはいけないが、しかし家族に目立ってはいけない。

Gさんは子どもの死に立ち会うなかで看護師として主体化するのだが、これは「目立つようじゃいけない」と姿を消す方向をとる。かけがえのなさという唯一性と、たくさんある死の匿名化との対比のなかに子どもがあるように、Gさん自身も個別化と匿名化を同時に実現する。姿を消していることが行為を実現することになるという不思議な実践が語られている。

向かい合うとは目立ってはいけないということでもある。この難しいバランスをとることを、Gさんは「試されてる」「見られてる」と表現している。誰かが命令しているわけではない。「神聖さ」も「目立つようじゃいけない」ことも場に浸透する気分であるがゆえに、この受動形の「試されている」には決まった動作主がいないのである。

それゆえ初めは何らかの他者によって試されているかのように語られるのだが，しだいに自分自身の納得の問題，自覚の問題として「向き合えてるなって思えればちょっとテストクリア」〔16〕と内在化される。

唯一性を強化する反復

反復はしかし匿名化を生み出すだけではない。神聖さとは子どもの死という一回だけの特別な出来事が，母親によって「何回も思い出される」ということと関係する。神聖な出来事の一回性・特異性は，何度も想起される反復という多数性によって支えられている。

繰り返されるなかで，唯一的であるはずの子どもの死が匿名化されること，それが「不思議さ」だった。その逆方向で，母親は自分の子どもの死を何度も繰り返し思い出すという反復において，死の唯一性をむしろ強化する。（何人も死ぬという形で）外に向けて反復されると死は匿名化し，（同じ人の死を反芻するというように）内へ向けて繰り返されると唯一化する（次の3-4の議論につながる）。

反復が強度を生み出す場面がもう一つある。今度は死を何人も経験することこそが，矛盾するようだが唯一性を強化する。

小児がん病棟は，患者や家族と「向かい合う」という「本番のテスト」をGさんに要請する。Gさんは，かけがえのない人の死という一回だけの出来事に立ち会う。それは「本番のテストっていうのがずっと続く」というように，唯一の出来事の繰り返しという性格を持つ。Gさんは繰り返し立ち会うごとに，よりよい看護ができるようにと厳しく鍛錬する。繰り返されるごとに，死の持つ意味が重くなっていくのである。

そしてこのテストには模範解答がない。この場に「ふさわしく」あるようにという目標があるが、「目立つようじゃいけない」こと以上に積極的な規定が存在するわけではない。どこに向かっているのかわからない理想を目指して「試される」のである。子どもの死の反復は死の一回性をやわらげるだけでなく、体験を訓練し純化することで一回性を強化することでもある。「たくさんある死のうちの一つ」として匿名化していくとともに、「本番のテスト」が「ずっと続く」ことで死の唯一性の緊張は強化されるのである。

3-4 とるにたらない存在としての人間——崇高論❷（数学的崇高）

「神聖さ」はかけがえのない人の死に由来し、「不思議さ」とはかけがえのなさが薄まって消失していく感覚である。先ほどは前者をカントの崇高概念に結びつけた。それでは後者はどのように位置づけられるのであろうか。

カントについてもう一度少し触れる。

カントは崇高を二つに分けて論じていた。数学的崇高と力学的崇高である。前者は認識能力の限界を超える雄大さ、後者は限界を超える強さがきっかけとなる。言い換えると、数学的崇高は（形を直観する能力としての）構想力の限界を超える巨大さ（外延量）に由来し、力学的崇高は、認識能力を超える暴力的な強度に由来する。★16

力学的崇高は自然の暴力を出発点とするので、死の神聖さと関係することを先ほど確認した。力学的崇高は人間の認識能力の破壊を含意するので、主体の〈死〉を垣間見させる。自然の暴力に直面していったんは死を垣間見たときに、自然を超える能力である道徳法則と実践理性を発見するのである。カントにおいてはこの実践理性の導入が大きな意味を持つので、力学的崇高は悟性と実践理性をつなぐ重要な役割を持つのだ。

ところが数学的崇高のほうはカントのなかでも位置づけがはっきり書かれていないように思えるので、カントの議論を少し逸脱する形で考えてみたい。

自然の巨大さは、力学的崇高のように主体を死に追いやる方向で消失させるわけではないが、主体がちっぽけなもので無意味になる状況、人間などそもそもなかったことにするような、人間不在の世界へと向かう。そのうえで、あらゆる量の尺度となる絶対的な大きさを超える無限の経験が数学的崇高である（Kant, KU:87）。人間がとるにたらない無意味な存在であるということを自覚させるような経験、しかし、無限の理念によって自然を超えて鳥瞰しうる力、数学的崇高はこのような瞬間に関わっている。数学的崇高は巨大な自然の経験から無限の理念を発見する（Kant, KU:93）。言い換えると自然を超える理念としての無限である。（感性論の水準では）無限小の無力な人間が開示されるのだが（Kant, KU:96,102）、しかしこの経験上の無力さに耐える理性の力の発見が数学的崇高の効果である。

そのうえで、Gさんはカントの二つの崇高を、対人関係のほうへと広げている点で新しい。遠くからの視線のなかで「誰だって死ぬ」「必ず死ぬ」「他の人にとっては関係ない」という人間のとるにたらなさを開示しつつ無限遠の眺めで弱さに耐えるのが、Gさんにおける数学的崇高である。

カントにおいては自然に直面した私の消失が賭けられていた。Gさんにおいても、「私だって死ぬ」と私の消滅にも直面する。しかしGさんにおいてはまずもって他者の唯一性の消失、他者の消失の経験である。他者の死に伴う神聖さと、人間の消失に耐える力の不思議さとが対峙する。神聖さが唯一性の極限値であるのに対し、不思議さは匿名化の方向の極限値である。

先ほど本章2節で、子どもの死の神聖さが、「立ち会い」という行為を可能にすることを確認した。これは力学的崇高である。これはGさんの実践における主体化の原理である。これに対し、数学的崇高でかけがえのなさが消失する方向では、醒めた目で遠いところから世界を眺める傍観者としての主体が可能になる。彼女はこの視点を擬人化して「ドライさん」と呼ぶ。立ち会いとしての主体は傍観者としての主体とひと組みになっているのだ。★17

次の第8章では立ち会いの神聖さとドライさんの対比を軸として、Gさんの実践を空間論として読んでいく。

第8章

Gさんの語り

ドライさん
子どもの死に立ち会う技法

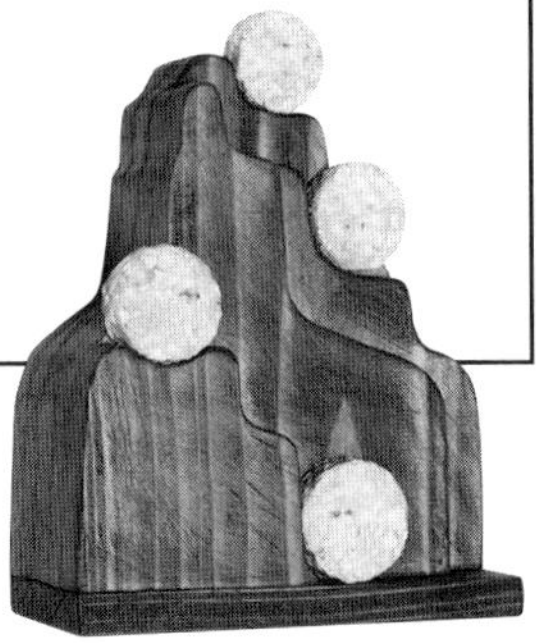

1 「試される」受動性から「向かい合う」能動性へ

第7章2節で無力のなかでの「立ち会い」という実践を明らかにしたが、同章3節の遠近法を踏まえたうえでもう一度、Gさんにおける行為主体の成り立ちを考えてみたい。ここまでの分析では、Gさんの無力感が際立っていた。しかしこの無力感は積極的な看護師の能力でもある。本章では、この能力の側面に焦点を当てる。

Gさんは語りのなかで、「自分」ということを強く意識している（「自分」という単語は一回目の二時間強のインタビューのなかで一五八回使われた）。この自分への関係にはいくつかのパターンがある。

（1a）まずは子どもと同じように自分もいつ死ぬかわからない。子どもの時間がないことをあきらめると同時に、自分の未来もあきらめる。

（1b）子どもの死について考えることは、「自分のなかの死」と向き合うことでもある。

1aと1bは、前章から話題になっている「子どもの死⇒一般化⇒自分の死と向き合う」というプロセスである。

次に、自分をチェックする反省的な作用である。

（2a）自分の行為が、自己満足や自己愛にもとづく「エゴ」ではないかどうかをチェックする。

（2b）子どもの死に接するのにふさわしい看護師でいられているかどうか「自分を試す」。

（2c）このように自分の実践を反省する行為に対しても、「自分のことしか考えていない」とツッコミを入れる。

以下では、実践の核をなしていると思われる1bの「自分のなかの死」と2bの「自分を試す」という自分の位置づけについて考えたい。

1-1 自分のなかの死

Gさんの実践の大きな特徴は、子どもや親へと向かい合うことが、常に自分自身と向き合うことと重なることだ。外部への関わりは、自分自身への関わりでもある。彼女が「自分」と呼ぶのは反省において見えてくる職業実践する行為主体のことである。それゆえ〈無力のなかの行為〉は、自分との向き合いという、行為とは呼びにくい〈行為〉も含むのである。とりわけ前章2節で論じた子どもの死への立ち合いが自分の死に向き合うことへと内面化される。

G あ、そう。死と向き合うですよね。死と向き合うこと、うーん。

M それだけじゃ……

G そうですね。きっとそれだけじゃないですね。子どもと家族と死について話ができるっていうことは…対人っていうか…たぶん、対自分がすごい大きいっていうか。

M あー、あー、そうか。

G うーん、うーん。……もしかしたら医療者って、死ぬのとかを見るっていうことが多いと思うんですけど、そういうのって、みんなほんとは見たくない。普通だったら見たくないなかで見る、見なきゃいけないとか見るとかっていうこと…見るって変だな…何かいるっていうか、そのいるっていうことを…うーん、何だ…考えるっていうか。**自分が死に向き合う**っていう。向き合うって、死の場にいるっていうことを考えるっていうことが向き合うってことなのかな。うーん。一つは対人として患者さんの家族。〔…〕難しい、向き合うってどういうことだろう。自分のなかにある死のイメージとの闘いじゃないんですけど……。いい言葉が見つからないな。

M　うん、死のイメージと闘う。

G　そうですね。**自分のなかにある死**。きっとそれぞれが受け止める死って違うと思うんですけど、自分のなかにあるその死ぬっていうことってどういうことなんだろうっていうこととずっと対峙し続けるっていうか、そういうのが向き合うっていうことを私は言ってるのかもしれないかなって思いました。ちょっとわかんない。日本語が足りないですね。うん、どういうことなんだ？〔17-18〕

死は場に浸透する雰囲気であるがゆえに、そこにいる人みんなに浸透する。こうして子どもの死を契機として、自分のなかにも死が浸透する。この場合、子どもの死から自分のなかの死への移行は、先ほどの（子どもの死からみんなの死を経由して、自分の死へといたるという）一般化のプロセスではなく、場を支配する空気の共有によっている。

ここでの語りはかなりあいまいなもので、このあともこれ以上クリアに「自分のなかにある死」について説明されることはなかった。彼女は何か「自分のなかにある死」としか呼べないものと関わっているが、しかしそれが一体何なのかを語ることが難しいようなのである。ともかくここでは、子どもの死への立ち会いが自分のなかの死への向き合いであるという、外で実践することがそのまま自分と向き合うことでもあるという奇妙な内在化を確認したい。

1-2 「試される」から「自分が自分を試す」へ――行為者としての主体化

子どもの死に近くで立ち会う視点と、とても遠いところから見る視点との二重化が、子どもの死に「試される」という受動と、それを「自分を試す」と引き受け直す視点との二重化につながっているようである。そして実際にはどこからかはっきりしない形で、「試される」と受動形で表現していたものが「自分を試す」と再帰的な表現となって、自ら試すという能動性が生まれる。

M 試されてるっておっしゃったと思うんですが、さっきも一回、試されてるっておっしゃったんですけども。どういうことなんでしょうね。

G そうですね。普段はあんまり意識してないんですけど。最期の瞬間とか、ターミナルケアになってくると…うーんと…自分がどうなる…うん?…試されてる。**自分が自分を試してる**じゃないですけど、ターミナル看護ができるにふさわしい看護師になってるかって、何か言われてる気になるっていうか。**人からっていうよりは自分のなかの**…うーんと…成長したかっていう**判断するような人**がこうやって見てて。ちゃんとその場に立って、ま、立ってられてますかって試されてる。試すって嫌な言葉ですね。でも何かこう、見られてるじゃないですけど。

M うーん。

G うん。意外とちゃんと向き合えてるなって思えると、ちょっと成長してるのかなって思えてるっていうか。それがたぶん〔…〕死っていうものと向き合わないとできないことっていうか。死と向き合わないと、試されるっていうことがあんまりない。普段はそんなになくって。ターミナルケアが増えてきたり、その瞬間に立ち会うとかってなると、やっぱり自分はどうなのかって。すごい何か振り返らないといけない……いけない？

うーん、前回よりちゃんとその子の死っていうことと向き合えてるっていうか。向き合えてるなって思えればちょっとテストクリアじゃないですけど。ま、そんなこと考えてないですけど普段は。でも、うーん。

M ちょっとよく向き合えるって、ちょっとどうなるの？

G ちょっとどうなるか…うーん…たとえば亡くなる子の部屋って行きにくくなったりすることもあるんですよね。受け持ちじゃなかったりすると、入りにくくなったりするんですけど。でもそれってたぶん、あの、みんなにとってよくなくって。でも入るのにやっぱり勇気がいるんですよね。

でもそういうのを……自分の感情っていうものより、必要なことを考えられるようになったっていうか。家族にとっては今、もしかしたら私が話しかけに行くことも必要だとか。誰か医療者がなんとなく毎日来てくれることが必要だとかっていうことを考えれるようになったのかもしれないんですけど。ま、それとあとちょっと、肝が座ってきたっていうのもあると思うんですけど。［16］

「試されてる」から「自分が自分を試す」への変化の内実は、「何か言われてる気になる」「人からっていうよりは自分のなかの〔…〕判断するような人がこうやって見てて」という感覚である。

通常の日本語の表現のように「自分〈で〉自分を試す」のではなく、「自分〈が〉自分を試す」とGさんは語る。Gさん独特の日本語の語感のなかに、彼女の実践の特異性が表現されている。「自分が自分を」という表現では、チェックする自分の自律性が高い。Gさんの実践の構造の特異性が、文法を通して姿を現している。

状況から要請されているという受動的な感覚を、能動的に自分のものとして引き受けたときに、これが「判断するような人」と擬人化される（ほかにも「後ろにいる人」［22］、「こうあったほうがいいよって言う人」［22］と何度も言い換えられるほど、Gさんはこのことを強く自覚している）。この擬人化も、チェックする自分の自律性を示している。「判断するような人」には、状況からの要請でありかつ自分自身の主体性であるという両義性が表現されている。

精神分析なら超自我と言ってしまいそうだが、違う。★1

内在化された社会規範が無意識的に働いて抑制となるのではなく、自ら作り出した規範を自分の主体的な行為として意識的に引き受けている点が決定的に異なる。超自我のように既存の社会規範に従属するのではない。ターミナルにおいてどうあることが「ふさわしい」のかは、あらかじめにはわからないのだ。「ふさわしい看護師」の基準もまた、そのつどの実践のなかで新たに発見し創造するべきものである。規範はGさんが自ら新たに産出するのだ。

たしかに二回目のインタビューのなかでは、母親から怒られ続けた幼少期の「トラウマ」を逆手にとった反転であることが強調されたので（「そこのトラウマは、なんかうまく使っていく必要があるなと思いましたね」［二回目34］）、超自我的なものと無関係であるわけではない。しかし超自我的なものを自分のスタイルとして積極的に構成している。そしてこの意識的な「うまく使っていく」プロセスこそ、Gさんの特徴である。

「自分がどうなる?」とまず問うていることからも、ターミナルケアの場面でGさん自身が行為主体となっていることがわかる。状況によって試される受動性から、「自分が自分を試してる」能動性に転換し、Gさんは状況を自分自身の条件として引き受けるのである。

1-3 向かい合う

前章の引用で、「本番のテスト」が「ずっと続く」とGさんは語っていた（二七四頁）。親にとっては一回限りの重大な子どもの死が、何人もの子どもを看取るGさんにとっては何度も反復するのである。そしてそのことの内容が今回の引用で語られる。「前回よりちゃんと」「向き合えてるなって思えればちょっとテストクリア」なのである。反復のなかで子どもの死に慣れるベクトルがある一方で、Gさんの実践はよりよい看護へと研ぎ澄まされる。

「ふさわしくあるように」という状況からの要請を「自分が自分を試す」へと内在化することと、反復のなかで実践が研ぎ澄まされるプロセスとは並行している。これがGさんの行為者としての主体化のプロセスなのである。繰り返し経験する死のなかで、ふさわしい看護を探しながら少しずつ進んでいくプロセスである。

それゆえ死に「向かい合う」とは心理状態のことではない。何度も子どもの病室に「立ち会う」という行為のことである。そして立ち会いという、無力を自覚して何もしない行為は、しかし実は動的なものである。というのは、子どもの死が近づくなかで病室への「行きにくさ」をそのつど何度も反転し続けることでのみ、立ち会いが可能になるからである。「行きにくい」は心理状態だが、「向かい合う」は行為である。「目立っちゃいけない」看護である立ち会いは、行きにくさという感情を行為へと反転する運動、大きなエネルギーを必要とする運動でもあるのだ。

M たとえば具体的にやっぱり、もしも思い出していただくことができるお子さんとかいらしたら。

G 向かい合ったなって感じですか。

M　逆でも。向かえ合えなかったなでも。

G　あー、そうか。私自身じゃなくって先生がプライマリー〔受け持ち患者のこと〕の部屋に行けなくなってて、そのターミナルに。それは向かい合ってないなと思ったの。それってどういう意味だろうと思うと、たぶん行きたくないっていう気持ちに負けた。行きにくいっていう気持ちに、ま、自分の行きにくいが勝ったというか。自分はもうとにかく向かい合いたいと思ってるからたぶん自分の感情に逃げることはしないっていうか。うん。自分の感情なんですかね。自分の怖いとか、不安とか、できるかなとかっていう感情との闘いっていうことなんですかね。わかんないよ。うん、うん。向かい合ったなっていう事例は…うーん…やはり家族とかだったらけっこうあるんですけど。

M　ほー。

G　対自分だとなかなか意識しづらいっていうか、うん、うん、なんだろう。自分の…自分…向かい合う。向かい合うってどういうことか。うーん、すいません。

M　いえいえ。

G　なんだろう、でもやっぱり、行きたくないなって思ったりしたりする気持ち…うーん…なんだ？　死ぬってどういうことなんだろうって考えるっていうことも向かい合うの一つであるのかもしれないんですけど。死ってよくわかんないですよね。最期どうなるかとかわかんないし、どこ行っちゃうんだろうと思うんですけど。そういう気持ちを…うーん…気持ちを考えるっていうことが向かい合うの一つだし。向かい合う、向き合うか、うん。死が来るんだなって覚悟したりするっていうこともそうだし。うーん、どういうことですか。わかんない。[18]

Gさんは日本語で通常よく使うと思われる「向き合う」だけでなく「向かい合う」という表現もよく使う（一回目のインタビューで、前者は二九回、後者は一一回）。「向き合う」と「向かい合う」では何が違うのか。

「向かい合う」が初めて登場したのは、印象に残る子どもの事例をうかがった場面であった。[★2] 二回目のインタビューの際に、この使い分けについてうかがったところ、「向き合う」は「自分が」自分に向き合うであり、「向かい合う」は「ご家族の意向も聞いて、自分もこうしてっていう、なんか呼応みたいのがある場面」〔二回目18〕なのだそうだ。

「自分の感情に逃げる」ことが「向かい合う」と対立する。つまり感情と行為が対立する。そして「死ってよくわかんないですよね。最期どうなるかとかわかんないし、どこに行っちゃうんだろうと思うんですけど」という答えのない形而上学的な問いが、「そういう気持ち」と、気持ちとして引き受けられ、「行きたくないなって思ったりしたりする気持ち」から連続している。[★3] 答えのない死をめぐる問いが、この語りのあいまいさと、Gさんの実践上の逡巡と連続している。

つまり「死んだらどうなるの？」というような形而上学的な問いは、一方で「行きにくいっていう気持ち」という帰結を生み、他方で「向かい合う」という帰結を生む。

子どもの死という不条理な現実は、親においてはGさんに向けられる「問い」という行為の形で引き受けられ、Gさんにおいては「自分のなかの死」を問うとともに、親へと向かい合うという行為として引き受けられる。具体的には「死のことについて話ができた」〔19〕という行為である。親との向かい合いは、子どもの死について答えのない質問を受け取る受動性と、話し合うという能動的な行為として成立する。これは子ども自身に対して何もできない無力を感じつつ立ち会う行為と並行する。

無力のなかでの力、何もしてあげられないなかで立ち会うというGさんの主体化は、死をめぐる問いの引き受けと語り合いでもあるのだ。誰かに向かう行為として現実（死）は引き受けられる。

2 ドライさん

2-1 ドライな部分

この向かい合いのなかで「行きにくい」感情を「向かい合う」行為へと反転するGさんの主体化は、前章3節で論じた「死んでほしくない」気持ちと「あきらめ」との対比と連動している。

自分が自分を試す視点は語りのなかでしだいに具体化していく。先ほどは「判断するような人」として、非人称的な〈場〉からの要請が引き受けられて主体化・擬人化した。今度は、あきらめの距離感が擬人化している。「ドライ」になることで、近くで「向かい合う」行為と「あきらめ」という遠い視線が結び合う。あきらめの遠い視線、すなわち数学的崇高が向かい合いを可能にする。あきらめが、「判断するような人」としての主体化を支えている。

G だからすごい大事にしたいけど…すごい…結局仕事で他人じゃんって。だから帰ってご飯とか食べちゃうわけでしょ、とかって思う自分がいるんですよ。そこは罪悪感を感じる必要はないんですけど、きっと。でも、いろいろ考えてるわりにやっぱりドライな部分も、回数を重ねるほど。

M　ほー。

G　出てきてしまうのは、正直あるんじゃないかなって思います。[22]

G　何かやっぱり不条理すぎることっていうか。死なくていいじゃんとかも思うことと、自分のなかで「でもしょうがない死んじゃうから」って思うこの**ドライさ**とのバトルは、揺さぶられてますね、やっぱり。[23]

前章で近さと遠さの対比として議論した「あきらめ」の態度が、「ドライさ」としてGさん自身の行為主体のあり方となる。個体化のシグナルとして現前する。「死に慣れる」ことがドライさを生むが、これによってつらい場面にも一歩引いて「いられる」ようになる（二回目のインタビューでは「ウェットさん」と「ドライさん」の対比として語られた）★4。

長いあいだ看護した愛着のある子どもを失うことに向かい合い続けるためには、他方で冷静に距離をとる「ドライ」さが必要となる。

G　恐ろしいですけど、死に慣れる部分もあるのかもしれないです。だから私、もういつ死んでもいいやと思ったのかもしれないですけど。けっこう長生きしたぞって思ってるんですけど、今。ほんとにみんな小さくで亡くなっちゃうから。うん。

M　今ドライにだんだんなっちゃってとおっしゃって。でも一方で、そういう向き合うことができるようにもなってくるんですね。

G　うん。

M　だからそれはリンクしてる？

G　そうだと思います。今言われてたしかに、**ドライは悪いことじゃなくて**、自分のこうなってる……なんていうんですか、前しか見えないのが一歩引けるっていうか。一歩引いて医療者として、こう、いられるっていうふうになったっていうことはその通りだと思います。やっと答えが出た。

〔22〕

死に対する「あきらめ」がドライさを生むのだが、このあきらめは都合のよい未来を無効にし、現在に集中した看護の場を開くものである。この引用で初めて「あきらめ」の距離感と「判断するような人」とが結びつけられる。ここでは「あきらめ」が「ドライ」さを生むことで、看護の場において「何もできない」なかで要請される「立ち会い」を可能にする。

あきらめから傍観者への変化は、数学的崇高という契機を挟む。つまり人間の唯一性が消失する地点に傍観者が位置するのだ。かけがえのなさが消失した世界から眺めること、これが傍観者の位置である。ドライさは「見張ってる自分」という傍観者を生む。この傍観者と立ち会う行為主体との関係はいかなるものか。何もできないなかでの立ち会いは、行きにくい感情を克服する大きな努力を必要とする。そのため傍観者として自分を見張ることでようやくこの立ち会いが可能になる。このことを彼女は一回目のインタビューの末尾で「ドライさん」〔46〕と呼んでいる。★5 その意味で、立ち会いと傍観者は表裏一体である。

2-2 子どもの死の場面に必要なドライさん

このことは二回目のインタビューで確かめられた。次の引用では「立ち会い」「ドライさん」「目立っちゃいけない」といった複数のモチーフが総合される。

G なんか、たとえば、泣き叫びたくなるんですよね。普通に、私。自分のプライマリーの子のときも、もう自分もすごい泣きながら仕事してましたけど。でも、なんか声とか…やっぱり…私だってかけたいし。普通の…なんか…人として。また**普通の人**が出てきましたけど、なんか最期そばにいたいとか思ったりとかするんですけど。でもやっぱり、家族のなかの子ども。その家族の子どもの死っていう場を作る。

M ああ、なるほど。そういうことにつながってるのか、ご家族。

G そうですね。だから**自分はもう空気のように**。空気じゃないけど、あそこで、あの看護師さん、めっちゃこうだったよねとか思い出されちゃうようだと、それはちょっとおかしいのかなと。っていうか、自分だったら、自分の家族の死とかのときに、看護師がなんかバタバタしてたり、失敗してたり、技術的になんかおかしかったりしたら、やっぱ気になるしなと思って。

M ほおう。なるほど。

G なんか、全部自分だったらって考えちゃうのかなと思いますね。

M でも、あれですよね。目立たないようにっていうのは、その…だから…Gさんにとってのかけがえのない子どもなんだけど、そこをこう、ある意味押し殺すというか。

G そうですね。押し殺してますね。めちゃくちゃ。やっぱり。

M　ああ、そうなんだ。

G　泣いてるんですけど、もう。わんわん泣いてても、普通の仕事をしているんで、そんな取り乱すとかもちろんないですけど。やっぱり、それこそほんとドライさんがちゃんと抑えてるんですよね、こう。悲しくても、仕事はする。それ、当然なんですけど。〔二回目9〕

死にゆく子どもの病室という神聖な場に「立ち会う」看護は、「目立たなさ」という特殊な実践を要請するのだが、このことはドライさんを前提としているのである。かわいがっていた子どもの死に際して、「普通の人」としてのGさんは「声とか…やっぱり…私だってかけたい」と思うのだが、「その家族の子どもの死っていう場面を作る」ために一歩引いて目立たない看護をする必要がある。そのためにドライさんが機能する。

ドライさんは、病室に立ち会うことを命ずるとともに、病室では目立ってはいけないと命ずる。「すごい泣きながら仕事してましたけど」と言われるように、感情も動かしている。しかし同時に、一歩引いて「普通の仕事」をしている。Gさんにおける感情を克服する看護は、感情を消し去るわけではない。[★6]強く感情が動くのだが、にもかかわらず、感情に飲み込まれて行為が停止することを押しとどめる「ドライさ」が働く看護である。

Gさんの語りは、「ひどい、これ」「なんかエゴの塊みたいですね」〔20-21〕というような自分自身へのツッコミが随所に入る。自分には何かできる能力感があるというはからいが「エゴ」だというだけでなく、Gさんの看護は絶えず自分の実践を検証し直す。ところがこの反省の行為もまた、自分自身について考えているがゆえに「エゴの塊」とみなされてしまうのだ。しかもドライすぎると「ロボットみたいになっちゃうんで」、ドライさんは、さらに「スーパードライさん」〔二回目20〕に見張られているのだ。

この反省作用が、厳しい場面で距離を作ることを可能にし、実践を支えてもいる。★7

3 贈りものを受け取る受動性

3-1 子どもからの贈りものと子どもへの尊敬

子どもと家族に向き合う自分を、Gさんは「無力」というふうに特徴づける［13既出］。すでに前章冒頭で、五年目に「何もできない」と自覚したということが、彼女の大きな変化であるということが語られていた。このとき「今を大切に」「子どもに教えてもらってる」「親のクレームという嫌なことも気にならない」という三つの異質な要素が並べられていた。

このなかで「今を大切に」が「立ち会い」を意味するということは前章ですでに見た。無力さの自覚がそのまま立ち会いという行為へと変換される。そしてこの「立ち会い」は「教えてもらってる」という子どもからの贈りものでもある。無力さは、能動性の欠如であるだけでなく、それ自体が贈りものを受け取るという受け身のベクトルの出来事でもあるのだ。

子どもに対して何もできないという無力感は、子どもの側から贈りものがあるという自覚と裏表の関係になっている。看護師になる前に考えていた「してあげる」という上から目線の能動性が逆転し、子どもから贈りものをもらえるという受動性へと変化するのである。

状況への向かい合いにおいては、無力の受動性を立ち会いという行為へと変容させてきたGさんであるが、贈与に関しては受動的な立場にとどまり続ける。

G　それは、子どもが死ぬ前に私に残してくれてる、何か命の言葉みたいな。言葉じゃなくても何か……こう……なんだろうな……うん、生きてるっていう証拠じゃないですけど、そういうのを、こう、いっぱい。**くれてるつもりはなくても私が受け取って**それを、その子の最期の瞬間にどうやって自分が立ち会うかっていうこと。精神力がすごい必要だと思うんですけど、その作業っていうか。

［10］

子どもからの贈りものは「命の言葉」であったり「言葉じゃなくても何か」「生きてるっていう証拠」だったりする。どちらも「命」「生きてる」と、〈生〉に関わる。

揺さぶられる状況に立ち会うこと（あるいは立ち会うことが揺さぶられることなのだが）、この非能動的な行為をGさんは子どもから受け取る贈りものとして感じている。この贈りものは子どもが「生きてる証拠」である。

ここでは立ち会うことと子どもからの贈りものとの関係が両方語られているが、はっきりとは分節されていない。ここでは文法が崩れていて、贈りものの受動性と立ち会いの能動性とがつながっていることはわかるが、その詳細ははっきりしない。しかしのちほど、立ち会うことすら、立ち会わせてもらっているという形で子どもからの贈りものを受け取ることなのだとみなされていく。つまり子どもの死への立ち会いもまた、子どもからの贈りものなのである。

3-2 子どもの生活からの贈りもの

そもそも死を目前にした子どもの姿や言葉だけでなく，それ以前に，子どもが生活するということもGさんは贈りものとして受け取っている。

G 具体的に，そうですね。たとえば一番私の体験を揺さぶったというか…あのー…私が二年目のときに受け持った三歳の男の子がいて。〔…〕結局は二年後に亡くなったんですけど。その子のプライマリーだったので，もうほぼ毎日受け持って。

最初，ほんとにナースコールとかがすごくて，もう大暴れみたいな子だった子が，こう，毎日毎日関わることでかなりちゃんと自分の意見も言えて，私の意見も聞けるっていう普通の関係というか。三歳とは思えないお利口な人が多いんですけど，小児がんの人ってたぶん。もうその子の成長っていうのを見て，二年間の成長を見ているなかで。ほんとにこう…何だろうな…うん，たとえば私が夜担当だったりすると，きっとすごいしゃべりたいんだろうと思うんですけど，赤ちゃん泣いてるから，ミルクあげてきてからちょっと僕のとこに来てよとかって言ったりするんですね。

M うんうん，うん。

G そういう発言とかも。自分がけっこう体調がしんどいときとかだったら，いてよって言ってナースコールとか押して言ってくれてもいいようなものをまず，ほかの人のことを考えたりとかしてっていうようなな。私にはできないなって思うこととか。〔…〕あー，子どもってやっぱり全部わかってるっていうか。あのー，**すごいな**って思うことがあって。ま，すごいなって思うことはほんとに毎日いろいろあるんですけど。〔10-11〕

この語りでは、わがままだった子どもが大人になり、他の人たちに気遣いができるようになっていく成長のプロセスと、何も説明されなくても状況を読み取る知性に対して、Gさんは「すごいな」と感じている。★8

M そうか。さっきもあれですよね。患者さん…子どもから…が何かくれるっていうふうに言ってましたもんね。

G うんうん、そうですね。何くれるんだろう、何くれるんだろう。それが私をすごい幸せにする材料なんですけど。何だろうな。それ、何なんですか。

M いやいや、何なんですか。

G うーん。でも単純にかわいいとか。**すごいな**と思ったりするっていう感情なんですけど。ほんとはすごい夜勤明けですごい疲れてても、ご飯おいしそうに食べる姿とかでも。わあ、もう**すごい**幸せだなと思うし。薬飲むってナースコールくるだけでも、四歳で薬飲むってナースコール押してくるって、どんな偉いんだよとか思うだけでも何かほっこりするし。それだけで…いやもう…仕事してよかったなっていつも思うんですけど。それが子どもたちがくれることとか、もらったりして。何かひと言で言うのはちょっと難しいんですけど……何ですかね、何ですか。[43]

子どもが病院で生活し育っていくなかで、「ご飯おいしそうに食べる姿」や「かわいい」感覚が、Gさんにとっては贈りものなのである。

Gさんは子どもが何かの贈りものをしてくれると感じている。そしてこの贈りものの内実について語ることの難しさを感じている。ここで彼女が繰り返すのは「すごい」という形容詞である。贈りものとは「すごい」という「感情」をGさんに生じさせることそのものであると言ってもよい。贈りものの例として挙がっている出来事はさまざまな日常であるが、これが「すごい」という仕方で触発するとき、それをGさんは贈りものと感じる。

Gさんは子どものくれるものが「自分にはない」と感じるという。子どもなのに大人のように他の人を気遣って振る舞うことであり、あるいは大人が失った子どもらしさでもある。つまりとりわけ贈りものには、子どもの素直な生の表現と、他者への気遣いという二つの側面がある。

「ご飯おいしそうに食べる姿」という「生きてるっていう証拠」がそれ自体Gさんへの贈りものでもある。病のなかで生が生として発現することが、Gさんにとって贈りものとなる。そして子どもが生きているということそのものが贈りものだと、Gさんは気づくのである。

Gさんの能力を超えたものが触発するとき、Gさんは「すごいな」と感じる。前章の冒頭で話題になった「何もできない」無力さの裏側にあるのが、Gさんの能力を超えた子どもの姿なのである。「してあげる」という能力が無効になったときに、Gさんの力を超えて「できる」子どもの能力が見えてくる。

Gさんはこれを「尊敬」とも言い換えている。このような自分の能力を超えるものによる触発を尊敬と名付けたのはカントである。カントにおいては感性的な欲望を超えた道徳法則に対する尊敬が語られていた。これは非人称的なものへの尊敬である。Gさんの場合は子どもという人格に対する尊敬である点が異なるが、自己愛と欲望を超えた次元を垣間見ることが問題になっている点はカントと同じである。

Gさんは子どもに対する「尊敬」を、カントにおける尊敬と同じように行為の原動力にしている。カントにおいては「崇高」が、道徳法則への「尊敬」を発見させるのであった。Gさんにおいても、子どもの死の「神聖さ」と、生への「尊敬」が裏表の関係にある。カントと関係づけることで、この尊敬と死の場面とが潜在的に連関していることも理解できる。

3-3　贈与の構造

子どもからの贈りもの

G　でもその子たちはたぶん、**私にこういう思いをさせるために生まれてきたわけじゃない**から。そこはなんか、履き違えちゃいけないなっていつも思ってて。

M　ほー。

G　子どもの死に学ぶことはあると思うんですけど、そればっかりじゃないっていうか。子どもはその子の、自分の人生をまっとうしただけで、私はそれを自分で受け取ったと思ってるだけで。何か、あんまり、こう、人の死に生かされてるって思うのは、その人はそのために生きてるわけじゃないから、ちょっと失礼だなとか思ったりもするんですけど。［29］

ここでの贈与は非常に奇妙な仕組みを持っている。

（1）子どもは贈りものをしたとは思っていない。

（2）客観的にもGさんのために子どもが存在したり苦しんだりしているしているわけではない。

（3）Gさんが勝手に贈りものとして受け取っている。

このときの贈りものは交換になることのない絶対的な贈与である。★9 というのは子どもは贈りものをそもそも意識していないのだから、見返りも要求していない。つまりギブ&テイクの交換が成立しない。そもそもGさんは「何もしてあげられない」のだから子どもにお返しができないのだ。このような贈りものを受け取るとき、Gさんは子どもを尊敬する。尊敬できるような子どもの姿を贈りものと感じるのだから、尊敬することは贈りものを受け取ることと同じである。子どものためには「何もしてあげられない」という無力感が、尊敬すべき子どもからの意識されざる贈りものと対になって、子どもとGさんとのあいだの非対称性を構成している。

エゴを消したところで贈りものを受け取ること、無力のなかで贈りものを受け取ること、これがGさんの「生きがい」となる。無力と行為とが矛盾のなかで統一される。無力であるとは、意識的に贈られたわけではないものを贈りものとして受け止めることであり、逆に尊敬に値する子どもの存在を受け止めるために唯一可能な位置どりである。これが小児がんの看護をするために唯一可能な場所なのである。

親からの贈りもの

前章1-4で、親から「〔答えが〕わかんない質問」を受け取ることが話題になった。そのとき「そういう話をしてもらえる存在なのか」[20]と、Gさんは自問している。そして「そういうふうに私に話してもらえるっていうのはうれしい半面、やっぱそこも試されてるじゃないですけど」[21]とも語っていた。つまりこの親からの死についての問いかけを、Gさんは贈りものとして受け取っているのだ。

しかも「そういう話ができなければ、ま、看護師辞めたほうがいい」[21]と語る。つまり、子どもからの贈りものの場合と同じく、この贈りものによってGさんは初めて看護師になるのである。看護師としての主体化が可能になるのは、贈りものによってなのである。

3-4「家に遊びにおいでよ」──最後の贈りもの

Gさんの側で一方的に贈りものであると感じる子どもの姿や気遣いとは別に、実際に死を真近にした子どもは、はっきりとGさんに贈りものをしようとする。正確には、Gさんや医師を家に招く。

G　私のプライマリーの子は、「もう無理」ってすごい何か最期のほうずっと言ってて。「もう頑張らなくていい?」ってお母さんに聞いてて。もうお母さんは、最期までやっぱりそうは言えなくて。でも最期の亡くなる何時間前かに、もう頑張らなくていいよって言ったんですけど。

M　ほー。

G　やっぱりその子は、でも、もう一か月前ぐらいから、なんかたぶん自分の死は悟ってるんだろうなって。具体的になんでそうなのかって思ったかわかんないんですけど。だいたいみんな悟る、悟り出すと。

あのー、「家に遊びに来なよ」とか言うんですよ。みんな、ほんとにほぼみんな言うんですね。ええーと思って。言い出したと思ったら、なんかやっぱり亡くなるんですよね。小学校ぐらいの子ってみんな、ほんとに「家に遊びおいでよ」って言うんです、なんか。

M　へえー。

G　みんなと「あの子今日言ってたんだけど」ってなると、そこに意味があるかもちょっとわかんないんですけど……。だいたい子どもは自分がわかってるサインを何かたぶんどっかで出してるから、私がそれを受け取ってんだと思うんですけども。[25-26]

「家に遊びに来なよ」と看護師を招いた子どもは必ず亡くなるという。Gさんは不思議なこととしてこれを語っている。

死の間際に「もう頑張らなくてもいいよ」とお母さんが語ったことに続いてこの話題が登場する。つまり病院で治療を頑張ることとの対照で、「家」が登場する。Gさんの語りでは冒頭に「願いをあきらめる」ことが強調されていた。子どもも「願っても」かなわないことがあり、それゆえGさんも自分の願いを捨てていく。そう考えると、「家に遊びに来なよ」と子どもが願って、Gさんたちがそれに応えることは、この語りのなかで唯一「願い」がかなう場面である。

Gさんは「行かないとたぶん、自分が一生後悔するなと思って」[27]と感じているが、一回目のインタビューではその理由を説明していない。ともかく子どもの招きに応じて家に行くことは、唯一Gさんがかなえられる子どもの望みであり、双方向の贈りものである。★10

死を間近にした子どもが「もう頑張らなくていい？」とお母さんに訊き続けることは、我慢をやめてもよいかという質問であり、親の願いを「あきらめてもよいか？」という問いである。つまり最終的に自分の願いも母親の願いもすべてあきらめることである。これが逆に、家にGさんを招くという唯一かなう願いに通じる。未来の願いを最終的に断念するとともに、最後に残った（未来への幻想とは無縁の）願いが、Gさんを家に招くという贈りものなのである。

「願い」は、家という根源的な場所に通じる。家は、願いというものが根源的にそこから発せられ、願いがそこへと帰着する場所として登場している。

M　え、それ、子どもにとってお家《うち》って何ですか。

G　子どもにとってお家って何なんだろう。うーん、自分の…なんだろう…病院がお家みたいになってる子もいるんですよね。生まれて半年ぐらいからずっと死ぬまでいたりすると、もう家が病院みたいになっちゃうんですけど。もともと家で楽しく過ごしてた子っていうのは、たぶん元の自分のいるべき場所っていうか、自分が育った、生活している場所。病院は病院で特殊な場所って思ってんのかな。うん。

M　じゃ、そこで話がかみ合う。

G　うん。お家大好きでしたね。みんなお家帰りたいってすごい言う。もう全員言うので。[30]

家は特別な場所として登場している。子どもにとっては病院は頑張る場所、非常な苦痛を耐えて無理をして生きようとする場所である。これに対してGさんが誘われた「家」は「楽しく過ごしてた」「元の自分のいるべき場所」「自分が育った、生活している場所」である。死が不可避のものとして子どもに感じられたとき、もはや病院で頑張って生きる必要はなくなる。

「お家大好きでしたね。みんなお家帰りたいってすごい言う。もう全員言うので」というように、家はそこで子どもの苦痛や孤独が一挙に反転する楽しい場所として思い描かれている。実際にどうなのかは別として、病院における苦しみが消え去るユートピアとして思い描かれているのかもしれない。無意味を意味へと一挙に反転する地平として「家」が設定できるとき、苦痛のなかで死ななくてはいけないという無意味は、ぎりぎりのところで回避される。意味を保証する最後の砦として「家」は見出されている。それゆえに、「でもその子がそれですごく喜ぶっていうこと、何か意味あるのかなと思って」[27]と言われるのだ。

子どもにとって家はどのような意味を持つのか、家にGさんを招くことはどのような意味を持つのか、この問いが二回目のインタビューをお願いした動機の一つだった。

M　お家に行って、何を話すのかな?

G　そうですよね。お家に行って、何を話すのか。もう、めちゃくちゃ普通に遊びました。なんか、仮面ライダーのお面みたいの被らされて、逃げさせられたりとか。あと、お母さんとおばあちゃんのお料理がめちゃくちゃおいしいんですけど、その料理を、「ねえ、これもおいしいでしょ。これもおいしいでしょ」って言って取ってくれて、食べるみたいなこととか。

M　ほう。

G　なんか、全員、家族全員いて、その子が私の上とか、このへん〔膝〕に座ったりとかして、一緒に食べる。で、普段、ご飯一緒に食べることはあっても、ご飯は自分は食べないんで。そういう場の共有。

M　ああ、そっか。うん、うん。

G　とか。あとベッドの上でしか遊べないのを、もう家中走り回って、ふざけて遊ぶ。「遊ぼう」って、すごいずっと言ってたので、子どもにとってのその遊びの、大きさっていうのもそうだと思うんですけど。

M　ああ、そっか。

G　このことを、ちょっと友達に……一緒に行ったりした友達に聞いてみたんですけど、「やっぱり自分の病院とかじゃない、ありのままの姿を見てほしいっていうのもあるんじゃない」って言って。たしかにそうだなと思って。病院って、たぶんこの子たちにとっては、つらい治療する場とか、そういうなんか、ちょっと我慢の場みたいなのあるけど、本当の自分っていう側に呼ばれたっていうことなのかなと思って。

M　そうですよね。病院では、一緒にご飯食べませんよね。

G　食べないですね。一緒に遊んでも、こんな…あんな…はっちゃけて遊んでなくて、お母さんも「本当に楽しそうだ」とか言って、一緒に遊んでたんですけど。［二回目14-15］

病院では医療者かその時々でお見舞いに来た人しかいないが、家では「家族全員いて」、病院では一緒に食事をすることはないのだがGさんも子どもと「一緒に食べ」、「家中走り回って、ふざけて遊ぶ」。このとき、子どもにとって大事な人が一堂に会して、みんなで楽しく過ごすという仕方で、願いが充足するとともに、病院においてはGさんと子どものあいだにあった、医療者と患者という役割分担が解除されている。子どもは患者としてではなく「ありのままの姿」「本当の自分」になる。子どもはお友達としてGさんと出会い、楽しむことで「はっちゃけて」遊ぶことができるのである。

これが先に、ユートピアと仮の名前をつけたものの具体的な内実である。「遊ぶ」という享楽には、最大限の重大な意味づけが与えられている。死の無意味さに対抗しうるおそらくは唯一の手段として、いい、みんなで一緒に遊んで楽しむという仕方で、子ども、家族、医療者は共に主体化する。

4　空想と場所

4-1　空想と看護

複雑な内容を持ったGさんのインタビューの分析を終えるにあたって、二つの角度から整理したい。一つ目は空想、二つ目は場所論からのまとめである。

あまりにも日常的すぎてGさん自身が自覚しているわけではないため、目立たない仕方で働いているのであるが、Gさんの実践を支えている要素がある。それは子どもの世界のなかに入ること、そして子どもの「ごっこ」も自然に共有することである。

もちろん子どもにとって「ごっこの世界」は最もなじみ深いものであり、創造性の基盤となるものでもある（Winnicott 1971）。ウィニコットは心理的に健康であることと、自由に遊ぶことができることとを同一視した。ところでGさんは未来についての幻想をかっこに入れた（前章1-3）。このとき空想全体が排除されたわけではなく、むしろGさん一人に閉じた思い込みの幻想から、子どもの空想と接続した遊びの世界へと移行しているのである。

病院における生活「ごっこ」

Gさんの実践において空想やごっこ感覚は重要なのだが、それはそもそも病院での日常が「ごっこ」を元にするからである。日常的な看護において際立つのは、子どもの生活を作るという側面である。

G　二年とか入院してた子が亡くなるっていうのが、けっこう……。自分の子みたいにみんな育ててるので。そういう、やっぱり愛着が強い子どもたちが亡くなるっていう面は、あの、ポッと来て亡くなるとかじゃないので、みんな、こう、思いは強いというか、その子の命に関して。［7］

この引用の主題は、愛着が強い子どもの死であるが、同時に「自分の子みたいにみんな育ててる」と語っている。看護が同時に子育てでもあるのだ。子どもに「何かしてあげる」のではなく、普通に子どもの生活を作るのだ。

ただし「自分の子みたいに」の「みたいに」は、もちろん本当の子育てではないことをも示している。あえていえば子育て「ごっこ」なのである。[★11] そのことは次の引用ではっきりわかる。

G　とにかく子どもの生活っていうことを、長い入院のなかでどう考えていくかとか。たとえば子どもの死っていうものを、最期をどうやって迎えるかっていうのも考えるっていうことだと思っていて。それをその子に合ったものを考えられるような人になるというか。**生活**、生と死と治療と生活と家族とっていうものが、トータルに考えられるような。うん、もう理想すぎて何も言えないんですけど。

M　たとえば、生活っていうのはどういうことを仮定している？

G　生活っていうのは……。ま、子どもは成長発達をするんだと思うんですけど、薬を飲むとかっていう行為一つにしても…うーんと…この子が今こういう発達にあるからこうやって薬を飲ませようとか。それで、ここの成長発達を伸ばしていこうとか。朝は何する、昼は何する、夜は何するって、その子の生活を一緒に考えていくというか。その子が、がんだからどうとかじゃなくて**普通の人として生活をするのと同じような感じ**で生活をできるように。

M　普通の人と同じように？

G　そうですね。普通の人と、どう考えても同じになれないんですけど。あのー、ま、朝起きてご飯食べる**ふりをする**じゃないですけど、一緒に、こう、いただきますをしたりとか。お洋服着替えるとき、どんな服着たいかとか普通に考えたりとかっていうような。[9]

「普通の人と、どう考えても同じになれないんですけど」、しかし「普通の人として生活をするのと同じような感じで生活をできるように」生活を作ろうとする。「ご飯食べるふりをする」のだ。ここではっきりと「生活ごっこ」、しかし重要性を持った真剣な「ごっこ」のようなものとして看護が描かれている。

Gさんが、看護師なのだが特別な能力を持たない「普通の人」[20]であるのと対比される形で、子どもは病気なのだが「普通の人」として生活ができるように目指される。「普通の人」同士が関係する出来事として子どもの「生活」が作り出されていく。長期の入院のために不可能になった生活を「ふり」として作り出す。

ごっこ遊びと看護

さらに積極的に空想を働かせる例を挙げよう。

G　普通だったら気持ち悪いのに薬飲むってナースコール押してこないと思うんですけど。とか、飲まないいって言ってて、「じゃいいよ飲まなくて」って言うと、あとでナースコール押して飲むって。二歳とかでも言うんです。二歳って絶対ないよねとか思う。いち早く薬とかっていう、ナースコール押してきたりとか。あと、ぬいぐるみが熱出したから今お薬飲まないとかって言ってて。

M　うんうん、うん。

G　アイスノン渡したら下がったから飲むって言ったりとか。なんか**すごい**、その感覚がかわいいし、こう、自分にはない。もうなくなっちゃったんだなとか。［43-44］

子どものごっこにGさんが乗っかることで、子どもはいったん嫌がった薬を飲む。子どもはGさんが自分の世界でコミュニケーションをとってくれているのを感じている。Gさんは子どもの感覚を自分は持っていないと語っているが、その世界のなかに入り込んでいる。先ほど見た通り、Gさん自身が子どもの生活を作る「ふり」をすると語った。とすると、子どもの空想によって作られる世界は、実はGさん自身が準備しているものでもあるのである。

ここではぬいぐるみやアイスノンが登場する知覚世界のなかに、二人の異なる空想が溶け合って創造的に働く。知覚世界に対して、「ふり」や「ごっこ」によって意味が持ち込まれ、二人のあいだで意味が応答している。「ぬいぐるみが熱を出した」という空想に対し、アイスノンを渡すという機転のきいた空想で応答することで、意味が展開する。二人の空想が浸透し合ったときに、二人の意図を超えた思わぬ効果が生じること、これはごっこ遊びがもつ典型的な創造性である。

もう一つ例を挙げる。

G　真夜中に、ずっと座ってる子がいて、「ちょっとなんで座ってるの?」って言ったら、「今守ってるから」とかって言ってて。「何、守ってんの?」「みんな、守ってるの」とか言ってて。「寝ようよ、自分も守ってよ、自分を守るために寝てよ」みたいなこと言ったんですけど。なんかこう、自分じゃなくて人のことをすごい考えてるっていうのがそのときに、その子には思ってて。［13］

これは子どもが気遣いをすることに感嘆している場面である。しかしGさんはここでも子どもの「今守ってるから」という（空想の？）世界のなかに入り込んで「何、守ってんの？」と振る舞っている。もし空想に入り込まなかったら、「寝てよ」という言葉は、外からの権威の押しつけになるであろう。「自分も守ってよ」と、同じ空想の水準で応答することでコミュニケーションをとっている。この空想世界の共有は、医療技術とは異なる水準での経験と行為である。小児科でフィールドワークをした私の経験からも、子どもが自然に空想を働かせる小児科においてはしばしば、知覚と空想が入り混じったこのような水準でコミュニケーションが行われる。

Gさんは自分が持っていない「素直な流れ」[44]を子どもが持っていることを尊敬するが、むしろ子どもの空想の素直な流れに乗っかることが、彼女の出発点になっているのだ。

もちろん、ここで「空想」と呼んでいるのは「知覚ではない」という機能上のことであって、子どもにとってはぬいぐるみが熱を出したり、夜中に「みんな、守ってる」のもリアルな生活であろう。つまり子どもにとっての「リアル」に入り込むことが要点となる。揺さぶられることが成立する条件として、子どもの（リアルな空想）世界のなかに入り込むGさんの実践があるのだ。そのうえで、死の場面の悲しさとあきらめのドライさとが、この子どもの空想の流れに乗る状態から出発したときにのみ可能になる例外として生じている。そうすると、空想を軸としていくつかの〈場〉が開かれる。

4-2 空想をめぐるいくつかの〈場〉

Gさんの実践は、空想の共有を軸とした、いくつかの〈場〉の布置として整理することもできる。空想の働き方の違いが、物理的な場所の違いと連動しているのだ。

⑴空想の接続——相部屋

Gさんは相部屋の病室で、子どもの空想に入り込みながら、一緒に生活を作る。生活を作ること、子どもの空想とつながること、この二つは死に立ち会う前に、看護の日常を構成する基盤である。

⑵死に立ち会う個室の場——力学的崇高

死への立ち会いは家族と向かい合う場面でもあり、Gさんが自分を試す場面でもある。ここではもはや子どもの空想は問題にはならないが、場全体を支配する非人称的な重たい「空気」〔19〕を共有する。あるいは子どもの空想・思考が登場しなくなると同時に、「空気が重く」なるともいえる。「空気」の重さあるいは死の場面の「神聖な空気」とは、空想がなくなった対人関係であるかのようである。神聖さがカントの崇高と結びつくとすると、崇高とは構想力（想像力）が断絶した瞬間であるので、この点でも対人関係のなかでの空想あるいは構想力の限界で生じる現象であるということはできる。

しかし同時に、死を間近にした病室にGさんが立ち会う権利は、それ以前に相部屋でGさんが子どもと空想を共有したことに由来する。空想を共有してきたことの延長線上で、空想が消失したときに残るもの、これが「神聖さ」である。そして六人部屋から個室への物理的な移動は、空想をめぐる対人関係の変容と対応する。

空想というテーマを導入したことで、よりはっきりとカントの崇高論を対人関係へと拡張することができる。Gさんが「神聖さ」と呼んだものは、カントの崇高が対人関係の場面で現れる仕方を名づけたものである。『判断力批判』前半でカントは構想力（想像力）を、主に美的な対象の認識に対して使ったのだが、崇高とは美的な判断力が破綻する経験である。

しかし構想力（そして空想）はコミュニケーションの重要な要素でもある。そのことは上述のように子どもの空想世界のなかに入り込むGさんの実践からもよくわかる。そもそも相手と以心伝心のコミュニケーションをとることそのものが、空想の作動抜きには不可能である（空想を共有することが「以心伝心」の構造上の本質であり、空想が働かないときに対人関係は無味乾燥な情報の伝達になる（村上 2011））。

ところが死に直面した場面では、このような空想を媒介としたコミュニケーションがもはや成立しなくなる。死を前にして子どもと対峙するとき、互いのあいだにもはや空想の伝達共有はない。崇高が構想力の破綻と道徳意識の高揚の痕跡だったのに対し、Gさんの感じる神聖さとは、空想の破綻において別のモードの対人関係に入ることである。このモードが「神聖さ」という気分を持つ空間となる。

第7章2-2（二六四頁）で崇高論とGさんにとっての神聖を比較した際には、「何もしてあげられない」という無能力を、崇高論における認識能力の破綻と結びつけたが、今回はさらにカントに近づけられる。

カントにおいて自然の圧倒的な光景がきっかけになったのに対して、Gさんにとっては死を前にした子どもの姿がきっかけになる。このときカントの崇高論が対人関係を巻き込む形で拡張されている。一八世紀啓蒙主義の人物であったカントは必要とはしなかったが、私たちにとっては重要である対人関係における死の意味について、カントを拡張する形で概念化することが可能になる。

(3)子どもの死からの距離——数学的崇高

かけがえのなさが消失していく「不思議さ」（カントの数学的崇高のヴァリエーション）は、利害関係を離れて世界を眺める傍観者としての主体を創設する運動でもある。傍観者としての主体は、人間の唯一性やかけがえのなさと、人間不在の世界との対比のなかで成立する。つまりGさんが家に帰って仕事を振り返るとき、遠くからの眺めという〈場所〉が成立している。利害関係（カントの言葉では「パトローギッシュなもの」）から切り離された空想が問題になる。

空想の視点から読み替えよう。子どもの空想との接続（コミュニケーション）を軸に考えると、「あきらめ」は、この接続を能動的に自ら断念した状態である。これに対して前項⑵の神聖さは、子どもの死が近づくなかで接続（コミュニケーション）が不可能になる場面だった。つまりコミュニケーション切断が、能動と受動の二つの異なる向きで起きることが、看護の地平を形成している。切断しているということは、逆にかつて接続が成立していたということを前提としている。「子どもに何かしてあげる」と独りよがりで思っているときには、コミュニケーションの切断という出来事も生じえない。

「あきらめ」という能動的な空想の切断は、「ドライさん」として子どもの病室への立ち会い続けることを可能にする。つまり神聖さという受動的な空想の切断においてもなお行為を組み立てるための要素となるのである（二つの切断がこうして立ち会いという一つの行為へと収斂《しゅうれん》する）。⑵の結論をもう一度繰り返すことになるが、コミュニケーションの切断において、それでも相手に向けて行為を組み立てること、これがGさんによって賭けられた問いである。

⑷崇高の時間

初めて経験した子どもの死の場面（二七五–二七六頁）には補足がある。プライマリーで担当していた子どもが死んだあとに取り残される感覚である。子どもが死んで個室が空いても、そこには次の子どもがすぐ入る。新しい子どもの家族にとっては、前の人は関係ない。

このときGさんは「時間は動いている」［二回目10］、「時間はどんどん過ぎる」［二回目11］と感じる。人間を極小に感じる数学的崇高は、死の神聖さのなかで人間の唯一性が極大化する力学的崇高と対比されたときに、時間の流れとして経験される。このとき「どこ行っちゃったのかなとか。お空にいるかなとか思って、なんか悲しいです」〔二回目11〕とGさんは再び、経験からは答えを出すことができない形而上学的な問いを立てるのである。

ここで子どもが生きているときの〈今の瞬間と人生全体の対比〉とは別に、子どもが死んだときに〈周囲の時間が流れ、Gさんは取り残されて時間が止まる〉という対比が生じる。今の瞬間に集中して過去や未来を無視する看護の果てで子どもが死んだとき、時間が止まる。立ち直るのは、この時間の流れに乗り直すプロセスである。「うーん。だから、時間に流されるなかで、自分も、動いていくことをするしかない？〔…〕仕事をしてるなかで立ち直っていって、時間も、ああなんか、動いていくっていうか」〔二回目12〕というように感じるのだ。Gさんの実践を背景で支えるプラットフォームは、場所論・空間論としてだけでなく、時間論としても整理できる。

(5)贈りものと空想の持つ創造性

Gさんは、子どもについて何度も「すごい」と形容していた。子どもの空想を共有しているときに、共有された空想を超えた思いがけないものが導入されると、Gさんは「すごい」あるいは「贈りもの」として感じているように思える。

Gさんは贈りものが何なのか説明ができなくて困っているが、もし〈空想の流れを超えたもの〉という理解が正しければ容易には言語化できないもののはずである。まさに予測しえないもの、既存の語彙を超えるものが登場することだからである。★12「何くれるんだろう。何くれるんだろう。それが私をすごい幸せにする材料なんですけど」〔43〕というように、このような何かわからないものを贈りものとして受け取るのである。

ぬいぐるみが熱を出したのでアイスノンを手渡す場面が象徴的である（三〇九頁）。子どもとGさんのやりとりのなかで「ぬいぐるみの熱」という思いがけないものが登場し、この思いがけなさをGさんは「かわいい」あるいは「私にはない」と言う。空想の接続としての生活の「ふり」は、思いがけない贈りものが成立するための条件なのだ。そしてGさん自身もアイスノンを手渡すという対応をすることで、この思いがけないものは子どもからだけでなくGさん自身からも到来するのである。

(6)空想を超えるものによる揺さぶり

子どもの死に立ち会う場面、ドライさ、贈りもの――Gさんはこの三つの要素に関して「揺さぶられる」と語っていた〔9・23・41〕。これらはすべて、子どもとGさんの空想の接続から出発しつつ、この経験から切り離されるポイントである。

お互いの空想同士の接続と、空想の流れができているときに、空想の流れを超える出来事が到来する。この空想を超える出来事の到来の経験のこともGさんは「揺さぶられる」と呼ぶのであり、ここを起点として行為主体の形成がなされているように思える。

子どもの死、ドライさ、贈りもの、という現象は、空想の流れを超えるがゆえに語りにくいものであった。Gさんの語りのなかでも何度も言葉に詰まりながら、ゆっくりと、描かれていた。つまりGさんの実践とは、このような語りにくいもの、思考の流れを逃れるものによって支えられている実践なのである。

(7)空想と欲望の成就――家への招待

死を間近にした子どもがGさんを家に招く場面（三〇一頁）は、空想の接続のもう一方の極限値であろう。願いがかなうユートピアのようなものが最後の瞬間に（かりそめの仕方ではあるが）実現するのである。子どもの空想のなかにあった願いを完全に実現した状態である。願いの完全な実現という限界を設定することが、(1)~(6)すべてのプロセスを支えているのである。

補論

「怒られること」と「ドライさん」

——Gさんの子ども時代と看護実践

小学生時代

一回目のインタビューのときから、Gさんは自分が「ひねくれている」と語っていた（「やっぱりひねくれてるんですよ、私、たぶん」［44］を含めて、四回この言葉が登場した）。そのときは単なる謙遜の表現かと思ったのだが、二回目のインタビューではこの部分のことをはっきりと「トラウマ」と呼んでいる（「小さいころ、すげえお母さんに怒られてきたので、それは、若干トラウマで」［二回目29］。ここからあと合計二二回「トラウマ」が登場する）。

この「トラウマ」が、Gさんが看護師になる動機づけと、看護実践そのものとに大きく関わっていることは何度か暗示されていた。私自身は尋ねてよいのか迷っていたのだが、二回目のインタビューの最後になって、彼女のほうから「トラウマ」の詳細が語られた。

「程度が軽かった」［二回目34］が、おそらくは「自分の感受性がけっこう強くて」［二回目31］、深刻化したと彼女は語っている。この経験を反転する形で、看護師としてのGさんの主体が形成されているので、この経験は意味を持つ。実際にGさんの過去がどうだったかではなく、過去がどのように語られて意味づけられ、行為がどのように整理されているのかが、本書にとっては重要になる。インタビューの最後の最後で独立して語られたので、本書でも補論という形で最後に置くことにする。

ここからGさんの生育歴について、彼女の看護実践を規定していると思われる部分について議論したい。

G そこのトラウマは、なんかうまく使っていく必要があるなと思いましたね。人がしてない経験をしているっていう。強みにしたっていいじゃん、みたいな。〔二回目34〕

きっかけは妹さんの病気である。妹さんは子どものころ重い病気を患っていて、おそらく心労が絶えなかったため、母親が絶えずGさんのことを怒っていた。Gさん自身は妹が大好きで、先に看護師になった妹の後を追う形で看護師になり、今でも尊敬していると語っていた。一方で、母親との葛藤を解決するのには時間がかかっている。

G それ〔妹の病気〕があったので、お母さん、けっこう…なんだろう…私に矛先が向くんですよね、何もかも。そして妹はあの感じなんで、本当にいい子で、まったく泣かず、手がかからない子だったんですけど。私は、こう、見ててもわかる通り、手かかる子なんです。

それなのでお母さんが、すげえ私に毎日毎日怒って、怒るんですよね。それを私は、自分では虐待だと思ってるんですけど。叩いたりとかはしないけど、毎日怒られる。なんか、ああ、もう、この人、また怒ってるみたいな感じだったんですけど。うーん。小学校一、二、三年くらいまでは、三年間くらいなんですけど、ひたすら毎日怒られるみたいな。〔二回目29〕

この三年間の怒られ続ける経験が、「トラウマ」となっている。問題は精神医学の知見に照らすことではなく、この「トラウマ」と看護師としてのGさんとの関係である。怒られることはおそらく二重あるいは三重の仕方で、現在のGさんの実践に影響している。

一つは今でも「怒られるのがすごい苦手」〔二回目27〕なことである。もう一つは怒られることを避けるために、「人を超えるほど勉強」する「異常な勤勉さ」［二回目34］である。そして三つ目は「人の痛みがわかる、わかるって言うとあれですけど、わかれるようになってるはずというか」［二回目31］という、実践における子どもへの感受性である。

この三つ目の側面は次のエピソードと関係する。小一から小三までの三年間怒られ続けたGさんは、小学四年生のときに小児がんの闘病記に熱中し始める。

G　小四くらいに小児がんの闘病記にすごいはまってて、そっからもう、ずーっとはまってるので。いまだに毎日、絶対ブログとかチェックしてるし。何なんですかね。［二回目24］

このことがほぼ一〇年後に看護師を目指す最初のきっかけになる。はっきりとは語られないし、「トラウマ」と闘病記の読書とが関連づけられて語られることもなかったのだが、怒られ続けた三年間の直後にこの読書が始まっていることは記しておいてよいであろう。そして現在でも毎日闘病を記したブログをチェックするという形でGさんに浸透している。

闘病記の読書にはもう一つの意味がありそうだ。自分が受動的に傷を被る状態から能動的に他者に対して感情移入する行為への転換を準備している。感情移入するためには、相手が他者でなくてはいけない。相手に対するミニマムな距離があるから感情移入が可能になる。傷ついた本人は自分に感情移入しようがない。

Gさんの実践において、子どもの視線に身を置くこの能力は控えめな仕方でしか語られないが、常に大きな意味を持っていることはすでに確認した。この能力の出発点が、小学四年生のときの読書のエピソードにある。

中学生時代

次に中学一年生のときに感情がコントロールできなくなる。

G でも、母親はキーパーソンだし、〔自分は〕子どもだし、ずっと家にいるしかないので、もうそのまま成長したんですけど。中三くらいになって、なんか私、自分の感情コントロールできないなと思って。中一くらいから、なんか変だと思って。中三くらいで、毎日日記を書いてたんですけど。

M ほう。

G お母さんとの関係のなかで、そういうことが起きてるんだっていうのに自分で気づいて。あっ、これかと思って、いろいろ思い起こしてみると、ああ毎日怒られてたなとかって思って。

M ほう。

G あれは、私のなかではほんとに、優しくしてほしかったんだなとか、いろいろ思って。あのー、まあ、どんどんグレてったんですけど。あの、精神的にグレてったっていうか。［二回目29］

中学生のときに感情のコントロールに苦しみ、日記をつけるほど自覚的に反省するようになる。日記はGさん自身の「闘病記」であるから、闘病記を読む行為から、書くというさらに能動的な行為への移行でもある。Gさんはもともと英文科出身であり、今も非常に勉強熱心である。もしかすると〈文字〉が彼女の鍵の一つかもしれない。

さて反省による感情のコントロールの試みは、看護実践における「ドライさん」のモチーフにつながっていく。自分自身の実践を常に反省するGさんの特徴は、中学生のころからすでに〈感情のコントロール〉の問題であったのである。「ドライさん」のモチーフでは暗示されただけだった〈感情のコントロール〉の主題は、インタビュー末尾のここで初めてはっきりと語られた。

ただし中学生以来の内省と、看護実践における「ドライさん」とのあいだには決定的な差異がある。というのは、ドライさんは、単に反省するのではなく、看護実践を統御して行為へと向かわせるのであり、頭のなかで考えている内省から、むしろ行動へと駆り立てる機能へと転換しているのである。逆にいうと、反省までをも行為の水準で実現したところに、Gさんの看護実践の本質もある。そして行為の水準で困難な現実を解決したことこそがGさんにおける治癒であろう。

こうして、すでに中学生のときまでに、子どもの視点に立って「近い」ところで看護する実践と、「遠く」で「ドライさん」がチェックする実践との二つの要素が準備されていることになる。

大学生時代

いったんは落ち着いたようなのだが、大学生のときに今度は不安神経症という形で症状化する。

G　〔中学のころから〕怒り。怒り。ずっと怒ってる人みたいなって。

M　ほう。

G　なんかこう友達との関係性でも、やっぱり自分は上に立って何か言うとかって感じになって……関わりになっちゃって。なんか、とにかく生きづらい。何年間？　五年間くらい過ごしてて、大学に行き、大学に行ったらいったん落ち着いたんですけど、突然ワーッとなんか、不安みたいの襲ってきて。なんだろうこれはと思って。また自分で自分を分析し始めて、本とか読んで、ああこれ、私のちっちゃいころのこれ、トラウマなんだなと思って。
電車とかも全然乗れなくなっちゃって。まあでも、今は全然乗れるんですけど。なんか旅行とか

もまったく行けなくて。ああ駄目だなと思って、心療内科とかにずっと、おもしろいから行ってみたんです。［二回目29-30］

中学時代は「ずっと怒ってる人」だったGさんは、大学生のときに強い不安に襲われる。ここでは子どもの持つ生得的な攻撃性に焦点を当てた精神分析家メラニー・クラインが思い出される。母親の攻撃性に同一化して、攻撃性が中学生のGさんを支配したのだが（あるいは母親の攻撃性に対抗する「目には目を」の攻撃性である）、大学生になって攻撃性のベクトルが反転して自分に向かったときに不安が強くなったというかもしれない（Klein 1932）。あるいはそれまでも潜在的に作動していた不安が、大学生になって攻撃性が「落ち着いた」ときに表面化したといえるかもしれない。★13 不安症状そのものは、現在も少し残っているようである。しかし母親自身が問題を認めGさんに謝罪したことも大きなきっかけとなり、事態は好転していったようだ。

小一から小三にかけての外傷体験が小四で闘病記を読むという形で乗り越えられたように、大学四年間の不安との戦いは進路の変更として乗り越えられる。

G　大学、そうですね。三、四年くらいのときも、けっこうもう自分の不安とひたすら闘うみたいな。薬とか別に飲んだりしなかったんですけど。本読んで、自分の日記読んでみたいな…なんかこう…したりしてて。

M　ほう。

G　で、就職を決めるときに、「就職どうすんの？」って言われて、先生なんか…あっ私、英文科出てるんですけど、英語の教員の免許持ってるんですけど、英語は全然しゃべれないんですけど…私みたいな生徒がいたら、絶対無理だと思ったんです。それはほんとにそうで、私、先生とか……。

その病んでたころ、もう大人、大っ嫌いで。ずーっとこうやってにらんでるような、ちょっとグレた…女子校にいるグレた子いますよね…そういう人だったので、なんか。

M　はあ。

G　私が、こんな複雑な子扱えないわと思って、先生にはなるのをやめたときに、何ができるんだろうなと思ったときに、ああそういえば、小児がんずっと興味あったなと思って。

M　うーん。

G　看護学校に行き出したんです。行こうと思ったんです。それで目標ができたら、けっこう、そういう不安とかってなくなるじゃないですか。〔二回目32〕

Gさんはもともと英文科で英語の教員免許を取得したのだが、看護師へと進路変更した。Gさんは、大学在学中の不安神経症は進路選択には関係がないと語った。しかしここでもフロイトの否定概念に従って、実際には関係があると読み込みたい。というのは、Gさんが「絶対無理」と感じた「私みたいな生徒」とは、まさに大きな悩みを抱え、かつ大人に対して大きな不信感を持つ子どもであり、これは中学生のころのGさん自身の姿にほかならないからだ。

闘病記を読むという形で自分の傷から距離をとった小四のときの試みと、教員になることをやめて看護師を選ぶという仕方で「グレた子」から距離をとる大学四年のときの試みは並行である。どちらも困難な現実に対する対処の試みである。

しかし避けたはずの「私みたいな生徒」は再び登場する。看護学校の実習先で、Gさんは大人を拒絶する「私みたいな」子どもに出会うが、その子に「来ないで」と言われ、病室に行けなくなる。それを「あなた自身の問題でしょ」と教員に指摘されて克服したときに、看護師という職業選択が、思春期の

Gさんと有機的に統合するのである。

子どもが死を迎える病室に行きにくいという感情を克服して、立ち会いへと反転する。そんなGさんの看護実践の重要なテーマは、その背景に自分自身の葛藤の克服のプロセスを持つのである。子どもの死に立ち会うという看護実践の一瞬の緊張のなかに、Gさん自身の子どものころからの長年の格闘が織り込まれるのである。

結論❶ 子どものころのGさんと看護実践

生育歴のなかに登場したいくつかの要素は、直接的に現在の実践に反映されているように見えるので、要素ごとに整理してみたい。以下、小児がん看護における主な登場人物である、〈子ども〉〈子ども目線のGさん〉〈ドライさんとしてのGさん〉に即してまとめてみよう。

まず、インタビューのときに、Gさんと子どもが重なるのかどうかを聞いてみた。

M　小児がんのお子さんと、ちっちゃいころのGさんって、重なるんですか？

G　うーん。いや、あんまり重ならないですね。小児がんの子どもって、ほんとにみんないい子なんですよ。私、だって、すごい悪い子だったんですよね。自分の意見をすごい言ってた子だった。そっちは、全然自分の意見言えない。……ちょっとかぶってますかね、でも。怒られて言えないっていう部分と、我慢して言えないって部分、かぶってるのかもしれないですけど。そこは、そんな……うーん。関係あるのかもしれないですね、全部。うーん、なんだろう、小児がんの子ども。でも、あんな偉くないな、私。どう考えても。［二回目34］

初めに「あんまり重ならない」と否定したが、しばらくして「ちょっとかぶってますかね」「関係あるのかもしれないですね」と肯定する。こういう屈折した形で、子どものころのGさんと病棟の子どもたちは重なる。

子どものころのGさんと小児がんの子どもたちは、自分の意見が「言えない」という点で重なる。直前に次のように語っているので、私はこの質問をしたのだった。

M Gさんのこれって、要するに、ちっちゃいころその経験が、そういうふうに。

G そうですね。ほんとにその、自分がしてほしかったっていうことをしてるのかもしれないですね、なんか。わかってほしかったとか。お母さんに、全然わかってもらえなかったっていう気持ちを、私は子どもにそういう思いさせたくないなと思ってるのかもしれないですね。今、自分でも、ああそうかと思いました。ほんとに。だから、やたら自分のことは捨てて、主人公、主人公って言ってるのかもしれないですね。［二回目33］

子どものころの経験は、三重の仕方でGさんを規定している。〈怒られるGさん〉が三つの側面で影響を残す。

まず、引用のように彼女は子どものころの「お母さんに、全然わかってもらえなかった」という位置を、小児がんの子どもに当てはめ、子ども目線で見ようとしている。「自分がしてほしかったっていうことを［子どもに対して］してる」のだ。ここから、看護師の思い込みで子どもに何か「してあげる」というスタンスをとることを拒否することも導き出される。昔の自分と子どもの患者が重なる。

と同時に、今でも「怒られるのは、苦手」［二回目34］なのは、子どものころ怒られた経験の延長線上にあり、看護師になっても「絶対怒られないように、めっちゃ勉強する」［二回目34］。昔の怒られた自分と今の自分が重なる。

そして三番目に、母から「自分がしてほしかった」ことがあることや、人から認めてほしいという願いは、Gさんのなかに残っていて、それを自らに対しては戒めようとしているように見える。★14

つまり、子どものころのわかってもらえず怒られ続けたGさんが、現在の実践のさまざまな側面のなかに分散しながら浸透している。

結論❷ 子ども目線の看護をするGさん

すでに見たように、小学四年生のときに小児がんの闘病記を読み始めたときに作られた視点を、Gさんはそのまま維持しているように見える。怒られる自分からミニマムな距離をとるとともに、子どもとの近さをも確保している。今でも小児がんの闘病記のブログを毎日読むほどである。闘病記を読むという行為が、その後の実践が形成されていく出発点となったがゆえになのだろうか、この出発点は反復され続ける。

結論❸ ドライさん

ドライさんは複雑な由来を持つ。

まず、怒る母親が「超自我みたいな人たち」〔二回目19〕のように内在化された姿である。そして怒られた子どものGさんは、現在の（怒られるのが苦手な）Gさんの勤勉さにつながり、この部分もドライさんと関係するだろう。さらに中学生のとき以来の内省的な傾向、日記をつけ、自分の経験と行為について考え続けるGさんの姿もまた、直接ドライさんにつながっている。

つまり怒る母親、怒られるGさん、内省するGさんという三つの側面が、重なり合って「ドライさん」を作る（精神分析なら多重決定と呼ぶであろう）。結論❶で〈怒られるGさん〉が分散してさまざまな側面のなかに浸透するのとは逆向きの影響関係である。つまり子どものときの経験と現在の実践とのあいだには、子ども時代のある要素が現在の複数の側面に分散したり、複数の要素が一つの側面に集約したりという複雑な仕方で、つながっているのである。

ただしあくまで大事なことは、「ドライさん」は能動的に看護実践を組織する行為主体であり、Gさんの欲望を実現する装置である、ということだ。決して〈欲望を無意識的に抑圧する良心〉というように俗流に理解された超自我ではない。★15 構造上もはっきりと、幼少時の困難な体験の構造をそのまま反転する形で、Gさんの看護師としての実践のスタイルが出来上がっているのである。

結論

追体験と立ち会い

四つの語りのまとめ

1 感情とは別の仕方で

1-1 感情移入ではない追体験

本書は個別から出発することの重要性を強調し、多くの事例を集めて類型化することを拒むことを方針としてきた。この方針に矛盾するようであるが、いま一度、四人の語りの分析から見えてきた看護師の特徴について振り返りたい。これは類型ではなく、これから探求すべき大まかな〈問い〉である。

おそらくみなさんにある程度共通するのは、なんらかの仕方で感情を離れて行為を組み立てることを方法としている点であろう。訪問看護のFさん（第1・2章）と透析看護のDさん（第3・4章）の場合ははっきりと、感情を使わないということを方法論として自覚し、ケアする行為の組み立てに重点を置いていた。小児がん看護のGさん（第7・8章）は、「行きにくい感情」に抵抗して子どもの病室に立ち会うという仕方で、感情を克服して行為へと転換しようとする。この技法が「ドライさん」と呼ばれた。

このなかで看護師さんたちは、それぞれ独特の追体験の技法を持っていることが浮かび上がってきた。つまり徹底的に患者の視点に立って世界を眺めるのにもかかわらず、自分の感情を動かすわけではないのである。

このことが一番よく見えたのはFさんの実践であろう。患者さんと「地続き」であるとFさんが言うとき、彼女は患者の視点から、患者の身体能力の可能性に従って世界を眺め、必要な援助行為を組み立てるのである。感情は動かさない、とFさんははっきり語っていた。

他方で、繊細なバランスをとっているのはがん看護のCさん（第5・6章）である。彼女の場合、患者の不安やさまざまな感情に徹底的に寄り添いながらも、患者が何を感じているのかを感じようとするのであって、自分の感情が揺さぶられるわけではない。感情からの距離もある。それゆえバーンアウトすることなく追体験することが可能になっている。

あるいはGさんの場合は、感情を揺さぶられる状態を自覚しつつ、「ドライさん」が見張るという仕方で、感情に左右されない行為を生み出している。患者のなかにとる視点と、無限遠の位置から眺めるという視点を対置している。

このように四人は、それぞれの仕方で感情からの距離を作り出している。

1-2 行為主体

このような追体験は、単にそのつどの患者の経験を感じ取るだけでない。むしろこれからの行為の可能性を想像することが大事な要素となっている。ともに訪問看護師であったFさんやDさんにおいては、患者には何ができるのか、これからどうなるのか、看護師はどのようなケアを組み立てることができるのか、といった（未来の）可能性を組み立てることとが重要な要素であった。

感情ではなく行為に重心が置かれるがゆえに、すべての看護師さんにおいて、行為主体の生成が問題となった。この行為主体は、心理的な自己、あるいは「私」と名乗るような実体ではない。とはいえ「私」「自我」といったものが存在しないと主張したいわけではない（「私」とは何か、という古来からの哲学の問題については、ここでは深追いしない）。Fさんや小児がん看護のGさんの場合に顕著であるが、「私」

は行為主体とは区別される形で、対をなすのである。語りと行為の組み立ての結晶化としてつかまえることができる〈行為主体〉と、看護師の意識のうえでの〈自己〉とのあいだの関係もまた、本書の大事なモチーフであった。

興味深いのは、このような真の主体化がFさんにおいては「ただの人」、Gさんにおいては「普通の人」と呼ばれることである。看護技術を超えたところで行為主体を組み立てたときに、看護師は「普通の人」へとなっていくのである。

本書において主体とは、意識を持った自我のことではなく、さまざまな形をとる医療の〈場〉において、それぞれの状況に応じて異なる仕方で生成する行為主体である。行為主体は、患者と家族と医療チームのなかで紡ぎ出されるものであり、しかもそれが状況に応じて変化していく。決して単一のアイデンティティのようなものではない。

看護師の心理的な〈自己〉は、このように変化していく行為主体を反省したり、行為主体へと応答するものとして生じている。患者もまた同じ〈場〉のなかで生成する行為主体である。看護師と患者という行為主体は「地続き」（Fさん）なのであり、そもそも共同で一つの行為主体を作るのだから、場合によっては同じ運動を異なる角度から見た現象であるという違いしかない。

この行為主体の生成は、必ず共同作業である。しかも患者、家族、医療者という異質なパートナーたちが一つの行為主体を産み出すのである。つまり看護師や患者個人が行為主体になっていくプロセスと、両者が共同で一つの行為主体を形成するプロセスが並存する。それゆえ看護師においても患者においても孤独を脱することへと、すなわち（閉じて変化することのない思い込みのなかへと）囲い込まれた状態を逃れること、そして同じことだが、いったんは切れた周囲の人たちとのつながりを結び直すことが重要になる。先に行為主体は〈場〉のなかで生成すると述べたが、実は、行為主体が〈場〉を生成するのでもある。ここには循環がある。

とはいえ、本書は行為の普遍的な理論のようなものを提示したわけではない。それぞれの看護師や患者は異なる行為主体の構成を持っている。もしかすると、行為は状況（現実）の偶然性に左右されるのだから、そもそも「行為の理論」といった統一的なものは作りようがないのかもしれない。

1-3 コミュニケーションではない立ち会い

感情移入ではない追体験は、「立ち会い」という言葉に新しい意味を与える。

本文では引用しなかったが、がん看護のCさんは、一言も言葉を交わしたことがない外国出身の患者のベッドサイドに通い続けて、マッサージを行った。Fさんは、患者が尊厳死の同意書へサインしようとまひした体で格闘する姿を「目に焼き付けた」。Gさんは、死にゆく子どもの病室に立ち会う。

このような実践においては、言葉は交わされない場合もあるし、なんらかの感情が伝達されるわけでもない。言語的なコミュニケーションも、身振りや表情による非言語的なコミュニケーションも行われていないし、感情移入ですらない。しかし同じ場に居合わせるという、その行為あるいは出来事だけが意味を持つような、そういう対人関係である。同じ場に居合わせるというそのことが、相手に存在を与えるかのようである。

もしかするとフッサールが（感情とは関係ないのに）「感情移入」と呼んだ〈他者の身体を「生きているもの」として感じ取る働き〉は、このような感情とコミュニケーションの手前で働く対人関係をすくい

取っているのかもしれない。★1

1-4 沈黙

立ち会いと関連するのが沈黙である。

表立ってテーマになっているわけではないので本文では議論できなかったが、本書のいたるところで、沈黙のなかで看護師が患者や家族に立ち会っていると思われる箇所がある。まさに沈黙であるために語りのなかではそれとして登場しにくいのだが、看護師たちの語りがしばしば静謐な印象を与える背景に、この実践における沈黙があるように思われる。

あるいは、矛盾する表現だが、仮に何かが語られていたとしても、その裏側で沈黙が響いているような、そういう場面がある。とりわけFさんが患者yさんの尊厳死の同意書への署名を見守る場面、あるいはGさんにおける小児がんの子どもが死にゆく場面が目立つであろう。

本書全体を支える気分として、沈黙の存在を指摘したい。

2　時間は多種多様である

さて全体を通して、哲学という視点からの最も大きな発見は、それぞれの看護師さんがそれぞれ別の時空間構造を持っていることだった。

時空間構造は複数ある。哲学者はしばしばそれぞれが唯一の普遍的な時間構造を主張するが、それはおそらく各々の哲学者がそれぞれの時間構造を記述したのであろう。もちろん他の人と重なる部分もあるが、すべての時間構造を一人の議論が汲み尽くすことはない。少なくとも私自身が今まで哲学書のなかでは読んだことがないような時間が語られた。その一部を振り返ってみよう。

訪問看護のFさんにおいては、体がまひしていくyさんの、(1)近づいてくる死という未来、(2)失われた技術者としての未来、(3)もしかしたら治るかもしれないという淡い希望の未来という三つの並立しない未来が折り重なって、彼の署名という行為を動機づけていた。この三つの未来が重なる最後の瞬間まで、彼は署名をするのを待った。体のまひが進んでもはや限界になった瞬間での署名の行為は、この三つの未来すべてが接続する瞬間である。あるいは亡くなった妹について現在形で語り続けるような関係が、Fさんの話り全体を支える背景をなしていた。

透析看護のDさんにおいては、「患者になったとたんに」やりたいことをあきらめ、あきらめたことを「あとから言われる」。患者になったとたんに誰にも命令されていないのに、医療規範（と思われているもの）に〈すでに〉従ってしまい、そのことは〈あとから〉語られることで、患者は自分の希望を実現する〈現在〉の瞬間を失う。これに対してDさんは、「先回りして」希望を聞き取ろうとすることで，現在の瞬間を回復しようと図っていた。そしてこのような患者とDさんの関係の時間は，一人の透析患者の病状悪化のプロセスと，地域の透析患者たちの病院間のローテーションという集団の時間構造とを背景に持つ。

がん看護のCさんにおいては，「じっくり」聴くなかで「だんだん」衰弱し，「どんどん」死が近づく，という三つのテンポが絡み合う。そして来世ごっこを行うなかで，過去の経験を〈鏡〉として，現在の人間関係を映しながら，この関係を修正しようと試みていた。

小児がん看護のGさんは，「時間はすでに決まっている」と感じるなかで，未来に対する期待が単なる幻想にすぎないことを悟る。未来とは幻想である。未来のかっこ入れとともにGさんは，〈すでに決まっている人生全体〉と〈今この瞬間〉の対比のなかで，現在の看護に集中しようとするのである。

これらの時間構造は，しばしばかつての宗教と関わっている。「私は宗教を持たない」と断言したCさんに顕著であり，FさんやGさんにも潜在的に感じられるが，失われた宗教的伝統の断片を使ってもう一度，来世（Cさん，Fさん），「死んだらどうなる?」（Gさん）という宗教的な問いを立てるのである。大きな宗教の物語はすでに多くの人にとって失われたかもしれない。しかし共同体単位ではなく，個人単位でミクロな宗教を創り出していく発生の現場に立ち会うという，稀有な時代に私たちは立っている。

3 現象学的な無意識とローカルな制度

本章1-2で行為主体の生成について整理した。前節でまとめた時間構造そして空間構造は、1-2の行為主体の構造の背景をなす地平である。この時空間構造に沿う形でそのつどあるスタイルを持った行為が産出される。両者は図と地の関係をなしており、時空間構造は、とりわけ当事者には意識されることがない現象学的な無意識である。そしてこの無意識は、意識の基底ではなく、外部世界で展開する。無意識は世界のなかに外的に広がるのだ。

もう一つここで、本書の実践的な意味を指摘できる。この時空間構造、そして同じように背景をなす〈地〉の構造は、行為がそこで組み立てられる基盤であり、しかもそれはそのつど異なる〈ローカルな制度〉あるいはプラットフォームである。しばしば抑圧的に働く既存の政治的な制度に対抗する装置として、この〈ローカルな制度〉は作用する。しかもこのローカルなプラットフォームは、行為者が行為とともに知らず知らずのうちに自ら創り出すものである。看護師や患者の自由・創造性・欲望を支えるのはこのようなローカルな制度なのだ。

それゆえ、そのつど〈ローカルな制度〉を発見することには実践的な意味がありうるであろう。〈ローカルな制度〉は創造的な行為が行われるまさにそのときに産出されるものであって、あらかじめあって看護師や患者を拘束するものではないからである。★2

4 実践と研究のシンクロ

この結論部で取り上げたポイントは、本書でつかまえられたさまざまな構造のうちのほんの一部でしかない。少なくとも、それぞれの人の経験がそれぞれ固有の構造を持つこと、そして個別の構造がゆるやかに接続することで、人間という存在の地平を構成することが暗示されている。

最後にもう一つ興味深い点は、看護師の実践の方法と私の研究の方法とが、シンクロするように思える場面があることだ。とりわけ追体験という核をなす技法については、奇妙なことに患者に立ち会う看護師の態度と、看護師の語りに対する私の態度とが一致することになる（付章を参照）。このようなシンクロが偶然のものなのか、そうでないのかについては決めることが難しいが、研究の方法について何か重要な点を示唆しているのかもしれない。

おそらく、医療者の視点と研究者の視点のこの相即性は、いくつかの意味を持つだろう。研究者があらかじめ見ようとしているもの、あるいは研究者の視点から見えるものしか見ないという、解釈学的な循環が生じている可能性もある。しかし、データごとにシンクロの仕方が異なるので、私が自分を投影したのではなく、それぞれの看護師に私のほうが影響されたのだと思える。

現象学という方法論を使う限り、「何が見えるのか」はあとから対象に導かれて決められる。そのためこの場合の研究対象である「インタビューの語り」が持つパースペクティブに必然的に沿った形で、現象学者のパースペクティブも形成されていくことになるのである。おそらくこのこともまた、現象学が医療現場の質的研究に対して親和性を持つ理由の一つである。

5　ポリフォニーとしてのインタビューの現象学

本書は対位法的な作りを持つ。看護師さんの語り、語りの分析、そして哲学史の議論という三層の旋律線が絡み合って統一体を作るからだ。その仕組みは、いわばバロック期のオルガン曲にたとえられるであろう。

パイプオルガンは複数の独立した鍵盤を持ち（多くは三段）、それぞれの鍵盤はストップと呼ばれる機構で音色を選択できる。たとえばフルートのような音色のストップ、金管楽器のような音色のストップという具合である。そして右手と左手で異なる鍵盤を弾くことで、異なる音色の旋律を同時に弾くことができる。しかも両手で、二声だけでなく三声、四声の旋律線を弾くこともできる。さらには足で弾くペダルがあり、低音の旋律線を奏でる。

本書の本文は、看護師の〈語り〉とその〈分析〉という、異なる音色を持つ二つの鍵盤で弾かれている。そのために異なる音色を持つ旋律が交差する。語りそのものも、さまざまな文脈が旋律線を作りつつ錯綜しながら対位法を奏でるが、ときには語りそのものがフレスコバルディの旋律のように晦渋なものとなる。

分析パートは語りとはまったく異なる音色で、語りとは別の複数の旋律を奏でる。この分析パートの構造が主に内声部を形作る。そしてしばしば語りと分析が交錯してさらに別の副旋律をも浮き上がらせる。

〈哲学史〉の議論はほとんど注に落としたため目立たないが、オルガンのペダルのように議論を下支えしている。そしてときには本文に登場し、第三段の鍵盤で別の音色の旋律を作る。巻末に付した「注」の哲学史の議論も読んでいただくと、〈看護の語り〉という主旋律がどのような土台を持つか、その通奏低音が明らかになるであろう。

付章

インタビューを使った現象学の方法

ノイズを読む、見えない流れに乗る

1　個別性の現象学

1-1　方法論としての現象学

本書の現象学的分析がどのような方法論に則って行われたのかについて、最後に述べておきたい。まず初めに、二つの一見すると矛盾する原則がある。

一つ目の原則は、現象学は誰にでも真似できるということだ。

本書自体、西村ユミ氏の方法論を、インタビューデータと私の資質に合わせて修正したものである（西村さんと私では、つかまえようとしている現象が大きく違うので、同じ方法ではない）。[★1] 以下で論じる内容も、読者が自分の資質や興味に合わせて変更を加えながら使えるはずである。

二つ目の原則は、哲学において方法は、研究を実際にやってみてから後で決まるということだ。

そもそも研究を行っている際にも果たして自分がどのような方法を用いているのかは必ずしも自明ではない。まず見る前に跳んでみて、あとから（それもだいぶ時間が経ってから）振り返ったときに、その方法が明らかになってくるように思える。[★2] あらかじめ方法を決めておいて、それを使って研究を始めるということは不可能である。

このことは強く強調したい。方法を冒頭に提示する自然科学の論文のフォーマットには、本来合わない。方法は対象の性格に依存するので、やってみたあとで、あとから確定される。本書の方法もデータを分析してみたあとで振り返って、「ああ、こういうふうにやってたんだ」と気づいたものである。

この二つの原則の帰結は、本書で私が使った方法を真似することは誰にでもできるが、しかしその人それぞれの資質と研究対象に合わせて、修正しないといけないということである。方法論についての記述はどうしても抽象的で難解になるので、本章だけ読んでも伝わるかどうか不安がある。ぜひ第1章から第8章までの具体的な分析を読んでから、お読みいただければ幸いである。またさらにこれらの章においても、引用だけ読んで、そのうえで分析と対照すると、私が何をしているのかがわかるのではないかと思う。

広い意味では現象学とは、人間の経験とその背景を、その運動と生成において捉える学である。インタビューや参与観察のデータに、今まで知らなかった現象を探し出すこと、これが質的研究における現象学の目的となる。大まかには未知の現象の発見、各現象の運動と構造の分析、諸現象間の布置の再構成という三つの段階からなり、これらの段階を行ったり来たりすることになる。

現象学において「方法」とは、探求すべき現象が見えてくる視点のとり方と、現象の見方のことである（たとえで言うと、同じ視点をとっても、普通のカメラと赤外線カメラでは映るものが違う。なので「見方」も大事だ）。

繰り返しになるが、ある研究対象に対してどのような方法が適切なのかは、考察を始めてみないことにはわからない。そもそも何がテーマになるのかすら、インタビューを終えて分析を始めてみないとわからない。研究対象に即した形でそのつど方法は発見される必要がある。特定の方法をあらかじめ設定して事象の分析をすることは不可能である。フッサールにとっても、現象学的還元という方法は、事象そのものの要請によってあとから生まれたものである。★3

1-2 質的研究における現象学

質的研究における現象学は、医療実践のなかの数値化できない部分、類型化できない部分を捉えることを目標としている。インタビューや参与観察の一つひとつのデータが持つ個別の意味を探るために、現象学は有効である。事例をたくさん集めて一般化したときには抜け落ちてしまうであろう、偶然の出来事の細部を探ることが現象学の特技なのだ。

事例をたくさん集めなければ信頼性に欠けるのではないかと考える人もいるであろう。しかし、そもそも人間のあらゆる経験や行為は唯一的なものなのであるから、それを平均化すること自体できないことであろう。そこで発想を逆転したい。たった一人の経験、たった一回の出来事にも意味が宿り、たとえその出来事が繰り返されることのない特異なものであっても、あるいはそれだからこそ、複数のデータを混ぜて平均値をとってしまっては失われてしまう意味が隠れている。その意味が他の人に理解可能である限り、ある種の普遍性を持つ。意味の水準において現象学は普遍性を獲得する。

とはいえ現象学は、単に細部の要素を掘り起こして列挙するためだけの方法ではない。列挙するだけなら方法論とはいえないだろう。現象学の特徴はむしろその先にある。重要な諸要素をつかまえるとともに、要素間の連関を明らかにすることで、背後にそれを支える運動や構造が見つかる。ある要素が際立つということは、背後に何かあるということなのだ。この背後の運動と構造こそが、現象の意味の内実であり、それを発見することが現象学である。つまり従来の哲学のように抽象的な一般性から出発してトップダウン式に個別を包摂するのではなく、個別的で具体的な経験からボトムアップ式で構造を見出そうとする。〈一回的なもののなかの構造〉こそが、個別者の持つ普遍性である。

グラウンデッド・セオリー・アプローチなどの質的研究は、たしかに個別の経験に眼差しを向ける。しかし複数の人から収集したインタビューデータを混ぜながら、断片化して文脈をそぎ落として共通項を抽出することで、議論を一般化する。このとき、各データの個別性は消え去る。多くのデータに共通する事項が普遍的で信頼性を持つとみなされているのであろう。

これに対して、本書ではそのつど一人の語りしか登場しない。[★4] 本書は一人の語りを、語り手が抱える文脈の絡み合いを大事にしながら単独で分析して、そのなかに潜む構造を取り出そうとする。というのは、複数のデータを比較してしまったら消えてしまう個別性と一回性のなかにこそ、興味深い構造が隠れていると考えているからである。ただし、あくまで語りの諸モチーフの背後に隠れた連関をつかまえることを目指しているのであって、個人の心理の探求を行いたいわけではない。

2 インタビューという方法

2-1 インタビュアーの機能

あらかじめ予想することができない多様な文脈を手に入れたいので、インタビューはできる限り非構造的に行った。質問によってあらかじめ内容を限定してしまうと語りが乏しくなる。

私の場合、初めに行う質問は二つである。まずは「日々の実践について教えてください」。そして次に「もしも差し支えなければ、看護師になられたきっかけや来歴を教えてください」である。

この二つの問題設定をしたうえで自由にお話をいただき、流れを切らないように短い質問を返していくのが理想である。語りが止まったときには、それまでに気になった単語を拾って投げ返すことを心がけた。

インタビューの際は、(後日のデータ分析のときとは異なって)共感しながら、できるだけ相手の思考の流れに乗る。とはいえ協力者の経験内容を、完全には追体験することはできない。このずれは悪いことではなく、お互いの語りの食い違いとなることで、むしろ看護師の実践を照らし出す。

たとえばがん看護専門看護師Cさんの場合は、私の質問がCさんを主語にして彼女の行為を尋ねたのに対し、彼女の答えは患者を主語にしていた。

M　かなりするんですね。死についてって、語るんですね。

C　患者さん**が**、ですか。

M　〔Cさんが患者さん〕**と。**

C　あ、たぶんね、〔患者さん**は**〕お話ししたいんだと思います。誰かと。でも、ご家族はとてもじゃないけどその話ができなくって〔…〕

このような行き違いがインタビューのなかで何度も繰り返された。彼女が患者の経験を思い浮かべていたのに対し、私はCさんの経験を思い浮かべていた。つまり同じ出来事を想像していても視点のとり方が二人で違っていた。

私に対する（Cさん自身も気づいていない）違和感が、語りのなかに表現されている。このずれは実践におけるCさんの視点の位置どりを示している。Cさんは患者の体験のなかに視点をとることで、徹底的に患者に内在化した視点をとる。これは語りの内容からは知ることができない特徴である。

語り手の語りたいという欲望を駆動するのは、聞き手の存在である。聞き手に理解してもらおうと思って語るのでなければ決して語られることがなかったであろう内容が、ここでは語られる。少なくとも、日記を書く場合のように紙を目の前にして反省された内容とはまったく異なるものになるだろう（自分にとっては当たり前のことは、あらためて語り直さない）。

さらに、インタビューは聞き手の立場によっても変化する。私の研究の場合、聞き手は研究者である私である。そして私は看護を経験したことがない、まったくの無知の者でもある。何も知らないのに、同時に研究者として何かを知っていると想定される者に対して、看護師さんたちは語ろうとしている。★5

2-2 即興的反省

インタビューは目の前の相手に向けて語る。このことは研究上大きな意味を持つ。語りは、聞き手に向けて過去の経験を再演することであり、聞き手を構成要素として含む。語り手は、自らの経験を振り返りつつ、緊張感を持って即興的に経験を語りへと再編する。これらの要素のどの部分もインタビューという形式に独自の特徴を与える。

聞き手に向けて語られる経験は、紙に向かって反省しながら経験を書きとめる作業とは異なる質を持つ。聞き手に向かって自分の経験を語るとき、語り手は反省しながら同時に語りを紡ぎ出すことになる。この即興的反省は、語り手に対する圧力となる。真剣な想起は異質な複数の文脈を活性化するとともに、それをすぐさま語らなければいけないという圧力となる。この圧力が、意識的な構成を超えたところで語りの構造化を要請する。いわば複数の文脈がおのずと組織化されていくのである。

即興的な語りは、すでに語られた内容を消すことができない。訂正しても訂正された内容は録音に残り、この訂正したということそのものが、背景の構造を暗示する手がかりとなる。その意味でインタビューに「否定」はない。語られたすべてが蓄積し、構造をなす。

語りというのは巻き戻すことができない時間の流れのなかで語っていくということであり、この時間的な制約が特異な構造を生み出すもととなるのである。時間の流れが共時的に作動する多層の構造を展開させるのである。

3 データの読み方——モチーフ、シグナル、ノイズ

3-1 モチーフ——語りの文法と看護行為の連続性

分析の段階になると、研究者の機能は大きく変化する。

たしかにインタビュアーと分析者は経験的には同じ人物であり、同じ人物が両方行うからこそ見えてくる細かなニュアンスがある。しかしのちほど4-2、4-3で詳述する通り、両者は異なる機能を持つ。言い換えると本書のなかで「M」と表記したインタビュアーとしての「私」と、地の文で記述を行っている「私」とのあいだには何がしかの差異がある。

さて分析は、さまざまな文脈が絡み合った構造をなすような要素を浮き上がらせる（この浮かび上がらせるプロセスそのものは現象学的還元として後述する）。この要素には少なくとも三つの種類があるように思えるので便宜的にモチーフ、シグナル、ノイズと名づけてみる。

データの分析は何十回と読み返し、語りを追体験し直すところから始まるが、そのプロセスのなかで特に際立ってくる要素がある。一つは、語り手が用いる特徴的な言い回しや、語りのなかで特に印象に残る単語である。反復されるなかで、自然と浮かび上がってくるモチーフがある。

モチーフは内容上の重要な単語かもしれないが、それだけではない。多くの場合、通常の用法からは外れた言葉遣い、つまり社会のコードから少しだけ逸脱した個別的な使用をされた単語が際立つ。この研究方法は、言葉の細かいニュアンスをつかまえることを必要とするため、おそらくは母国語でしか行

うことができない。しかしそれはそれぞれの語りのなかに固有の言葉遣い、母国語をはみ出る「外国語」を聞き取るためにである。★6

インタビューで浮き上がってくるモチーフは、初めのうちはどのような重要性を持っているのかはっきりしない。ところがモチーフは必ず複数あり、この複数のモチーフのあいだの連関と背景をなす文脈を追っていくと、モチーフが隠し持つ意味が見えてくるのだ。辞書的な意味を超えた含意を、語り全体の配置のなかで持つことになる。

つまり社会コードをはみ出る形で、語り手の言語的な個体化が起きる。人格の個別性とは別種の、語りの個別性が生まれる。このとき語りの個別化は、看護師の経験と行為の個別性を構造において示してくれる鍵となる。語りの個別性と、行為の特異な組織化とが連続するのだ。結局のところ、行為の個別性が構造のなかで出現する特異点が、モチーフなのである。

たとえば透析室に勤務していたDさんにおいて多用される、（「見る」という代わりの）「見える」という言葉は、視線の持つ受動性を示す。

> D〔透析室はオープンスペースなので〕看護師自身の動きも全部**見える**場所で働くことになるので、患者さんと他の同僚がどういう対応をしてるかとか全部**見える**んですね。だから先輩も新人も動きが全部**見える**なかで、そういうなかでけっこう…なんでしょうね…良いケアを盗むこともできれば、「あ、ちょっとそれはないよな」みたいなケアを見る……盗み見ることもありましたし。

空間構成ゆえに、おのずと患者の逸脱や同僚の看護の良し悪しが「見えてしまう」。こうして看護師の視線のなかに医療規範が浸透し、患者に干渉してしまう視線が生じる。「見える」という表現は、空間構造のなかに医療の規範が浸透する仕方を表現している。このときDさんの意図を超えて、文法構造のなかに行為の構造が垣間見られる。

3-2　シグナル──語りのディテールと経験の大きな流れ

次に、意味を持った単語であるモチーフとは別に、それ自体はっきりした意味を持たない単語が目立ってくることがある。「やっぱり」「でもまあ」「どんどん」「なんか」といった単語である。それ自体は看護に関わる内容を示しているわけではないのだが、意味を（ほとんど）持たないこのような単語はしかし、諸現象の運動が持つ大枠の構造を示すことが多い。

一例を挙げる。がん看護専門看護師のCさんの語りでは、「どんどん」「だんだん」「じっくり」という修飾語が使い分けられている。

C　お部屋から出て、自動販売機にこういうペットボトルのお茶を買いに行くのが日課だった患者さんがおられるんですけども、その方が、「今日はペットボトルがすごく重く感じた」って言われるんですね。重く感じたっていうのが初めてのその人の衰弱の体験。で、とうとう、「これを落っことしてしまうくらいになった」っていう毎日毎日その報告なんですよ。行って普通に買ってくるものが、この〔ペットボトルの〕重みが出てきて、足の重みもあるんだけど、この重みがまず勝ってる。で、だんだん自分で買いに行くことができなくなるっていうような、その、毎日毎日それをお話ししてくださるんですね。なので、そのなんていうか……何をお話しようとしてたんでしたっけ。

M　〔患者さんが出す〕シグナル。

C　あ、シグナル。そういうお話をし始めた方っていうのは、必ずお話ししたい方なんですよ。はい。じっくりじっくり聴いていくと。そういうできなく……ほんとに毎日少しずつできなくなるっていうご経験をしていくなかで、どんどんどん死っていうのが近づいてくる、自分に。……だからその怖さがあるんですね。自分のことができなくなるっていう怖さもあるんですけど、それと同時に死もどんどん近づいてくるっていう怖さがあって、自分自身ができることはだんだん奪われていく。奪われていくっていうお話をしながら、死についてのお話をされる方が多い、ですね。

*ここでたまたま「シグナル」という言葉が登場するが本節の意味ではない。

「どんどん」は、抗がん剤など新たな出来事、そして最終的には死という未知の外部が近づくテンポである。「だんだん」は、少しずつ一つずつ今までできていた動作ができなくなるという、身体感覚を通して感じる衰弱のテンポだ。「じっくり」は、「どんどん」と「だんだん」という時間についての患者の語りを引き出す、Cさんの傾聴の時間感覚である。

異なる三つの時間性が交差することで、一つの実践場面を作り上げるさまが、この形容表現の、意図してはいないが厳密な使い分けのなかに表現されている。複数の時間構造の絡み合いは、Cさんが意識しているものではない。しかし言葉遣いのディテール（シグナル）のなかに表現されるのである。

3-3 ノイズ——複数の文脈の交差点

インタビューデータには、一見すると話題とは関係のない細かいノイズがたくさん登場する。主語と述語の不一致、言い間違い、言い淀み、沈黙、同じ言葉遣いの反復、ときどき使われる方言、一見唐突な話題の跳躍、独特な主語の選択、一読しても脈絡のわからない話題の展開、語りのトーンの変化などである。

断片化を行うグラウンデッド・セオリー・アプローチであれば、このようなノイズは扱わないことになるであろう。ところが、現象学的な質的研究の場合はノイズこそが分析の手がかりとなる。というのは、ノイズにおいてこそ、語り手の意図を超えた複数の大きな文脈が交差するからである。いっぺんにいろいろなことを語ろうとするために複数の文脈が交通事故を起こすとき、ノイズが発生するのである。

たとえば先ほど見た通り、Cさんの語りでは、インタビュアーの問いの主語とCさんの主語が食い違う。患者の体験を追体験する方法論がCさんの文法のなかに表現されているが、これは語りの内容とは異なる、語り方という気づきにくい水準で起こる。文法上の不整合こそが意味を持つのだ。

次の訪問看護師Fさんの語りでは、「私自身」という主語が冒頭で提示された直後に話題が飛んで挿入句が入り、しばらくしてからもう一度「私自身」という主語が語られる。

F　で、**私自身**……で、なんか何回かそんな人、〔同僚看護師の〕xさんが通ってはったんですけど、〔同年齢の患者さんに同情しすぎて〕やっぱり泣いて泣いて。もう本当になんか何もできなくなっちゃったんですよ。冷静に、本当にこの人に今必要なケアっていうのが、まったく考えられなくなっちゃったんですよね。ほんで、だからもうしょうがないから担当替わろうかっていう話になって、私替わったんです。で、なんか、替わったんですね。

ほんで、たぶん、でも、**私自身**がそうやってなんていうか、あの、けっこうドライに〔患者さんのことを〕見てきた部分もあるのか……。なんですかね、たぶん患者さんも生きてる気もするんです。なんか、なんですかね。患者さんと私がなんか地続きじゃないですけど、なんか、妹と私の関係みたいに、たぶん、なんていうか、ある部分もあるんですね。

二回登場する「私自身」に挟まれる挿入句では、ある患者さんの看護に同僚が失敗した経緯、そして主節ではFさんが交代して担当したときの心持ちを語っている。語りの他の場所でも、このように挿入句が入る文章が何度も登場する。Fさんの場合、挿入句は「図と地」の「地」を表し、そのうえで主節が「図」となって描かれる。話題が飛ぶのは思考がまとまっていないからではなく、経験の構造を表現するためだ（しかしそのことをFさんは意識的に行っているわけではない）。

複数の文脈や時間構造の絡み合い、本人も意識していない看護師の実践の技法、このようなものは意図的な語りのなかには現れにくい。細かいノイズを通してしか垣間見ることができないものがたくさんある。それゆえ語りのなかでのあいまいな箇所、意味のわからない箇所こそ、重大な内容が隠れている箇所である。そこには看護師の意図を超える大局的な構造が、顔をのぞかせているからである。

つまりノイズというミニマムな要素は、逆に語り手の主観を超える、大局的な構造を描き出す。とりわけ前章（結論）3節で〈ローカルな制度〉と呼んだ、それぞれの看護師固有の行為のプラットフォームを描き出す。逆に言うと、現象学においては語り手の心理状態を描き出すことは目指されていない。個人史を描き出すことが目的なのではなく、個人を通してしか出現することがないが、それ自体は心理状態に依存するわけではない現象の構造を、描き出すことが目的である。言い換えると、語り手が必ずしも意図はしていないが、語り手がそれに乗っかって行為を組み立てている背景の（複数の）文脈とその構造を取り出すことが目的となる。

このとき、主体化・個体化の意味も変わる。人格としての看護師や患者の個体化が問題になるわけではないのだ。分析は語りをモチーフやシグナル、ノイズといった非人称的なものへと分解するが、このとき人格ではなく行為の構造そのものが個体化する。

当てはまらないケースもあろうが、以上を大雑把にまとめると、次のようになる。

モチーフを通して語りの特異点が個体化する。これは行為の個体化と重なる（行為は共同で実現することもあり、必ずしも個人の人格とは一致しない）。そしてシグナルを通して、語り手が意識はしていない経験の背景に横たわる大きな流れ・運動が描かれる。最後に、ノイズを通して複数の文脈の交差点が描かれ、語り手の世界に対する態度のとり方の、大きな枠組みがその特異性において描かれる。シグナルとノイズが示す構造は、前章で〈ローカルな制度〉と呼んだものである。

人格とは無関係に、複数の主体の層がありうる。いずれの層でも、語り手自身の意図からは独立して、語りの文法構造のなかに、行為主体の成り立ちが表現される。

3-4 基本カテゴリー――時間、空間、身体、言語、制度

モチーフ、シグナル、ノイズという細かな要素に注意する作業は、常に同時にその場で起きている事象を貫く大きな流れをつかもうとする意識に裏打ちされている。

大きな流れへの注意についてはあいまいな指摘しかできないが、若干の指針はある。現象学的な質的研究は、個々の経験の個別性にこだわるわけであるが、しかし了解可能で共有可能な構造を取り出す以上、やみくもに分析するわけではない。指針となるカテゴリーがある。たとえば時間、空間、身体、言語、制度といった基本的な領域ごとにデータを眺めていくことは、分析のとっかかりにおいて役に立つであろう。とりわけ〈ローカルな制度〉を発見するための手がかりになる。

これらの切り口が必ずしもすべてのデータで有効であるわけではないし、当てはまらない事象も多く

あると思われるが、手引きにはなる。たとえば時間について語ったわけではない語りのなかに時間構造を読み込むと、必然的に語り手の意図を超えるが、しかし背後に横たわる構造をつかみとることになるのである。

3-5 現象とは〈流れ〉である

語られた経験は分析されるなかで、さまざまな〈現象の運動〉へと還元される。今や分析者にとって看護の世界は多様な現象の〈流れ〉として見えてくる。逆に言うと、現象とは〈流れ〉のことである。さまざまな流れ、これが現象学にとっての現象である。

現象には何かあらかじめ決まった性格づけがあるわけではない。還元の視線のなかで流れていくものであれば何でも現象である。別に知覚や空想の与件に限られるわけではない。社会制度と関係があるかもしれないし、医療器械の布置と作動かもしれない。あるいは歴史性や宗教意識のようなものかもしれない。流れるものはそのつど異なるので、あらかじめ決まった定義を与えることは難しい。

先ほどまで構造あるいはローカルな制度と呼んでいたものは、複数の〈流れ〉のあいだの絡み合い方、布置のことである。現象学的質的研究は、複数の流れの運動と絡み合いを記述し、そのつどの事例についてその全体像を明らかにしようとするものである。

ここで説明しているさまざまな技法もすべて〈流れ〉に乗るためのものである。ミニマムなノイズをつかまえることで大局的な流れに乗ること、これが私にとっての現象学のイメージである。現象学者は本質的に人間の些細な日常にこだわるミニマリストであるが、ミニマリズムに徹したときに大きな流れもまた見通されるのである。

一つ補足すると、この大きな〈流れ〉が、語りの全体的な構成を決定する。そしてこの〈流れ〉は、語りごとに異なる。しかも〈流れ〉は語りの順番とは必ずしも一致しない。それゆえに本書もそれぞれの章がそれぞれまったく異なる構成を持つことになる。

たとえば第1・2章のFさんの語りは、途中まで省略せずに初めから分析することで流れが際立つが、第7・8章のGさんの語りの場合は、逆に細分化して再構成することで初めて流れが見えてくるということは論文の構成も、書いてみないとわからないということでもある。

3-6　哲学史の使い方

本書は広い範囲の読者に読んでいただきたいと願っていることもあり、哲学史の議論はできるだけ巻末の注に落とした。

ところでこの注での古典の引用は、哲学史のなかに看護師の行為の先行例を見つけ出すためのものではない。むしろ看護師の実践が、場合によっては既存の議論を超える豊かさを持っていることを示すためのものである。哲学史上の概念と照らすことで、それぞれの行為の特色が際立ってくるのである。同時に、インタビューのデータは常に古典の新たな読み直しを要請する。いずれにしても、具体的な事象から構造と意味をすくい出す作業、それこそが哲学の仕事であるだろう。

4 現象学的還元と質的研究

4-1 フッサールと反省

最後に、現象学的な還元というフッサールの方法論との関係で、研究者の位置・機能・作業について確認したい。

フッサールは、自分の体験を反省するなかで現象学的還元を行った。[★7] 意識の外に実在する対象を正しく知るということが、いかにして可能になるのか。正しい認識が成立するためには、外部の対象にいたる手前において、真理の可能性（＝明証性）が成立する仕組みを捉える必要がある。意識における明証性を調べるために、実在する対象は意識への現れ・現出 Erscheinung へと還元される。これがフッサールの立てた方針である。この方針に導かれて生まれた現象学的還元という方法はしかし、フッサールの認識論的な目的を超える効力を持った。[★8]

「コップが目の前にある」という知覚を意識への現れ方へと還元するとき、元々の「私の経験である」という個別性と、「目の前にコップがある」という実在性はかっこに入れられ、非人称的にさまざまに移ろいゆく現象の流れになる。このとき、なにがしかの現象が意識に去来しているという事実自体は、コップが幻覚の産物であっても疑いえない真理であり明証である。このような現れとその背後の地平が生じる場として、超越論的主観性がある。[★9]

このプロセスが反省を用いているために、たしかにフッサールにおいては反省が重要な役割を果たしているが、反省そのものが真理（明証性）を保証するわけではない。現れがはらんでいる明証性こそが真理を保証するのだ。（現れ自体が普遍的法則性を持つがゆえに）実在をかっこに入れる作業が、現れの明滅とその背景をなす地平の普遍的構造を獲得することを可能にしているのだ。★10

4-2　インタビューの経験的水準

質的研究において現象学を用いる場合、還元は、反省とは別の仕方をとる。というのは一人の人間の反省においてではなく、語り手と聞き手という二人の共同で、しかもインタビューと分析のあいだの時間差を伴って還元が起こるからである。

出発点はインタビューや参与観察のデータである。インタビュー協力者の語りは体験談であり、対象が実在することへの信念を持つ、個別的かつ経験的な水準のものである。語りにおいては経験的に世界が構成される。そこに立ち会う聞き手も、インタビューの瞬間には語りに感情移入し、可能な限り集中して話の筋を追う。このときはインタビュアー自身も、人格の個別性と実在性にコミットしているから経験的で自然的な水準に立つ。

4-3　インタビュー分析の超越論的水準

ところが、こうして得られたインタビューデータを分析する際には事情が変化する。インタビュアーが今度は分析者に変身する。このとき経験的な水準から、いわば超越論的な水準へと移行する。つまり分析において（あとから）追体験されるとき、語りは実在性を剥奪されて現象の運動において眺められることになる。分析者による追体験のなかで、看護師の語りは超越論的な経験構造を示すものになる。つまり超越論的な世界構成となる。現象学における「超越論的」とはある現象が〈流れ〉として生起するときの、その生起を支える背景の諸構造の水準のことである。

超越論的主観性とは現象の移ろいが去来する場である。

インタビュー分析における超越論的な主観性とは、看護師の語りと分析者の視線が浸透し合った状態のデータのことである（この浸透ゆえに、分析は奇妙な仕方で対人関係的すなわち間主観的である）。分析されつつある語りは、具体的に体験されたものでありながら、同時に分析者の視点によってフィルターがかけられたものである。その意味で、分析された経験は、語り手個人のものでも分析者のものでもない。語り手の「眼」に映ったものと、分析者の「眼」に映ったものとが合体したものなのだ。質的研究に応用された現象学の場合、超越論的な還元の〈場〉は語り手にも分析者にも属さない匿名のものになる。

もともとは個別的な経験なのだが、構造として捉えられたデータは、可能性としては他の人とも共有しうるような普遍性を手にすることになる。その点は反省による還元と同じである。

特にポイントになるのは、分析者がデータを読むときに、経験的な実在がかっこに入れられる瞬間があるということである（常にではない）。このとき特に、語る人の人格がかっこに入れられ、さまざまな水準の多様な現象の運動が露わになる。個人の経験や行動だけでなく、手足や器械などさまざまな部分的な運動、あるいは医療制度や宗教観など個人を超えた大局的な運動が、〈現象〉として浮かび上がってくる。

聞き手は通俗的な意味で感情移入するのであるが、分析者としてデータに向かうときには感情を動かすことなく、そしてそもそも語り手の人格を問題にしないかもしれない。いわばデータを非人格化して、ミクロからマクロまでさまざまな水準の各要素の運動へと還元するのである。

語りの逐語録は初め一つの物語にすぎないのだが、何度も読み返していくうちに分解されていく。モチーフ、シグナル、ノイズは、初めは意味のわからない謎としてキャッチされるのであるが、これが糸口となる。

4-4 「ビデオカメラ」による追体験——分析と超越論的還元

インタビューやフィールドワークで得られたデータのなかに、「ビデオカメラ」[★11]のようになった分析者の視線が入り込む作業が、ディルタイが言うところの「追体験」(三村 2012)である。ただしここでのビデオという比喩は視覚映像だけを捉えるのではなく、語りを通して感じられる、ありとあらゆる〈動き〉をキャッチするセンサーを意味する。

分析における追体験は感情移入ではない。[★12] 追体験は、研究対象となる体験への〈自分の感情を動かさない憑依〉である。「ビデオカメラ」という比喩の冷たさはこの距離感を表現している(フッサールやフィンクは「無関心な傍観者」と呼んだ。あるいは実在や個別性の「エポケー」ともいえる)。

それゆえたとえ解像度を上げて細かいディテールが見えるようになったとしても、べったり感情移入するわけではない。感情を追体験するときであっても、感情の運動とその構造をつかまえるのであり、一緒に泣いたり感動したりするわけではない。

そもそも分析の際には、自分の感情が動かなくなるまで何度もデータを読み返す。感情が動くうちはまだ分析の段階に入っていない。協力者の人格と一体化して感情移入することが求められているわけではない。追体験が反復されるなかで、感情移入（実在の定立）はしだいに薄められて現象は中立化・非人称化していく。データの背後でうごめくさまざまなモチーフ（体の動かし方、器具の配置、複数の看護師間の配置、患者の表情、語り手の言い淀み、言い間違い、沈黙、方言の使用、身体感覚や情動など）の運動を運動として感じ取ることがビデオカメラの役割である。

語りの内容がカメラによる追体験のなかで非人称化する経過は、カメラ自身の非人称性と対応している。現象学者の視線は、現象学者の個人的な体験ではない。カメラのように冷たい人称を持たない作用なのである。その意味で、成功した現象学においては、現象学者の個性のようなものは消えていくのではないかと思われる。誰のものでもない作品になっていくのだ。ノイズは看護師の背後の非人称的水準を示し、ビデオカメラは現象学者を非人称化する。しかし二つの非人称性が語りの個別性を壊すことはない。

4-5　反復再生

データは数か月にわたって、時間をおいて何度も何度も読み返さないといけない。読み返さないとモチーフ、シグナル、ノイズを感じ取れないからである。大事なモチーフはしばしば隠れていて目立ちにくい。そしてこのモチーフが浮かび上がるためには、時間が必要である。モチーフの結晶化固有の時間がある。

本当に大事なモチーフは、語り手が意識的に語ろうとしている内容では必ずしもない。語り手が自覚はしていないモチーフは、たとえばインタビューのなかで繰り返されると特異点として際立ってくるので、このようなモチーフをつかまえるために、ビデオカメラの再生は何度も、そして日をおいて行われるのである。

反復することで語り手の感情や、表面的な意図を削ぎ落とし（エポケーし）、モチーフの運動が露出する。反復再生は、初めは語られたシナリオという固定した姿を見せていたデータを揺り動かし、活性化し、その背後でうごめく現象の運動を回復する。

このようにして際立ったモチーフに注目して、さらにもう一回読み直すと、しだいに分節がはっきりしてくる。データを繰り返し再生することで、モチーフの運動と連関が浮かび上がってくるのだ。反復こそが出来事の出来事性、動性、一回性を浮かび上がらせる。集中して行われる反復がエポケーの手続きそのものになる。可能な限りゆっくり、そして何度も読む作業が、逆説的ながら〈流れ〉を取り出すために必要なのである。分析のプロセスそのものにも固有の時間性があるのだ。

注

第1章

★1 (→p.015)
ラカンにおける一九五〇年代の大他者の欲望の議論と、『幻想の論理』を中心とした後期の享楽のなかでの主体化の議論を参照（Lacan, Séminaire XIV）。彼は、享楽との関係のなかで自分の欲望を見出し、行為を組み立てるプロセスを精神分析治療の方向性として考えていた。ブルース・フィンクによると、与えられた現実を自分で選び取った運命として背負っていくことだという（Fink 1995: 邦訳九六–一〇二頁）。

★2 (→p.018)
精神分析であれば同一化、それも父性的な同一化であると考えるであろう。Fさんの母親は社会規範と行動を律する父性的な存在として描かれ続ける。他方で父親自身はほとんど語りのなかに登場しない。母親の指示を受けて電話したり運転したりする存在として三回登場するのみだ。いずれにしても、母親に対する同一化は、全体を貫くテーマである。

★3 (→p.023)
この音声のことをラカンならシニフィアンと呼ぶであろう。意味を持たない現実を指し示す、意味を持たない記号であり、これが連鎖する。

★4 (→p.024)
小川歩人さんによる指摘。

★5 (→p.036)
F　ふふふ。思うんですけどね。いや、どうなんやろなぁ。そういう意味で、すごい楽しかったんですね。そういうのは自分勝手なあれなのかもしれないですけど。感情とかほとんどだから、なんか、感情労働っていうのがよくわからないんです。どういうふうに感情、みんなは使ってるんだろうって思ってしまうんです。いや、なんか、その苦しみに共感するとかですかね。〔…〕感情って、わからないですね。でも、たしかに疲れるんかもしれないです。そういうふうに。ただ、でも、亡くなって、ものすごい悲しい思いをしたことはあんまりないんです。今まで。【54】

★6
(→p.037)
二度目のトラウマの暴露によってトラウマがトラウマとしての意味を初めて持つようになるというのは、フランスの精神分析家であるジャン・ラプランシュが唱えた「二重トラウマ仮説」に適合したものである(Laplanche 1970:70-71)。ラプランシュによると、トラウマは必ず二回のトラウマとして生じる。自覚されることのなかった幼児期の一回目のトラウマが潜在的な脆弱性を作るというのである。自然災害に由来するトラウマも、幼児期のトラウマが作った脆弱性があるがゆえに破壊的に作用するというのである(Laplanche 2006:89)。

★7
(→p.043)
ウィニコットは、クライアント自身が外傷などの問題に気づいて、自分で変化していくヒントを見つけていくプロセスを重視した。それゆえ後期の彼の臨床では、解釈の投与は可能な限り差し控えられ、できるだけクライアントが自分で答えを見出すのを待つように心がけている(たとえばWinnicott 1971:56-64の事例)。

インタビューの後半でFさんは次のように語った。

F 「受け入れなきゃいけない」みたいなのを強いるようなのは、なんかケアじゃないなって思っていて。それはたぶん、受け入れられる過程の人を分析したときに、受け入れるっていう段階が見つかるっていうだけだと思うんですけど。受け入れられてないってわかったときに、受け入れられるまで待つっていうんだったら、納得できるんですけど。受け入れなきゃいけないっていうのを、人に強いる状態っていうのはよくないって私は思うんです。それは、たぶん受け入れたら、あの、全然ケアが変わってくるんですよ。その人の行動も変わるんですけど。それはすごくよくわかるんですけど。そうなるまでは…なんていうか…今、そうなるためのケアっていうのはないんで…ない…なくて。その人が受けれないといけないみたいな感じに、たぶんなってるんだと思う。

M　じゃ、受け入れられてないときって、何が……どうするのが大事ですか。

F　それは私もわかんないです。ふっふっ。わかんないですけど、私は待つ、待つ、待ちます。ふっふふふ。待って、なんていうか寄り添う…じゃない…寄り添うとかもなんか。なんかどうなんだろうなって思う。ふふふ。寄り添うとか。あははは。かゆいですよね。ふふ。なんていうかわからないんですね。寄り添うとかあんまり好きじゃなくて。そばにいたらいいんじゃないかなって思うんです。ふふ。【59】

★8 (→p.045)

インタビューの終わり近くで、この場面をこのように振り返っている。

F　孤独感っていうんですかね。結局わかってへんやん、みたいなとか。なんか、あの、その、受け入れられないことを理解されてないんですよね。要するに、強いるってことは。なんか、受け入れられないことをわかってほしいっていうか。なんで受け入れられたんかな、私。どんつきまで、私は落ちたんです。なんかもう、どんつきで全部落ちてしまって。ああ、これがどんつきだなっていうのがわかったんですね。自分のなかで。なんていうか落ち込みすぎて。で、ああ、しんどって思って。ちょっと違った生き方にしてみるかって思ったんです、二〇年後に。ふふ。それで向き合う……。いろいろ人に隠したりとかしてるうちに、なんていうか、言えないことが多くなるので、そういうのですごく人間関係でしんどくなるというか。ああ、そうですね。【60】

第2章

★1 (→p.054)

身体感覚と気分と空間構成の関係については、精神病理学者ビンスワンガーによる空間論が参考になる（"Das Raumproblem in der Psychopathologie", 1932 in (Binswanger 1994)）。

★2 (→p.055)

貨幣こそが暴力的であるという議論がときどき見られる。今村仁司の一連の議論などもその典型例であろう。

これにFさんは対立する。ここではむしろフロイトが精神分析治療を成立させるための基本条件として、対価の支払いを非常に重視していたことを思い出せる。

★3 (→p.062)

フッサールは、「もしも私が他者の立場に立ったならば」という地点から、他者身体の構成を議論することがある（決して感情は問題ではないのに、彼は「感情移入」という誤解を招く用語を使い続ける）。「私は他者を〔…〕もし私がそこに行きそこにいたならば、私がそれ自身を同等にもつであろうような、そうした現出の仕方をもったものとして捉えている」(Husserl, Hua I: 邦訳 二一〇頁)。Fさんの「地続き」の看護はこのフッサールの議論と親和性を示している。

他者との関係はさまざまな仕組みをとりうるし、フッサールに限っても複数の記述の仕方があるが、その一つが他者の視点から他者の経験が構成されうるというやり方である。ただしフッサールの場合は、他者の視点では世界がどのように知覚されるのかという認識の問題がもっぱら扱われたように思える。しかしFさんの場合は認識だけでなく、他者による行為の可能性と、そこに自分が援助者として関わっていく可能性もまた大きな問題になる（つまりフッサールの議論を、行為の問題に拡張することができる）。

★4 (→p.064)

インタビューの末尾の一節から引用する。

M 在宅看護は……在宅ってすごく、そういう魅力的な？

F 魅力的ですね。

M ほお。どのあたり？

F なんでしょうね。生活が見えるからですかね。なんていうか、その人のなんですかね。家、私好きなんです。人の家見るのも。ふふふ。変ですけど。家って、暮らしが出ると思うんです。【53】

★5 (→p.073)

「顧慮的な気遣いは、その積極的な様態に関して、二つの極端な可能性をもっている。顧慮的な気遣いは特定の他者から「気遣い」をいわば奪取して、その他者に代わって配慮的な気遣い〔道具の使用〕のうちに身を置き、その他者のために尽力することがある。こうした顧慮的な気遣いは、配慮的に気遣われるべき当のことをその他者に代わって引き受けるのである。その他者はそのさいおのれの場面から追い出され、身を退くことによって、その結果、配慮的に気遣われたものを、意のままになるように仕上げられたものとして後で受け取ることになるか、ないしは配慮的に気遣われたものからまったくまぬがれてしまう。そうした顧慮的な気遣いにおいてはその他者は、依存的で支配をうける人になることがありうる。〔…〕これに対して、特定の他者のために尽力するというよりは、その他者が実存的に存在しうるというあり方の点でその他者に手本を示すような、そうした顧慮的な気遣いの可能性が成り立つのだが、これは、その他者から「気遣い」を奪取してやるためではなく、その他者に「気遣い」を気遣いとしてまず本来的に返してやるためなのである。〔…〕そしてそのような顧慮的な気遣いは〔…〕〔他者を〕おのれの気遣いに向かって自由になるようにさせるのである」(Heidegger 1927:122: 邦訳三一四–三一五頁)

★6 (→p.077)

「目に焼き付ける」という表現について、しばらくあとで詳しく説明していただいた。

M 一番印象に残ったのは、その方のケアのときに何も言わなかった。その、同意書に書くとき。それはそう、何も言っちゃいけないとも……

F いや。言ってもよかったと思いますけど。なんか、なんていうんですかね。言わないほうが一番、なんていうか、ふっ、かっこいいかなって思って。かっこいいってなんか変ですけど。なんでしょうね。目に焼き付けたかったんですね。たぶん、私自身が。

M うーん、それも。目に焼き……なんでというか。

F なんか、なんですかね。その人がいろんな…なんていうんですか…それこそ彼女ですとか、仕事ですとか。もし二〇年生きてたら……。いろんな、たぶんもう脂が乗りきって、次の研究、次の次の研究みたいなんまで、きっと展望がいっぱいあったはずなのに。しかも海外行ったりとか。そういうようなこともきっとあったでしょうけど。そういうものも全部振り切って…なんていうか…まあいつもと違う表情で、一心不乱に書こうとしてて。で、そんな、「あーっ」とかって言うような方じゃないんですよ。全然すごく穏やかで。そんだけなんていうか、悔しい思いとかしないのかなって思うぐらい穏やかな方で。人に優しくて。きっと私だったら、なんていうか八つ当たりしたり、健康な人間がぶらぶら能天気にまた来たわ、みたいなふうに思うかもしれないんですけど、そういうんじゃなくて。なんかすごい穏やかで、人に優しい方だったんですよ。そんな人が一生懸命、一心不乱に、「あーっ」て言いながら。そんなん何回も言わないんですけど。自分の動かなくなる手とこう、一生懸命闘ってるっていう。それを見せてくれてるとも思いませんでしたけど。

でも、なんかこの、これにかかるぐらいまでになったの……訪問看護の時間って決まっているんで、それが来るってわかっててそれを始めたのか、それとも始めたけど、全然終わらなくって、私が来たころに終わらせて、「ここだから」って言うはずだったのが終わらなかったのか。そのへんも全然わかんないんですけど。なんかきっと、そこにはなんか意味があんのかなあって思ったり。なんか、そういうのをたぶん受け取ったんかなって思うんですね。で、なんか、あの、うーん。目に焼き付けるしか私にはできないですけど。なんかそうやって目に焼き付けて、こうやって、あの、ここの場でも言えるわけじゃないですか。そうやって人に伝えていけるっていうのが、なんかこうyさんが生きているっていうか、なんか……っていうのもあるかなと思います。そこでなんていうか、もし感情的になったり、そういうので、その人のなんていうか、思いをつぶしたくないっていうか。【45】

★7 （→p.088）

インタビュー終盤で、この場面を振り返った箇所を引用する。

F あの、で、在宅行って。それこそ…そのなんですか…梅見に行った人と一緒にやりながら、一緒に梅見行きながら、一年ぐらいたったときだと思うんですけど。そのときに、ああ、なんか自分、電車一緒乗っても…前のそのなんていうか…うどん屋さんで〔妹のことをじろじろ〕見られた感覚と違うって。【61】

★8 （→p.102）

やはり後期のラカンが享楽を引き受けることを主体の定義に置き、精神分析治療の目標としたことが思い出される。

第3章

★1 （→p.117）

フーコーは近代の監獄や病院、学校が、効率的な監視のシステムを開発したことに注意を向ける。残酷な刑罰を与えて犯罪者を見せ者にするのではなく、監禁し監視することで従順な主体へと犯罪者を作り変えるのである。『監獄の誕生』を参照する。

「ベンサムの考えついた〈一望監視施設《パノプティコン》〉は、こうした組合せの建築学的な形象である。その原理はよく知られるとおりであって、周囲には円環状の建物、中心に塔を配して、塔には円周状にそれを取巻く建物の内側に面して大きい窓がいくつもつけられる。周囲の建物は独房に区分けされ、そのひとつひとつが建物の奥行をそっくり占める。独房には窓が二つ、塔の窓に対応する位置に、内側へむかって一つあり、外側に面するもう一つの窓から光が独房を貫くようにさしこむ。それゆえ、中央の塔のなかに監視人を一名配置して、各独房内には狂人なり病者なり受刑者なり労働者なり生徒なりをひとりずつ閉じ込めるだけで充分である。〔…〕そこではそれぞれの役者〔受刑者〕はただひとりであり、完全に個人化され、絶えず可視的である」（Foucault 1975: 邦訳二〇二頁）。

もちろんパノプティコンと透析室の構造は完全には同じではない。まず透析室では視線が双方向であり監視する看護師も見える。監獄のように監視人が不在のままでも機能するということはない。ただ視線の双方向性は、他方で患者自身が「公衆」として「民主的に」「看守」を監視するという機能を意味するのであれば、再びパノプティコンに近づく（Foucault 1975: 邦訳二〇八-二〇九頁）。そしてあとで見るような透析室での看護師と患者とのあいだの親密な一対一関係は監獄では排除される。

ともかく、この二つの大きな違いはあるにせよ、監獄も透析室も帰結は似る。すなわち、規範が内在化されて自己規律にいたるのである。フーコーは社会規範の周縁部でバッファーとして働く非行少年に注目したのだが、現代においては慢性病の患者もまた社会の（福祉制度の）周縁で、同じように管理を必要とされつつそこから逃れるような、制度の「遊び」なのかもしれない。なお、ここでのフーコーの理解は檜垣に負っている

（檜垣 2010:92–109）。

★2　（→p.118）

檜垣立哉がパノプティコンをハイデガーのゲシュテルへと結びつけている（檜垣 2012:269–289）。ゲシュテルとは現代社会においては技術のあり方が変質し、自然そのものを開示しつつ世界を作り上げるのではなく、自然をエネルギーへと変換して貯蔵し消費するとともに、技術を用いる主体であるはずの人間を技術の連関のなかの歯車の一つに還元してしまうという状態である。

★3　（→p.118）

ゲシュテルとして透析治療を観察したときに際立ってくる特徴は、ゲシュテルにおいて駆り立てられ貯蔵され使用されるエネルギー資源としての自然が、大地ではなく患者の身体そのものである点だ。この点はハイデガーが想定していなかったと思われる事態である。ここでは身体と器械の境目があやふやになる。ハイデガーの想定をさらに超えて、人間がゲシュテルに取り込まれていく。

★4　（→p.120）

もちろんDさん自身が他の人から見られる存在でもあるので、視線はさらに重層化されるのであるが、Dさんの語りでは際立っていない。ただ本章を口頭発表した際に、西村ユミさんから、相手から見られる視線は、相手を「自分の鏡として」見る視線を伴っているとの指摘を受けた。

★5　（→p.125）

山森裕毅さんの指摘による。山森さんには、本章全体でアドバイスをいただいている。

★6　（→p.127）

この点もフーコーが、規律権力が時間を拘束することを本質としていると論じたことと、ある種の並行性を持つ（「それゆえ自由の喪失は、万人に同じ価値をもつわけで、罰金よりもすぐれる「平等主義的な」懲罰である」（Foucault 1975: 邦訳二三二頁）。

第2章の★5参照（三六八頁）。

★7（→p.128）規律権力は個体が自らの身体動作において何らかの規範に率先して従ってしまうという仕方で働く、近代特有の権力の働き方である。「つまり可視性の領域を押しつけられ、その事態を承知する者は、みずから権力による強制に責任をもち、自発的にその強制を自分自身へ働かせる。しかもそこでは自分が同時に二役を演じる権力的関係を自分［の身体］に組込んで、自分がみずからの服従強制の本源になる」（Foulcaut 1975: 邦訳二〇四–二〇五頁）。

★8（→p.131）ハイデガーの想定外とはいえゲシュテル（★2参照）の一事例であろう。ゲシュテルのなかであらためて「自然とは何か」という問いが立てられているのである。

★9（→p.135）川﨑唯史さんの指摘による。

★10（→p.136）廣瀬浩司は、そもそもパノプティコンで問題になる可視性（見えるということ）は、主体を強制する規範の働きだけでなく、主体の側の自由の可能性も含むと指摘している（廣瀬 2011:35）。その意味では、ここでの議論もフーコーの射程の範囲内かもしれない。

★11（→p.142）あまりに典型的にエディプス的な状況なので、精神分析に言及する。患者は看護師（という母性的な大他者）が医療的な規範（父性）を欲望していると幻想する。そして看護師（母）に愛されるべく積極的に「期待に応えな」と、看護師の欲望の対象である規範（父）に従うのである。そしてこのような従属は「看護師さんのために」と意識される。自ら現実を引き受けて生活のための自らの欲望の上に主体を作ることを回避し、（幻想であるから）決して満たされることのない看護師との幻想的関係のなかで倒錯した欲望の充足を得る。看護師は大他者であるが、幻想でしかない偽の大他者だ。つまり「看護師さんのために」と言ったときに他者として想定されているのは、世界内のリアルな共同体ではなく患者の幻想のなかの大他者である（厳密にはラカンにおける大他者とは主体が属する共同体の言語使用の総体のことである。そのため主体が住み着くリアルな社会生活と対応する）。この部分は二回目で大きく変化する。二回目では幻想から脱却した社会関係のなかでの行為主体の形成が問題となる。

★12 （→p.149）
山森裕毅さんは、この規範から欲望への移行を、「見える」から「聞いて」への移行、視覚から聴覚への移行と連動していると指摘してくれた。

第4章

★1 （→p.161）
D ちょっと話に入って、後輩が、〔課題となっている看護を〕達成できるように支援しますけど。また、出るとか。なんかそんな感じで、わりと自由にやってましたけどね。
M あ、でもやっぱり一人。
D ですかね。でもね、自分が休みとかでね、このことは絶対ちゃんと調整しといてとかあるでしょ、私が休みの日に。そういうのはちゃんとチームでやったり、あとチームのカンファレンスも一応あるし。でもやっぱり個なんですかね、もしかしたら。
M そのつどそのつど看護行為は一人の方がされる。
D そうですね、話はやっぱり一対一が多いですよね、患者と。ケアっていっても…なんていうんですかね…針を抜くとか針を刺すとか、留めるとか、薬を入れるとか、そんなんしかないから。病棟みたいに体拭くとか、トイレの介助とかもおしっこでないから（笑）、ないんですよ。いわゆるその身体の清潔を保つみたいな…あるでしょいろいろ…ああいうのないんです。［16］

★2（→p.177）

アリストテレス『ニコマコス倫理学』第六巻第五章（上巻二二四頁）

★3（→p.182）

脳性まひを持つ車椅子ユーザーである熊谷晋一郎も、多くの依存先を作り出すことこそが自立の方法だと述べている。http://www.tokyo-jinken.or.jp/jyoho/56/jyoho56_interview.htm（二〇一二年二月六日参照）

★4（→p.185）

『セミネール』第一・二巻の時期における、ラカンによるエディプス・コンプレックスの解釈を念頭に置いている。

第5章

★1（→p.188）

専門看護師は、専門の教育課程（多くは修士課程）を経て日本看護協会が認定する資格。

★2（→p.188）

以下では番号のみの引用が一回目のインタビューからの引用であり、［二回目A13］というように書かれているのは二回目のインタビューである。二回目は中断のために録音が二つに分かれたのでA、Bと番号が付いている。

★3（→p.189）

C　まあいわゆる告知の場面から、がん看護っていうのはスタートするんですけれども、患者さんが「がん」って聞いたときに、すごくなんかショックを受けられるんですよ。私自身は、「なんでかな」と思って患者さんにいろいろお話を聞いてると、やっぱりがんっていったら、いくら早期で見つかったとしても、「死っていうのを連想させるんだ」っていうのをよくよく聞くんですね。［1］

★4　(→p.189)
がんは、存在の否定や信の差し控えとも異なるある特殊なあり方で定立されている。フッサールは可能的、蓋然的、問題的、そしてそれらの否定といったさまざまな定立の変様を問題にしたが、「信じられない」はその亜種であろう（Husserl, Ideen I, § 103-106）。否認される現実は、ある独特の存在様態を持つのである。

★5　(→p.191)
フロイトを思い出すと、子どもが女児のペニスの不在を知覚的には定立しつつ、（去勢を恐れるあまりに）否認Verleugnungする働きと近い。フロイトにおける否認とは、少年も少女も、少女におけるペニスの欠如を「否認」し、ペニスがあるかのように振る舞うという〈知覚の否定〉のことである（「解剖学的な性差の心的帰結」、ちくま学芸文庫版『エロス論』所収）。つまり去勢によって導入されるであろう法（父に代表される）を拒否することで、社会的な象徴構造に参入することを拒否するのである。

本論で問題になっているのも、直接的な知覚の否定ではないが、ある種並行的な運動である。というのは後で見るように、ともに「現実を引き受けて新たな行為を作る」ことを回避する運動だからである。

★6　(→p.196)
子どもの感情表出に対して母親が追体験しながら応答することで、子どもが自分の表現に対して存在感を見出し、自己感を獲得する仕組みを、ウィニコットは照らし返しreflecting backと呼んだ。構造上はおそらくここでも同じことが起きている。

耐えがたい現実による触発、触発を患者自身が言語表出すること、Cさんが患者の語りを追体験しつつ、これを患者へと照らし返すことで、患者の語りに実在感を与えること、というプロセスは、恐ろしい現実に対抗する支えを作ることになる。死の切迫のなかでは、自己を支える対人関係の構造が脆弱になる。Cさんは、壊れかけた患者の支えの構造を作り直しているのだと思われる。

照らし返しの基本は次のような出来事である。「赤ちゃんは母親の顔を見つめているlook atときに何を見てseeいるのであろうか。たいていは、赤ちゃんは自分自身を見ていると思われる。言い換えると、母親は赤ちゃんを見つめ、そして彼女が見つめている様子は、彼女がそこに見ているもの［すなわち赤ちゃん］と関連しているのである」(Winnicott 1971:112)。

★7 (→p.197)

過去の経験を基盤として、未来の行為を先取りするプロセスは、ハイデガーが了解の時間構造と呼んだものだ。『存在と時間』第三一節などを参照。

★8 (→p.198)

ハイデガーは現存在は人間ではないと強調するが、ここではあえて無視する。初期ハイデガーの講義録を読む限り、現存在の事実性が生存の問題と関わることは重要なポイントなので、本書のように、生存の問題から読むことは不当ではないと思われる。

★9 (→p.198)

「現存在が〔適切な道具へと〕おのれを指示するという様態においてそのうちでおのれを先行的に了解している場、これが、存在者を先行的に出会わせる基盤なのである。〔適切な道具へと〕おのれを指示しつつ了解することがそのうちでおこなわれる場が、存在者を適所性という存在様式において出会わせる基盤なのだが、そうした場が世界という現象なのである」(Heidegger 1993:86: 邦訳(I)二二二頁)。

★10 (→p.198)

「〔適所性のネットワークの終着点にある用途性が持つ〕「目的性」はつねに現存在の存在に関係し、この現存在には、おのれの存在において、本質上、この存在自身を目的としてそれへとかかわりゆくことが問題なのである。暗示された連関は、適所性の構造から、本来的で唯一の目的であるものとしての現存在自身の存在へといたる〔…〕」(Heidegger 1993:84: 邦訳(I)二一七頁)。

世界のことを彼は適所全体性と呼ぶのだが、適所性とは、道具がその使い道にとって適切な場所にあることである。さらにペンとノートというように道具がつながってネットワークを形成することで適所全体性となるのだ。さらに、道具の使用すなわち配慮 Besorge を介して他の人へとかかわる働きかけが顧慮 Fürsorge であり、ハイデガーは配慮と顧慮を合わせて気遣い(Sorge「ケア」)と呼んだ。

★11 （→p.199）
松本さんが提案したサーフィンの比喩は、ドゥルーズが『差異と反復』で提示した水泳の習得の例を思い出させる（山森 2013:170-178）。彼もまた波に乗って泳ぎを習得するプロセスを論じた。

★12 （→p.201）
片山康予さんの指摘に負う。

★13 （→p.202）
熊谷晋一郎さんの指摘による。身体を道具の一例として議論した試みに、サルトルの『存在と無』がある（Sartre 1943:410-411）。サルトルは、とりわけ他者の身体が、道具を使っている動作と一体のものとして、状況のなかに与えられるということを強調した。

★14 （→p.203）
「世界の内部で道具的に存在していたり事物的に存在していたりするものは、何ひとつとして、不安がそれに対して不安がるものの機能を果たしはしないのである。〔不安においては〕道具的存在者や事物的存在者の世界内部的に暴露された適所全体性は、そのものとしてはそもそも重要性をもたないのである。そうした適所全体性は、それ自身において崩壊する。世界は完全な無意義性という性格をもつのである」（Heidegger 1993:186: 邦訳（Ⅱ）一三六頁）

★15 （→p.203）
日常的には隠されている人間の持つ限界の可能性が開示され、人間の可能性の全体が照射されるので、死への存在が本来性であるとハイデガーは考えた（Heidegger 1993:233）。

★16 （→p.203）
ただし、ここではハイデガーが取り上げたような日常性から本来性への移行でも、単なる日常性の発生でもなく、日常性の無効（死への直面）から出発して、日常性を組み立て直すという転倒した日常性の再構築が生じている。

★17（→p.210）
終末期のホスピスへの転院でも、行為を組み立てることができないということが問題になる。
C　一般病棟のなかで、はい、できるだけ、緩和を専門にする病院に転院していただくように、っていうことをご本人さんにも早くからお話しして、ご家族にもお話ししてっていうことはしてるんですけども、ですが、なかなか早い段階だと患者さんが考えない、考えたくない、そうですよね。〔10〕

★18（→p.213）
メルロ＝ポンティの『シーニュ』のなかの「間接的言語と沈黙の声」から引用する。「スタイルが他の人々にとっての偏愛の対象になり、芸術家自身にとっても〔…〕そうなる以前に、このスタイルが芸術家の経験の表面に芽生えるあの実り多い瞬間が存在していなければならなかった。その時に、作動的で潜勢的なある意味が、この意味を解放しそれを他の人々が近づきうるものにすると同時に芸術家にとって自由に扱いうるものとするような、紋章〔＝スタイル〕を見出したわけだ」(Merleau-Ponty, 1960: 邦訳八〇頁、一部改訳)

★19（→p.215）
ピエール・モンテベロさんの示唆による。

第6章

★1（→p.219）
C　でも、なんかこれがちょっと死を意識するような患者さんだと、患者さんその人が、もう自分と他者を切り離してしまうっていうか。勝手に、はい。そんなこと実際はないのに、自分はもうみんなとは違うからみたいな感じで、勝手に世界を切り離してしまうんですよね。それで、あのー、そんなことないっていうことを、あえてこう、大げさにやっていくっていうところで…うーん…意識していますね。なんか…うーん…なんか、患者さんが一人っきりで走ろうとするところを、もうあえて、だから、あなたは一人じゃないからっていうので、もう。

M　一緒に走っちゃう、ははは。

C　そう、ガシッとこう、ふふふふ。はい。［二回目A6］

★2 （→p.222）

C　私は大学院行く前も看護師だったんですけれども、たしかにその、日々当たり前にやらなきゃいけないことっていうのがあって。それプラス患者さんがおっきなシグナルを出したときにそれをキャッチして、追加でやっていくっていうような状況だったんですけど。ほんとに、ささやかなささやかな、患者さん自身もまだ気づいてないかもしれないようなシグナルをキャッチして、それをどうケアに結び付けていくかっていうところは、ほんとに**意図的にやらないとできない**んですよね。

で、それはできないって言い切れるのは、ここの病棟の看護師さんたちを見てて、それを思うんです。やっぱり意図的じゃないと気づけないんだっていうところから。まず患者さんのちっちゃいシグナル〔は〕、全然気づけないんだみんなっていう。はい、そうですね、なんかそういう自分とここの病棟のナースとの比較から、やっぱりちょっと、気づける気づけないっていうところもあるし。まあ、気づいて〔も〕、どうケアしていくかは……。日々の業務とか、おっきなシグナルだけにとらわれてると、絶対ちっちゃいところに、手が回っていかないんですよね。なので、あえてやっぱりそこに意識して向かわないと、ケアにはつながっていかないんですよ。だから意図的に。［二回目A7］

★3 （→p.222）

C　再発前、がんって診断された時期以降っていうのは…うーん…やっぱりシグナルおっきいですね。どっちかといったら、がんっていう新しい病名に出くわしたとか、これから新しい治療が始まるとか、治療によって新しい生活が始まるとか、新しいことの出会いのなかで、その…不安、その…仕事のこともどうなるのかなっていう、その不安がどっちかっていうと出てるなっていうような。だから生活を新たに立て直すっていうところで、シグナル出してるような気はしますね。

でも、こっちの、再発後の死に向かうほうっていうのは、ほんとに死に向かう過程のなかのシグナルだったりするものですから、**自分でもほんとは気づきたくない**のかもしれないんで、それでちっちゃいのかもしれないですね。

わかんないんですけど。はい。［二回目B7］
★4 （→p.222）
C 身体症状はそういうふうに予測をつけてるんですけれど、えっと、気持ちの面での予測っていうのができるんです。患者さんがこういうふうな衰弱に…たとえばペットボトルにしてもそうなんですけど…衰弱を感じ取ったときに、どういうふうな体験をするかっていうところとか、そのあたりのこともだいたい予測がつけられるんです。なので、「ペットボトルが」って言われた患者さんに関しては、見た目も衰弱してますけども、ペットボトルの重さを感じ取ってしまった、その患者さんの気持ちっていうのが、予測が…はい…予測がつくので…その後の関わりっていうのが読めてくるというか、はい。
M えっと、じゃあシグナルをキャッチするということと、予測をしながらっていうのは、つながってるんです［か］？
C つながってるような気はします。つながってるような気はします。たぶん、一般的なものっていうのは私が持ってるんです。だけど、**その患者さんの体験っていうのは、その患者さんしか持ってないんで、それがつながるのが、そのシグナル**なんだと思うんですね。うーん、そういう意味でちょっとつながってる、つながるきっかけになるっていうのが、その、シグナル。［二回目A13］
★5 （→p.222）
たとえば二回目のインタビューでは、別のシグナルの例が語られた。
C うーん、そうですね。あ、えっと、この前、患者さんが何か相談をしに来られたんですけれども、その人はちょっとがんが進行して、治療したのに進行してきていて、抗がん剤ももう残りこの一種類だけなんだっていうような説明を受けられた方だったんですね。もうこの先がない。で、その患者さんは、もう自分は早いうちから先生からそういうふうに聞いてて、あの…これから…あの…ホスピスに行くみたいな話を、もうそういう話になったんだっていうような話をされてたんですけれども、なんか所どころ疑問形なんですよ。「もう、治療はないんやなあ」とか、「ホスピスに行くしかないんやなあ」とか、なんか所どころ疑問形があったりとかして。で、実際は、「そういうのが何かないかなっていうふうに感じておられますか」みたいなことを聞いたら、「いや、そんなことない」って否定するんですけど、ずっと話聞いていったら、やっぱりそうなんですよね。なんかあの、「実は抗がん剤以外で何か治療がないかと思って、免疫療法だとか、なんかそういうところも調べたんだけど」っていうような話にどんどんどんどんつながっていって、結局はなんか、治療をあきらめられないっていうような気持ちにつながっていったんですね。うん。なんかそういうところでしょうか。

患者さん自身も……だから、主治医も病棟の看護師さんたちも、全然そのあたりのこと気づかなかったんですよね。もう、この人が受け入れもできて、今後ホスピスに行くだけだからみたいな話がカルテにも延々書いてあったんですけども、でも実際は全然あきらめてなかったんですね、患者さん。そういったような、はい。[二回目A8]

★6 (→p.225)

「物質的な自然の対極として自分自身を構成する主観は（われわれがこれまでに見たかぎりでは）諸感覚が局在化される領野としての身体を具有する一個の自我であり、そしてこの自我がこの身体を、ないしは身体の諸部分たる諸器官を自由に動かし、そしてそれら諸器官によって一つの外界を知覚する《能力》《私はできる ich kann》を所持しているのである」(Husserl, Hua IV:152: 邦訳(Ⅱ-1)一八〇頁)

★7 (→p.226)

C なんだろうな、その、患者さんが、ど……どういう体験してるのかなっていうことが、一番やっぱりいつも気がかりで。ペットボトルが重くなったっていうのも、やっぱりそれまで普通にペットボトル買いに今日も行ったっていう話をずっとされてた方だった人が、重くなった……体見てても衰弱はしていってるんですけど、ご本人さんが体感する、その重くなったっていうのが…うーん…何よりも衰弱を表してるなっていう。それによってご本人さんが、かなりの衝撃を受けているんだなーっていうことを、はい、なんかキャッチするというか、はい。[二回目A9]

★8 (→p.226)

生きられた体感上の体 Leib と、身体の事物としての側面 Leibkörper との対比についてはフッサール『イデーンⅡ』などを参考にできる (Husserl, Hua IV:154-155)。メルロ＝ポンティはこの両面を連続したものとして捉えることで、知覚された世界の統一性から出発する、独特の存在論を構成することになった。

★9 (→p.228)
フッサールの用語を借りるなら、衰弱は経験の構成の水準であり、死は経験しえないために構成の地平をはみ出る外部の構築になる。構成と構築の理解はシュネルに負っている（Schnell 2007）。

★10 (→p.229)
ある意味では「内的」な時間ではあるが、感性的印象の移ろいの構造を議論した、フッサール的な内的時間意識ではない。

★11 (→p.235)
発達心理学や精神分析であれば母子関係のなかにこのようなかけがえのない人を探すのであるが、ここでCさんは「配偶者だったり親だったり子どもだったりお孫さんだったり」とさまざまな他者の可能性を示唆している。このことは実は母子関係自体が「かけがえのない人」の一般構造の一例にすぎず、他の場面では他の現れ方をするということであろう。

赤ちゃんを支えてその「存在 being」を作り出す母親の関わりを、ウィニコットは「抱っこ／抱え込み holding」と呼んだ。この乳児の愛着の構造と似てはいるが、より一般的な対人関係が、Cさんによるターミナルケアでは問題になっている（Winnicott 1971）。正確には、母子関係のほうがむしろ、このような「かけがえのない人」の基本構造の特殊な一例である。自己を「抱えてくれる holding」相手は、目の前にいる他者でなくてもよいのである。構造としての「抱え込み」があり、その代表的な一例として母子関係の抱っこがあるのだ。

そのため年表としては人生の最後に想起されることで決定されるような「かけがえのない人」と、乳児期の愛着は、同じ構造の異なる二例なのだ。ターミナルの場面では想像のなかでこの構造が成立するので、その骨組みが裸出する。

★12 (→p.241)
このような実在しなくてもよい現象の仕方は、『イデーンⅠ』のフッサールが「中立的変様」と表現したものだ。「これら［中立化された信念］が、意識されてそこにあるのであるが、しかし、「本当に現実に」という仕方でそこにあるのではなく、「ただ単に思い浮かべられているだけのもの」として、「ただ単なる思想」として、そこにあるのである」(Husserl, Hua III:223: 邦訳一七八-一七九頁)。

インタビュー冒頭で診断告知が「信じられない」状態と、ここでの「あの世」の様態は、実在ではないという点で一見似ているが、機能上はまったく異なる。診断が「信じられない」ときには病の想念は強迫的に働き、患者を孤立させる。「あの世」の想定は、むしろこの信じられないことの背後にある死の想念を解除し、コミュニケーションを可能にする。

★13 (→p.241)

ウィニコットはこれを「移行領域」「潜在空間」などと呼んだ。ごっこにおいては、複数の人の自由な空想が互いに出会い、共有されて、一つの空想世界が開かれる。それゆえ心の〈なか〉でもないし、実在する〈外部〉でもない潜在的な空間で生じるのである(Winnicott 1971:41)。すなわち複数の人々の空想が浸透し合い、参加者の意図をも超えて自律的に展開することで、創造性を獲得する領域である。

★14 (→p.242)

この選択はパスカルが『パンセ』のなかで論じた「賭けの断章」を思い起こさせる(ブランシュヴィック版233)。パスカルによれば、神が存在することへと賭けて仮に負けたとしても、何も変わらないから損は出ない。しかし勝ったとしたら永遠の至福が得られる。とするならば、賭けないことは不合理である。Cさんの臨床の場合は、仮に来世がなかったとしても失うものはない。来世があったとしたら「楽しい思い出を持っていける」。さらにそれだけでなく死を目の前にしたこの瞬間に幸せになることができる。

一点だけ異なる点があるとしたら、『パンセ』は、そうはいっても『キリスト教護教論』の準備として書かれたノートであり、信仰の擁護を目的としている。これに対し、Cさんの〈来世ごっこ〉の要点は、まさにCさんも患者も必ずしも来世を信じているわけではないという点である(ただし、否定もしていない)。Cさんの「賭け」は信じなくても成立するのである。というのは、賭けられているのは信仰のなかでもたらされる来世の至福ではなく、今この瞬間の幸せなコミュニケーションだからである。

第7章

★1 (→p.250)
この部分は、森野雄介さん、竹谷美佐子さん、河合翔さんとの議論を参考にしている。

★2 (→p.252)
河合翔さんの指摘による。河合さんは、願いが「自分から離れていく」と表現した。この表現はがん専門看護師Cさんの語りのなかで、末期がんの患者が、できたはずのことが「だんだん」できなくなっていくと表現することで、世界が遠ざかっていくことを死の接近と結びつけたことを思い出させる。

★3 (→p.253)
「われわれはいつもすでにわれわれの現在の世界について知っており、われわれがそこで、いつも未知の現実の果てしなく開かれた地平にとらえられながら生きている、ということを知っている。地平についての確信としてのこの知は、学んで得られた知でもなければ、また、いつかは現実的であったが、いまはただ背景に退き、沈み込んでしまった知だというわけでもない」(Husserl, Hua VI: 邦訳五二六頁)。

★4 (→p.253)
形式的には無際限の未来があるというのは超越論的な主観性の性格であり、経験的な自然的自我とのずれの一つであろう。

★5 (→p.253)
「私はできる」は経験的な自我の性格であるだけでなく、超越論的な主観性の本質的要素でもあるから、実は超越論的な主観性のなかにも幻想が混ざり込んでいる疑いはある。

★6 (→p.255)
つまり、既在を背景にした企投というハイデガー的な時間が無効になる。「企投は、現事実的な存在しうることの活動範囲の実存論的な存在機構なのである。しかも、被投された現存在として現存在は、企投するという存在様式のうちへと被投されている。企投することは、現存在がおのれの存在を整えるゆえんの考案計画へのなんらかの態度決定とはなんの関係もなく、現存在であるからには現存在は、そのつどすでにおのれを企投してしまっており、現存在が存在している限り、企投しつつ存在している」(Heidegger 1993:145: 邦訳(Ⅱ)三八頁)。

★7 (→p.255)

G　大きな流れで、いつも私は、いつ死んでもおかしくないから、大事にしていくとか、ちょっとやだなって思うことも、たいしてやじゃなくなるっていうことが言いたくて」。［二回目5］

★8 (→p.255)

G　私たち看護師が心折れるっていうと、やっぱり、親からの攻撃っていうのが、すごい多いと思うんですよね。［二回目5］

★9 (→p.259)

G　朝から怒鳴ってたりする親がけっこういる。ターミナルでもいるはいるんですけど。ほんと、その親と向き合えるかって言ったら、ま、向こうがそういう要求があるのはもちろん向かい合いますけど。だいたいそういうお母さんは違うほうに逃避するっていうか。何か石買ったりとか、数珠買ったりとかする人もいれば、宗教に行ったりとか、あと看護師全員、あいつ受け持ち辞めさせてとか言ったりとか。何かそういうこと言って、違うほうに出ちゃうからちょっと難しいなと。

M　あーあー、なるほど。

G　なんか、ま、うーん、でもお母さんもやっぱり普通の人だし、向き合えない親もいて、向き合えないというか、もう逃避に走る親もいて当然だと思うんですけど。それが難しいなと思いますね。

M　なるほど、そうか。じゃ、クレームしちゃう方っていうのは、ほんとにまだ向き合えてない方っていうことですか。

G　そう言い切っていいかわかんないですけど。でも、まー、とにかく受け入れられないっていうか。そうですね。そうすると、すべてが悪いほうに何か転がっていきます。医療者との関係もだし、子どもはなんか状態悪くなって。親は夫婦離婚したりとか。なんか、うーん。［32-33］

★10 (→p.260)

「〔…〕我々は、この同じ〔神、魂の不死、自由という〕対象を、たとえ物自体として認識することはできないにせよ、しかし少くともこれを物自体として考えることができねばならないという考えは、依然として留保されている」(Kant, KrV, XXVI: 邦訳(上)四一頁)。

★11 (→p.264)

驚愕に類する驚嘆や戦慄、また中空にそびえ立つ巨大な山塊や、深淵とその底を流下する狂瀾、また憂愁な思いに誘う荒野等の光景に接する人の心を震撼する畏怖の念は、観るもの自身が安全な地にいることを承知している限り、実際の恐怖ではなくて、むしろ構想力を働かせて恐怖に擬しようとする試みに他ならない。こうして彼は構想力の威力によって、一方ではかかる対象によって喚起された心の動揺と安全に対する心の平静と結びつけることを感じさせ、他方で〔道徳法則の能力が〕われわれ自身のうちにある自然と、したがってまたわれわれの外にある自然とに——かかる自然が適意の感情に影響を与える限りにおいて——優越することを感じさせる。(Kant, KU, 117: 邦訳(上)一八八頁、一部改訳)

★12 (→p.265)

カントにおける道徳法則は、人間誰もが持っていると想定されるものであり、人間の欲望に左右されることのない普遍的なものである。

★13 (→p.265)

カントにおける知性界の道徳法則と、Gさんの立ち会いの水準との関係は難解であり、ここでは答えを宙吊りにしたい。

★14 (→p.266)

通常は、子育てが終わって子どもが自立して家を離れたときの母親の抑うつ感を指すことが多いのだと思うが、ここでは子どもの死による「旅立ち」についてGさんはこう語っている。

★15 (→p.269)

「あきらめ」は子どもの死をあきらめるだけでなく、自分についての「あきらめ」でもある。ここでもGさんは、子どもの死を一般化してから自分へと当てはめる。

G うーんと、自分が死ぬって思ったときに子どもへの接し方…うーん…そこは…うーん。子ども、自分が死ぬからって子どもへの対応が変わったかっていうとたぶんそんなに、そこはあんまり変わってなくて。

M あー、そうですか。

G たぶん。うーん、でも、間接的に変わってるのかもしれないんですけど。私が死ぬって思ったら、ま、人に優しくできるかとか、そういうことではないのかなと思ってて。うーんと、未来に期待を持たないじゃないんですけど、自分がこう、今っていう時間の大切さっていうのをすごい感じていると、将来ああしたかったんだよとか……たとえば家買いたいとか、そういうこととかもそんなことはどうでもいいっていうか。なんだろう、変な日本語に。うん、私が死ぬって考えたときに。うん、子どもへの対応は別に変わってない。

M 変わってない。

G 変わってないです。〔5一部既出〕

Gさんの語りでは、子どもの経験とGさん自身の経験が同じ仕組みを持つ。子どもの一生の時間があらかじめ決められているだけでなく、Gさんの一生も決められている。そして子どもの死をあきらめるだけでなく、自分の未来もあきらめるのである。「未来の期待を持たない」態度を「あきらめ」と呼んでいる。

「恐ろしいですけど、死に慣れる部分もあるのかもしれないです。うん。だから私、もういつ死んでもいいやと思ったのかもしれないですけど。なんか、けっこう長生きしたぞって思ってるんですけど、今。ほんとにみんな小さくて亡くなっちゃうから」〔22〕というのは、子どもの死が自分の死へと内在化される一方で、子どもの死への慣れが自分の死も軽くする様子がうかがえる。ここでも深刻な方向と軽い方向の枝分かれが両立する。

★16 (→p.276)

「またローマの聖ピエトロ聖堂では、拝観者がここへ入ってきた途端に、驚愕か或は一種の当惑を覚えるというが、このこともまた上述したところから十分に説明できる。つまりかかる場合には、観る人の構想力が、或る全体的なものの理念を表示しようとしても、構想力はこの理念にとうてい適合し得るものでないという感情である」（Kant, KU:88: 邦訳（上）一五八頁）。

★17 （→p.278）

カントにおける傍観者の機能は、美的判断力における利害への無関心という要請と関わる。このことは崇高論においては安全な場所の位置に連なる。

第8章

★1 （→p.285）

古典的な理解では、超自我とは、子どもが（母親をむさぼろうとする）欲望を際限なく実現しうる母子の二者関係に、父親が制限を加えることで生じる現象である。超自我とは、父性が課す社会的言語的な命令が、法として子どもの心に内在化され、（子どもは自ら率先して社会規範に従うようになることで）良心を形成することである。

★2 （→p.288）

小川歩人さんの指摘による。

★3 （→p.288）

二回目のインタビューでは、病室に「行けない」ことと、「私の問題」が別の仕方で説明し直された。

G　**それはあなたの問題でしょ**っていうツッコミが入るんですよね。それは看護学生のときに、全然、私の生い立ち的な話なんですけど。看護学生のときに論文、レポート書いたときに…レポートじゃないや…患者さんのお部屋に行けなくなったことがあったんですね。患者さんに「来ないで」って言われて。子どもだったんですけど、小児がんの。「ああ行けないな」と思ったときに、なんか先生に、「それはあなたが行けないんでしょ？　患者さんは、なんて思ってるかわかんないから」って言われて、けっこう、その言葉がずっとあるっていうか。

M　ほう。

G　うーんと、だから、私の問題は、私の問題。［二回目7］

学生時代に病室に行けなくなった失敗について，「これって，自分の問題よね。行けなくなったのは自分の問題で，子どもは，その一瞬は嫌だったかもしれないけど，そのあとは本当はどう思ってるかわかんない」［二回目8］と教員に言われたことが契機となって，病室に「行かない」ことが自分の問題であり，「行く」行為が自分自身と向き合うこととつながるのである。そして行きにくい感情を克服して，病室に「行く」というこの転換は，二回目のインタビューでもう一つの要素をはらむことを暗示されている。

G　で，そこから，どんなときも，やっぱり，そこをはき違えちゃいけないっていうか。やっぱり，主人公である患者さんとか，家族がどう思ってるかっていうことを……。［二回目8］

子どもがGさんに「来ないで」と言ったとしても，それは一時的な気持ちなのだから行かないといけない。このとき「患者さんとか，家族〔…〕が〔本当は〕どう思ってるか」が大事になる。つまりGさん自身の感情に視点を置くのではなく，患者と家族の（一時的ではなく持続的な）視点に立つことで，行為が要請されるのである。〈継続的な患者の視点〉という位置に立つことが要請されている。

★4
（→p.290）

G　そうです。ウェットさんとか，ドライさんとか。
M　その，両方いるから，ドライさんなんですね。
G　そうなんです，そうなんです。ウェットさんは，非常にもろいんです。私，本当に弱い人間なので，ドライさんがとにかく頑張ってくれないと，はあーってなっちゃう。うん，そうですね。それがいて，その人たちがお互いに，うまく自分のあるべき姿になろうとして，相互作用してるんでしょうね。きっと，その二人を見張る先生がいるんですね。［二回目26］

★5
（→p.291）

その部分を引用する。死が近いある子どもに自然に接する母親を見たGさんは，ナースステーションに戻ってから泣く。この場面についてGさんは次のように語る。

G　もう死ぬのはわかってるし，死ぬのが悲しいとかじゃなくって，その…なんか…ま…死ぬのももちろん悲しいんですけど。死ぬのよりも…その…周りの…うん…温かさとかにそのときはたぶん感動して一人で泣いてたんです

けど。

M　うん。

G　でもそういうのすら、仕事中はやっぱり、出すべき場じゃないときもあるかなって思って。うん。いつも何か、たぶんターミナルの子とか受け持つと見張ってるんでしょうね、誰かが。ドライさんが見張ってるんでしょ。［46］

★6（→p.293）

G　ドライすぎると、ロボットみたいになっちゃうんですよね。いっぱいいるんですけど、そういう看護師さん。〔…〕そういうドライな、ドライすぎる感覚を持った看護師っていうのはやっぱり、そんなに理解できないなと思うので、そこは自分の感情は殺しすぎずに。でも、こう、うまく言ってくれる人が……ドライさんっていないといけない。そのドライさんをチェックするドライさんもいるんです。その、ドライになりすぎないように。面倒くさい。［二回目26］

★7（→p.294）

G　こういうつらいことに向き合うには、ドライさんが必要だっていうこと、〔一回目のインタビュー分析に〕書いてあんのも、まさにその通りだなと思って。なんか、自分がしんどいなと思うことがある…ある…もちろん普通にあるんですけど。でも、じゃあ一方で「どうだ本当にそれはつらいことなのか」みたいな、すぐドライさんが考えるような仕組みになってるんですね、私なんかきっと。そうすると、「あれ、これはここに問題があるんじゃないんじゃないか」とか、「これは別に大きな問題じゃないんだ」っていうようなことがわかるから、自分も楽っちゃ楽だし。正しく物事を見るために必要なのかなって思ってますけど。ただそのドライさんも、正しいかどうかわからないですよね。っていう、こういうツッコミがずっと入ってる。［二回目19］

★8（→p.297）

G　で、そこから私はたぶん…うん…こんな神聖な場にいられるようにやっぱりちゃんと、自分もちゃんとしなきゃいけないって思ったことが多かったですね。

M　うんうん。さっき子どもが贈りものをしてくれるっておっしゃってたんですけど。たとえばそのお子さんのときにはどう……

G　そうですね。何かな。あのー…ま…うーん…その…「赤ちゃんが泣いたらとか、泣いてるから［そっちに先に行ってきて］」とかって言うようなこと自体が、私の感情を**揺さぶる**というか、なんてほんとにすごい子どもなんだろうっていう思いが。あのー、何かやっぱり子どもに対する**尊敬**っていうか、その尊敬の気持ち。うーん、何か**感情が揺れることが**、私はたぶん**贈りもの**って思ってるのかなって、今思ったんですけど。あの、たとえば真夜中に、移植している子がすごい吐いたり下痢とかすごいするんですけど。全然寝れないなかでも、いやー、昼間ありがとうね、みたいなことを言われたことがあって、一〇歳ぐらいの子に。え、なんで今そんな吐いて下痢している、しかもクリスマスだったんですけど。意味わからないと思って。全然お礼とかじゃなくていいのに。でもそういうことを言えるその子って何だろうってすごい思ったりすることが、私のなかで、こう…なんだろうな…うれしいと私が感動っていうか。それが何か**贈りもの**ってたぶん自分では思ってると思うんですけど…かな…うん。意味わかんないですかね。［12］

★9
（→p.299）

ここでモース、レヴィナス、デリダといった人たちの贈与概念が思い浮かぶが、あまりに大きな問いなのでここでは深めることをあきらめる。ただGさんは彼らとは異なる贈与概念を構想していることは指摘できるだろう。

★10
（→p.302）
一回目のインタビュー。

G　うーんと、看護師としてはたぶん駄目だけど、うん、その子の、何か願いを。私も……私が行ってかなうならもう行きますよって。亡くなった後に行けばよかったと思うの、絶対やだなと思っていたりしたんですけど。［27］

二回目のインタビューでこのことは確認された。

G　でも、子どもが私に、「家に来てほしい」っていうふうに言ってくれてるっていうことは、私が唯一できることじゃないかなと思ったんですよ。［二回目14］

★11 (→p.307)
「ごっこ」という言葉には、とるにたらなさや軽薄さといったニュアンスはない。そうではなく、何かの模倣であり、知覚的空想 perceptive Phantasie において上演しているという構造が問題になっている(Husserl, Hua XXIII, no.18)。ウィニコットがごっこ遊びと創造性を健康の基本条件に据えていたことに対応している(Winnicott 1971)。

★12 (→p.314)
ここで念頭に置いているのは『無意識の形成物』においてラカンが行った、フロイトの『機知』に関する議論である(Lacan, Séminaire V)。

★13 (→p.322)
ただし母親に対して直接不当性を訴えていることから、母親は敵対者であるとともに、理解ある母親でもあったことがわかる。つまりクラインのいう抑うつ態勢の水準である。良い母親でもある人物を攻撃してしまうことで、罪悪感を感じ、不安にさいなまれるのである。

★14 (→p.326)
G 私、能力感がすごい自分のなかで…けっこうなんか…ネックになってますね。正しく〔自分を〕評価できてないな〔という〕部分もあるんだと思うんですけど。どうしても、やってあげたって〔いう表現は〕、やだっていう思いが、なんかあるんですよね。別に、そんな言われたトラウマとかもないんです。すごいやだ。
M それを否定する話もされてましたよね、ずっと。
G そうです、そうです。そうなんです。それを否定してるのは、人に嫌われたくないとかいうのもあるんじゃないですかね、きっと。なんかあの人えばってると思われたくないのかな。それとも、自分のなんか、スタンス。
[二回目12]

★15 (→p.327)
むしろ現実と対峙し行為を組み立てることで、真の欲望を実現するという意味でラカンが考えた現実原則になら近い。ただしラカンにおける現実原則は無意識だが(Lacan, Séminaire VII:41)。

結論

★1　(→p.334)

ジャコブ・ロゴザンスキさんの示唆による。

★2　(→p.337)

デリア・ポパさんの招きで二〇一三年五月に行った新ルーヴァン・カトリック大学でのセミナーにおける議論を元にしている。参加者のみなさんに大きな啓発を受けた。

付章

★1　(→p.342)

本書は広い意味では、方法論的に、エスノメソドロジーや医療人類学、ナラティブセラピー、あるいは文学研究における批評理論などと親和性があるかもしれない。

★2　(→p.342)

それゆえに現象学的還元の名が生まれるのは、現象学の出発点である『論理学研究』公刊からすでに五年経った一九〇五年のゼーフェルト草稿においてなのである。まず研究が遂行され、そのなかでおのずと方法が生成し、あとから自覚されるのである。

しかも厄介なことにフッサールが自分の方法として自覚していたのは数学の真理性と意識構造の真理性を峻別する作業であり、現象学を特徴づけた視点のとり方の二次的産物に当たる〈場〉である超越論的主観性への還元が必要とされる。（意識の場を洗い出すために実在定立のエポケーと、現象がそこで生起する〈場〉である超越論的主観性への還元が必要とされる。エポケー、かっこ入れは「先入観を排除すること」では決してない。日常的に出会われる対象の〈実在〉をかっこに入れるのである）。現象学の独自性を産んだ彼独特の視点のとり方については、彼は語っていないように思える。現象学的還元とエポケーという現象学を有名にした方法論は、実はフッサールの特異な視線のとり方という真の方法論と関係はあるが、むしろその痕跡・軌跡である。視点のとり方はむしろ彼の草稿などに見られる現象記述のなかで、対象の記述を通して間接的に浮かび上がるのである。

★3 (→p.343)

フッサールにおいては対象の要請に応える形で方法が練成されたという事情は、堀栄造や榊原哲也が明らかにしている（堀 2003, 2006／榊原 2009）。現象学の方法に対して還元という名が与えられるのは一九〇五年であり、その内実が明らかになるのは一九〇七年の『現象学の理念』であるが、現象学そのものは一八九〇年代から始まっているのである。堀は、エポケーという方法に限っても、すでに名前が与えられることになるより前に一九〇二／〇三年の講義で実質的には始まっていたということを明らかにしている（堀 2006:121）。さらには方法論に関するフッサールの草稿群でも、純粋に方法に関する議論だけが行われているわけではなく、絶えず具体的な事象の分析に立ち返っている（Hua XXXIV）。研究対象との関係においてしか、方法が決まらないからである。

★4 (→p.345)

もちろん、たとえば病棟内の複数の医療者を並行して研究することは可能である。チーム医療の現場をそのまま総体として対象とすることはできる。その場合も病棟の単一性が経験の個別性を保証する（西村・前田 2012）。あるいは複数のデータを使用して、テーマごとに論じることもできないわけではない。

★5 (→p.347)

ラカンがセミネール第一七巻などで論じた精神分析治療における分析家の立ち位置と機能、すなわち「分析家のディスクール」の構造に近い（加藤敏先生による指摘）（Lacan 1991）。ちなみに、逐語録分析の瞬間には、不可解な現実に直面しながら問いを立てるものとして、研究者はヒステリー者のディスクールの位置をとる。

★6 (→p.350)

「私たちは唯一の言語のうちでさえバイリンガルであるべきであり、私たちの言語の内部でマイナーな言語をもつべきであり、私たち自身の言語からマイナーな語法をつくるべきである。マルチリンガルとは〔…〕、各々の言語システムに変様を及ぼし、それらが同質的であることを妨げる逃走線もしくは変奏線をいうのだ」(Deleuz & Parne, 1996: 邦訳一四－一五頁)

★7 (→p.358)

現象学的還元の方法が生まれた直後の論考である、フッサールの『現象学理念』を引用する。

「この意味での現象は、認識批判の場合に当然われわれが従うべき法則、すなわち一切の超越者に関する判断中止〔エポケー〕の法則に服するのである。個人としての、世界の一事物としての自我と――〔どの時点に配列されるかは〕全く不定であるとしても――ともかく客観的時間に配列されるこの個人の体験としての体験は、それらはいずれも超越であり、認識論的には零に等しい存在である。還元によって……これをこれからは現象学的還元と呼ぶことにしたいが……この還元によって初めてわれわれは、もはやなんらの超越性をも提示することのない絶対的所与性を獲得するのである。〔…〕このようにすべての〔自然的な〕心的体験には現象学的還元の方法によってそれぞれに一個の純粋現象が対応するのであり、そしてこの純粋現象はそれ自身の内在的本質（個別的にえられた）を絶対的所与性として開示するのである」(Husserl, Hua II: 邦訳六六－六七頁)

★8 (→p.358)

現象学的還元についてはフッサール『現象学の理念』(Husserl, Hua II) や『ブリタニカ草稿』(Husserl, Hua IX)、『イデーンI』(Husserl, Hua III) を参照。

★9 (→p.358)

「超越論的な主観性としての我思う」と題された『デカルト的省察』第八節から引用する。

「その〔エポケーを行った〕際、この反省する生において経験されている世界は、或る仕方では私にとってあり続けるし、それにそのつど属している内容とともに、以前と同じように経験されている。その世界は以前と同様に現出し続けるが、ただ、私は哲学的に反省する者として、もはや世界の経験において自然に存在を信じることをせず、たとえ、その存在の信念があいかわらずそこにあり、注意の眼差しによって捉えられているとしても、それを通用させない」(Husserl, Hua I: 邦訳四七頁)

★10 （→p.359）

フッサールに対しては別の問題がある。フッサールは対象が実在するという出来事の基盤を問うために、この実在ということをかっこに入れるという作業を行った。あらゆる実在物として現れるものはその実在を疑いうるものであるが、現れの出来事そのものはたしかに生起している。そこでこの現れの水準に遡行し、その構造を記述しようとする。この個別の実在の水準を無視する作業を彼はエポケーと呼び、現れの水準への遡行を超越論的還元、現れを反復することで得られる本質構造の獲得を形相的還元と呼んだ。

このときフッサールは形相という普遍的な構造を取り出していると考えていた。しかしインタビューや参与観察にこだわる場合、普遍妥当な必当然性は保証できない。つまりインタビュー分析では形相の普遍性とは異なる普遍性を目指すことになる。

実はフッサール自身も経験的で個別的な心理的自我への反省を通して、普遍的な超越論的主観性に到達するといういきわどい操作を行っている（なぜ還元を施したあとにも自我は「私」なのか。たとえば「彼」とは言えないのか）。心理学的自我と超越論的自我との関係は極めてあいまいであり、フッサール自身『イデーンI』でこの区別を導入したあとも後期の現象学的な心理学のなかでこの問題に突き当たり続ける。このあいまいさについては若いころのマルク・リシールによる詳細な検討がある（Richir 1983）。結局フッサールにおいても謎が残る部分なのである。

★11 （→p.361）

このビデオカメラは、術語としては空想身体 Phantasieleib と呼ばれるものである。現象学は、正確には空想世界の中心にある空想身体の作動をその装置としている（空想身体とは、フッサールの空想自己 Phantasie-Ich をもとに作られたリシールの用語（Richir 2000）。ここではこの概念に定義を与え直して使用している）。

★12 （→p.361）

ここでの感情移入は日常の意味であり、フッサールの意味ではない。

文献

- Aristoteles, *Ethika Nikomacheia*（アリストテレス『ニコマコス倫理学』高田三郎訳、岩波文庫、一九七一年）
- Binswanger, L., 1994, *Ausgewählte Werke, Band 3, Vorträge und Aufsätze*, Heidelberg, Asanger
- Deleuze, G. & Parnet, C., 1996, *Dialogues*, Paris, Flammarion（ドゥルーズ＆パルネ『ディアローグ』江川隆男・増田靖彦訳、河出文庫、二〇一一年）
- Dolto, F., 2003, *La vague et l'océan - Séminaire sur les pulsions de mort (1970-1971)*, Paris, Gallimard
- Fink, B., 1995, *The Lacanian Subject - Between Language and Jouissance*, Princeton, Princeton University Press（フィンク『後期ラカン入門』村上靖彦監訳、小倉拓也・渋谷亮・塩飽耕規訳、人文書院、二〇一三年）
- Foucault, M., 1975, *Surveiller et punir*, Paris, Gallimard, coll. Tel, 1975 (1998)（フーコー『監獄の誕生——監視と処罰』田村俶訳、新潮社、一九七七年）
- フロイト『エロス論集』中山元訳、ちくま学芸文庫、一九九七年
- ——『自我論集』ちくま文庫、一九九六年
- Genet, J., 1946, *Miracle de la rose*, Paris, Gallimard, 1946, coll. Folio, 1977 (2002)
- Heidegger, M., 1993, *Sein und Zeit*, Max Neymeyer, 1927 (1993)（ハイデガー『存在と時間』原佑・渡辺二郎訳、中公クラシックス、二〇〇三年）
- 檜垣立哉 2010『フーコー講義』河出書房新社
- —— 2012『ヴィータ・テクニカ』青土社
- 廣瀬浩司 2011『後期フーコー——権力から主体へ』青土社
- 堀栄造 2003『フッサールの現象学的還元——一八九〇年代から「イデーンI」まで』晃洋書房
- —— 2006『フッサールの脱現実化的現実化』晃洋書房

- Husserl, E. (Ideen I), *Husserliana Band III*, Den Haag, M. Nijhoff, 1950（フッサール『イデーンI―1・2』渡辺二郎訳、みすず書房、一九八四年／一九九〇年）
- ――――(Hua I), *Husserliana Band I, Cartesianische Meditationen*, Den Haag, M. Nijhoff, 1950（フッサール『デカルト的省察』浜渦辰二訳、岩波文庫、二〇〇一年）
- ――――(Hua II), *Husserliana Band II, Die Idee der Phänomenologie. Fünf Vorlesungen*, Den Haag, M. Nijhoff, 1973（フッサール『現象学の理念』立松弘孝訳、みすず書房、一九六五年）
- ――――(Hua III), *Husserilana Band III, Ideen zu einer reinen Phänomenologie und phänomenologischen Philosphie*, Den Haag, M. Nijhoff, 1950（フッサール『イデーンI』渡辺二郎訳、みすず書房、一九九〇年）
- ――――(Hua IV), *Husserilana Band IV, Ideen zu einer reinen Phänomenologie und phänomenologischen Philosphie, II, Phänomenologischen Untersuchungen zur Konstitution*, Den Haag, M. Nijhoff, 1952（フッサール『イデーンII―1』立松弘孝・別所良美訳、みすず書房、二〇〇一年）
- ――――(Hua VI), *Husserliana Band VI, Die Krisis der Europäischen Wissenschaften und die transzendentale Phänomenologie*, La Haye, M. Nijhoff, 1963 (Hamburg, Felix Meiner, 1992)（フッサール『ヨーロッパ諸学の危機と超越論的現象学』細谷恒雄・木田元訳、中公文庫、一九九五年）
- ――――(Hua IX), *Husserliana Band IX, Phänomenologische Psychologie. Vorlesungen Sommersemester (1925)*, Den Haag, M. Nijhoff, 1968（フッサール『ブリタニカ草稿』谷徹訳、ちくま学芸文庫、二〇〇四年）
- ――――(Hua XXXIV), *Husserliana Band XXXIV, Zur phänomenologischen Reduktion. Texte aus dem Nachlass (1926-1935)*, Dordrecht, Kluwer Academic Publishers, 2002
- Kant,I. (KrV), *Kritik der reinen Vernunft (1781-1787)*, Hamburg, F. Niemeyer, 1956 (1976)（カント『純粋理性批判』篠田英雄訳、岩波文庫、一九六一年／一九九〇年）
- ――――(KU), *Kritik der Urteilskraft (1790)*, Hamburg, F. Meyer, coll. Philosophische Bibliothek, 1948 (1990)（カント『判断力批判』篠田英雄訳、岩波文庫、一九六四年／一九九〇年）
- Klein, M., 1932, *Psycho-Analysis of Children*, London, Basic Books（クライン『児童の精神分析』牛島定信・小此木啓吾・衣笠隆幸・岩崎徹也訳、誠信書房、一九九七年）
- Lacan, J. (Séminaire V), *Séminaire V, Les formations de l'inconscient*, Paris, Seuil, 1998（ラカン『無意識の形成物（上・下）』佐々

木孝次・川崎惣一・原和之訳・岩波書店、二〇〇五・二〇〇六年）
・――― (Séminaire VII), *Séminaire VII, L'éthique de la psychanalyse*, Paris, Seuil, 1986（ラカン『精神分析の倫理（上・下）』小出浩之訳、岩波書店、二〇〇二年）
・――― (Séminaire XIV), *Séminaire XIV La logique du fantasme*, Paris, Association lacanienne internationale, 2007
・――― (Séminaire XVII) *Séminaire XVII, L'envers de la psychanalyse*. Paris: Seuil: 1991, pp. 122-128
・Laplanche, J., 1970, *Vie et mort en psychanalyse*, Paris, PUF, 1970 (2001/2008)
・―――, 2006, *Problématique VI, L'après coup*, Paris, PUF
・Leroi-Gourhan, A., 1964/1965, *Le geste et la parole*, Paris, Albin Michel（ルロワ＝グーラン『身ぶりと言葉』荒木亨訳、ちくま学芸文庫、二〇一二年）
・Lévinas, E., 1974, *Autrement qu'être ou au-delà de l'essence*, La Haye, M. Nijhoff, coll. Livre de poche 1990
・Maldiney, H., 1991, *Penser l'homme et la folie*, Grenoble, J. Millon
・Mauss, M., 2007, *Essais sur le don*, Paris, PUF（モース『贈与論』吉田禎吾・江川純一訳、ちくま学芸文庫、二〇〇九年）
・Merleau-Ponty, M., 1960, *Signes*, Paris, Gallimard（『シーニュ』竹内芳郎監訳、みすず書房、一九六九年）
・三村尚彦 2012「追体験によって、何がどのように体験されるのか――ディルタイとジェンドリン」『関西大学文学論集』第六二巻二号、二七-四八頁
・村上靖彦 2011『治癒の現象学』講談社選書メチエ
・西村ユミ・前田泰樹 2012「急性期病棟の看護に注目して」『看護研究』第四五巻四号
・Pascal, B., 2000, *Pensées*, Paris, Livre de poche
・Proust, M., 1989, *Le Temps retrouvé, in À la recherche du temps perdu*, tome. 4, Paris, Gallimard, coll. Pléiade（プルースト『失われた時を求めて13 第七篇 見出された時Ⅱ』鈴木道彦訳、集英社文庫、二〇〇七年）
・Richir, M., 1983, *Recherches phénoménologiques, I-II-III*, Bruxelles, Ousia
・―――, 2000, *Phénoménologie en esquisses*, Grenoble, J. Millon
・榊原哲也 2009『フッサール現象学の生成――方法の成立と展開』東京大学出版会
・Sartre, J-P., 1943, *L'être et le néant*, Paris, Gallimard（『存在と無』松浪信三郎訳、ちくま学芸文庫、二〇〇七年）
・Schnell, A., 2007, *Husserl et les fondements de la phénoménologie constructive*, Grenoble, J. Millon

・Winnicott, D. W., 1971, *Playing and Reality*, London, Routeledge（ウィニコット『遊ぶことと現実』橋本雅雄訳、岩崎学術出版社、一九七九年）
・山森裕毅 2013『ジル・ドゥルーズの哲学――超越論的経験論の生成と構造』人文書院

あとがき

今までの私の本がすべてそうであるように、本書もまた偶然の出会いに導かれて出来上がった。ここで語っていただいた四人の看護師さんとは、まったくばらばらの場所で別の仕方で出会っている。みなさんに心から御礼を申し上げたい。どの方も非常に多忙な毎日を送られるなかで、快く時間を割いてお話をお聞かせくださり、さらには出来上がった原稿をていねいに検討してくださった。どのお話も非常に興味深く、初めて学ぶことばかりだった。みなさんの語りのおもしろさとユーモアが、この本の生命である。この場に感謝の言葉を記したい。

そして次に挙げるべきは西村ユミさんのお名前である。私が看護師さんへのインタビュー研究を始めるきっかけとなったのは、西村さんとの出会いである。初めてご挨拶したのは二〇〇八年だったが、二〇〇九年に榊原哲也先生が代表者となっている科学研究費の会議で、実質的に知り合った。そのあと西村さんが主催している「臨床実践の現象学研究会」に参加したことが、さらに大きな転機となった。西村さんの『語りかける身体』（ゆみる出版）と『交流する身体』（NHK出版）は素晴らしい本であるが、何よりも研究会のなかで、他の方のデータ分析に対して発する西村さんのコメントの鋭利さに驚いた。と同時に、私の師であるマルク・リシールが、ゼミでフッサールのテキストを読み解く方法との近さを感じたことで、西村さんが何をしているのかが見えてきたのだった。

こうして看護の現象学に自然と入ることになったのである。現象学とは「もの」を見るためのある特殊な視点の取り方であり、この視点を獲得することさえできれば、「もの」の設計図が描かれたさまざまな「テキスト」にアプローチできる。

「臨床実践の現象学研究会」では、たくさんの看護師さんやその他の研究者の方たちの発表と議論から多くの糧を得ている。研究会で鍛えられたことが、自分でもインタビューをとって研究を行うための準備になった。本書は「臨床実践の現象学研究会」のなかで生まれつつある多様な成果のうちの一つである。参加者のみなさんにお礼を申し上げたい。この研究会を起点として、これからも看護の現象学の成果が豊かに実ることを願っている。

そもそも初めに私を看護研究にお誘いくださったのは、榊原哲也先生と松葉祥一先生である。長年にわたりいろいろとご迷惑をおかけしてしまっているが、貴重な機会を与えていただけた。方法論について述べた付章は、お二人から出された宿題を、遅ればせながら提出したものである。

編集をご担当いただいた白石正明さんには、私自身がまだインタビューをとる計画も持っていなかったところから熱心に声をかけていただき、一貫して励ましてくださった。よく事情がわからないまま西村さんの研究室で三人で話し合いをしているうちに、いつの間にか自分で本を書くことになっていた。白石さんの推薦がなかったら、看護とはまったく関係のない自分がこの本をつくることはできなかった。変則的な姿の書物になることも厭わずに、自由に書かせていただいたのみならず、さまざまなアイディアを出してくださったお陰で素晴らしい形の本になった。原稿を読み、ゲラを作成するときにもたくさんの貴重なアドバイスをいただき、大変なご苦労をおかけしている。どうもありがとうございました。

語りのいくつかは一度原稿にして発表許可をいただいたあとに授業でも取り上げた。そこでの参加者の皆さんからの議論にも大きく助けられている。本文のなかで「～さん」とお名前が挙がっているのは、授業や口頭発表でいただいたご意見である。また大阪大学の枝松悠さん、蒲生由紀子さん、小峰輝久さん、永渕大河さん、東京大学大学院の安婷婷さんに読みやすくするためのアドバイスをいただいた。

本書は神秘的で美しい装幀が印象に残ると思う。表紙と見開きには神山明さんの作品を、各章の扉には、神山明さんの作品、そして浜田真理さんと神山明さんの合作作品を使わせていただいている。私の大好きな作品の使用を快く許可していただいた。それらを一冊の本にデザインをしていただいたのは高見清史さんである。あわせてお礼申し上げます。

初夏の北摂にて　村上靖彦

本書は科学研究費基盤研究（C）「医療従事者の死生観およびコミュニケーションに関する現象学的研究」（代表・村上靖彦）、基盤研究（B）「ケアの現象学の基礎と展開」（代表・榊原哲也）、基盤研究（C）「現象学的看護研究の教育方法の確立」（代表・松葉祥一）による援助によって行われた研究をもとにしている。

本研究は、大阪大学大学院人間科学研究科社会系倫理審査委員会の審査を経た研究計画「医療従事者の死生観に関する研究」（受理番号5）に則って行われている。語りの引用に際しては、四人の看護師の許可をとって掲載している。また、看護師や患者の個人情報の保護に十分留意し、適宜、語りに変更を加えた。

［初出一覧］

第3章⇒「透析室における「見える」もの――看護の語りの現象学的分析」『人間科学研究科紀要』第三九巻、大阪大学大学院人間科学研究科、二〇一三年三月

第5章⇒「抗がん剤の存在論――がん看護専門看護師へのインタビューから」『現象学年報』第二八号、日本現象学会、二〇一三年三月

第6章⇒「誰かがそこから呼びかけてくる場所について――がん看護専門看護師へのインタビューから」『「自己」と「他者」――臨床哲学の諸相』（監修：木村敏・野家啓一）、河合文化教育研究所、二〇一三年

付　章⇒「事例を現象学的に読む――現象学的な質的研究の方法（看護師の語りを例に）」『臨床精神病理』第三三巻三号、星和書店、二〇一二年一二月

それぞれ大幅に書き直している。それ以外の章は書き下ろした。

著者紹介

村上靖彦（むらかみ・やすひこ）

1970年、東京都生まれ。基礎精神病理学・精神分析学博士（パリ第7大学）。

現在、大阪大学大学院人間科学研究科教授。

おもな著書に、*Lévinas phénoménologue* (Jérôme Millon), *Hyperbole: Pour une psychopathologie lévinassienne* (Association pour la promotion de la phénoménologie) のほか、『自閉症の現象学』（勁草書房）、『治癒の現象学』『母親の孤独から回復する』（講談社選書メチエ）、『傷と再生の現象学』『仙人と妄想デートする』（青土社）、『レヴィナス 壊れものとしての人間』（河出ブックス）、『在宅無限大』（医学書院）などがある。監訳書に『後期ラカン入門』（ブルース・フィンク著、人文書院）がある。

作品紹介

◎カバー
「今夜は月が出ていますか」（内部）
1989年　神山明［相生森林美術館蔵］

◎見返し
巻頭側＝「家族」（内部）1991年　神山明
巻末側＝「とてもとても深いところ」（内部）
1986年　神山明［相生森林美術館寄託］

◎章扉
第1･2章「家族」1991年　神山明
第3･4章「今年の月」2011年　浜田真理＋神山明［個人蔵］
第5･6章「とてもとても深いところ」
1986年　神山明［相生森林美術館寄託］
第7･8章「冬の舞台」2008年　浜田真理＋神山明［個人蔵］

シリーズ ケアをひらく

摘便《てきべん》とお花見――看護の語りの現象学

発行　2013年 8 月10日　第 1 版第 1 刷 ©
2019年12月 1 日　第 1 版第 4 刷

著者　村上靖彦

発行者　株式会社　医学書院
代表取締役　金原 俊
〒113-8719　東京都文京区本郷 1-28-23
電話 03-3817-5600（社内案内）

装幀　高見清史（view from above）

印刷・製本　アイワード

ISBN978-4-260-01861-6

テキストデータ引換券
摘便とお花見

◎本書のテキストデータを提供します。
視覚障害、読字障害、上肢障害などの理由で本書をお読みになれない方には、
電子データを提供いたします。
・200円切手
・返信用封筒（住所明記）
・左のテキストデータ引換券（コピー不可）を同封のうえ、下記までお申し込みください。
［宛先］
〒113-8719 東京都文京区本郷 1-28-23
医学書院看護出版部 テキストデータ係

本シリーズでは、「科学性」「専門性」「主体性」といったことばだけでは語りきれない地点から《ケア》の世界を探ります。

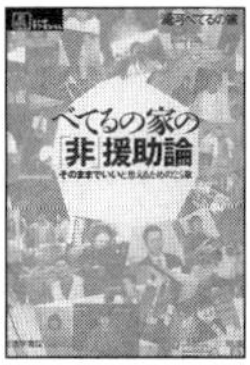

べてるの家の「非」援助論：そのままでいいと思えるための25章●浦河べてるの家●2000円●それで順調！———「幻覚＆妄想大会」「偏見・差別歓迎集会」という珍妙なイベント。「諦めが肝心」「安心してサボれる会社づくり」という脱力系キャッチフレーズ群。それでいて年商1億円、年間見学者2000人。医療福祉領域を超えて圧倒的な注目を浴びる〈べてるの家〉の、右肩下がりの援助論！

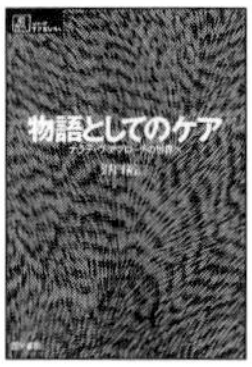

物語としてのケア：ナラティヴ・アプローチの世界へ●野口裕二●2200円●「ナラティヴ」の時代へ———「語り」「物語」を意味するナラティヴ。人文科学領域で衝撃を与えつづけているこの言葉は、ついに臨床の風景さえ一変させた。「精神論 vs. 技術論」「主観主義 vs. 客観主義」「ケア vs. キュア」という二項対立の呪縛を超えて、臨床の物語論的転回はどこまで行くのか。

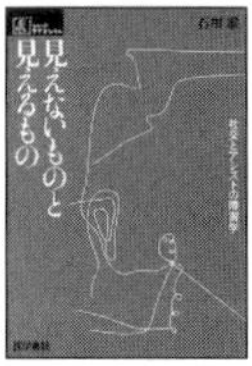

見えないものと見えるもの：社交とアシストの障害学●石川准●2000円●だから障害学はおもしろい———自由と配慮がなければ生きられない。社交とアシストがなければつながらない。社会学者にしてプログラマ、全知にして全盲、強気にして気弱、感情的な合理主義者……〝いつも二つある〟著者が冷静と情熱のあいだで書き下ろした、つながるための障害学。

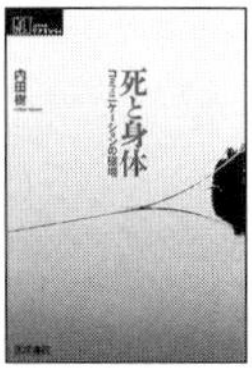

死と身体：コミュニケーションの磁場●内田 樹●2000円●人間は、死んだ者とも語り合うことができる———〈ことば〉の通じない世界にある「死」と「身体」こそが、人をコミュニケーションへと駆り立てる。なんという腑に落ちる逆説！「誰もが感じていて、誰も言わなかったことを、誰にでもわかるように語る」著者の、教科書には絶対に出ていないコミュニケーション論。読んだ後、猫にもあいさつしたくなります。

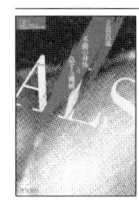

ALS 不動の身体と息する機械●立岩真也●2800円●それでも生きたほうがよい、となぜ言えるのか———ALS当事者の語りを渉猟し、「生きろと言えない生命倫理」の浅薄さを徹底的に暴き出す。人工呼吸器と人がいれば生きることができると言う本。「質のわるい生」に代わるべきは「質のよい生」であって「美しい死」ではない、という当たり前のことに気づく本。

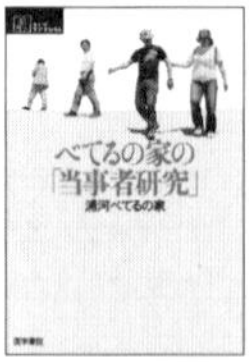

べてるの家の「当事者研究」●浦河べてるの家●2000円●研究？ ワクワクするなあ———べてるの家で「研究」がはじまった。心の中を見つめたり、反省したり……なんてやつじゃない。どうにもならない自分を、他人事のように考えてみる。仲間と一緒に笑いながら眺めてみる。やればやるほど元気になってくる、不思議な研究。合い言葉は「自分自身で、共に」。そして「無反省でいこう！」

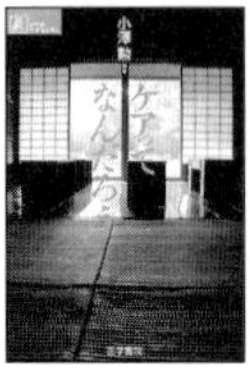

ケアってなんだろう●小澤勲編著●2000円●「技術としてのやさしさ」を探る七人との対話———「ケアの境界」にいる専門家、作家、若手研究者らが、精神科医・小澤勲氏に「ケアってなんだ？」と迫り聴く。「ほんのいっときでも憩える椅子を差し出す」のがケアだと言い切れる人の《強さとやさしさ》はどこから来るのか———。感情労働が知的労働に変換されるスリリングな一瞬！

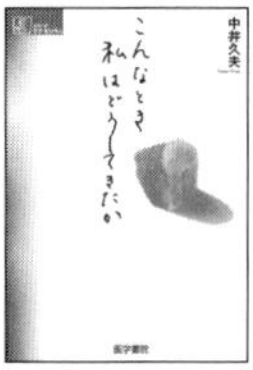

こんなとき私はどうしてきたか●中井久夫●2000円●「希望を失わない」とはどういうことか———はじめて患者さんと出会ったとき、暴力をふるわれそうになったとき、退院が近づいてきたとき、私はどんな言葉をかけ、どう振る舞ってきたか。当代きっての臨床家であり達意の文章家として知られる著者渾身の一冊。ここまで具体的で美しいアドバイスが、かつてあっただろうか。

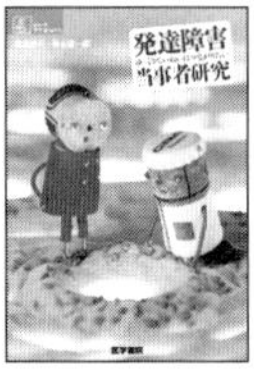

発達障害当事者研究：ゆっくりていねいにつながりたい●綾屋紗月＋熊谷晋一郎●2000円●あふれる刺激、ほどける私———なぜ空腹がわからないのか、なぜ看板が話しかけてくるのか。外部からは「感覚過敏」「こだわりが強い」としか見えない発達障害の世界を、アスペルガー症候群当事者が、脳性まひの共著者と探る。「過剰」の苦しみは身体に来ることを発見した画期的研究！

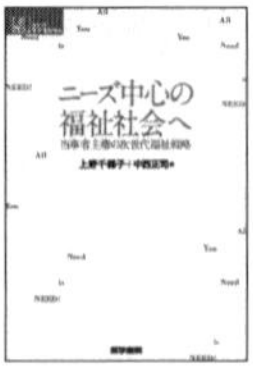

ニーズ中心の福祉社会へ：当事者主権の次世代福祉戦略●上野千鶴子＋中西正司編●2100円●社会改革のためのデザイン！ ビジョン!! アクション!!!———「こうあってほしい」という構想力をもったとき、人はニーズを知り、当事者になる。「当事者ニーズ」をキーワードに、研究者とアクティビストたちが「ニーズ中心の福祉社会」への具体的シナリオを提示する。

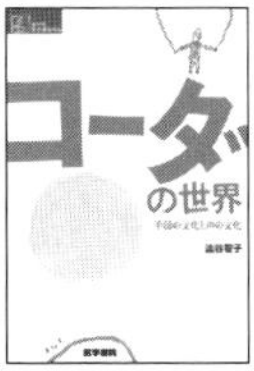

コーダの世界：手話の文化と声の文化●澁谷智子●2000円●生まれながらのバイリンガル?———コーダとは聞こえない親をもつ聞こえる子どもたち。「ろう文化」と「聴文化」のハイブリッドである彼らの日常は驚きに満ちている。親が振り向いてから泣く赤ちゃん? じっと見つめすぎて誤解される若い女性? 手話が「言語」であり「文化」であると心から納得できる刮目のコミュニケーション論。

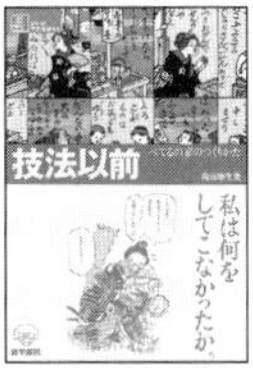

技法以前：べてるの家のつくりかた●向谷地生良●2000円●私は何をしてこなかったか———「幻覚&妄想大会」をはじめとする掟破りのイベントはどんな思考回路から生まれたのか? べてるの家のような〝場〟をつくるには、専門家はどう振る舞えばよいのか? 「当事者の時代」に専門家にできることを明らかにした、かつてない実践的「非」援助論。べてるの家スタッフ用「虎の巻」、大公開!

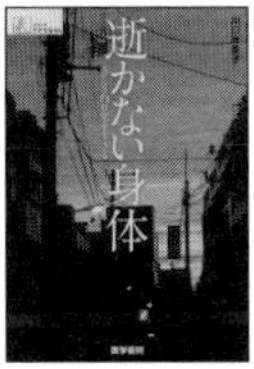

逝かない身体：ALS的日常を生きる●川口有美子●2000円●即物的に、植物的に——言葉と動きを封じられたALS患者の意思は、身体から探るしかない。ロックトイン・シンドロームを経て亡くなった著者の母を支えたのは、「同情より人工呼吸器」「傾聴より身体の微調整」という究極の身体ケアだった。重力に抗して生き続けた母の「植物的な生」を身体ごと肯定した圧倒的記録。

第41回大宅壮一ノンフィクション賞受賞作

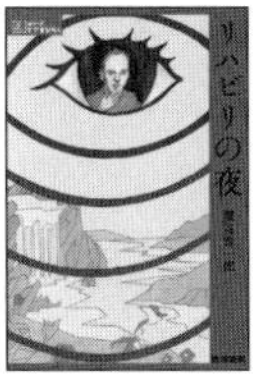

リハビリの夜●熊谷晋一郎●2000円●痛いのは困る——現役の小児科医にして脳性まひ当事者である著者は、《他者》や《モノ》との身体接触をたよりに、「官能的」にみずからの運動をつくりあげてきた。少年期のリハビリキャンプにおける過酷で耽美な体験、初めて電動車いすに乗ったときの時間と空間が立ち上がるめくるめく感覚などを、全身全霊で語り尽くした驚愕の書。

第9回新潮ドキュメント賞受賞作

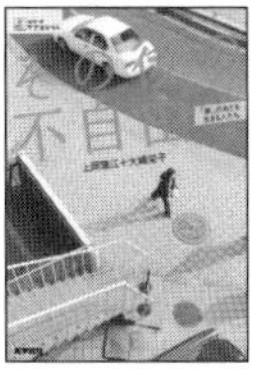

その後の不自由●上岡陽江+大嶋栄子●2000円●〝ちょっと寂しい〟がちょうどいい——トラウマティックな事件があった後も、専門家がやって来て去っていった後も、当事者たちの生は続く。しかし彼らはなぜ「日常」そのものにつまずいてしまうのか。なぜ援助者を振り回してしまうのか。そんな「不思議な人たち」の生態を、薬物依存の当事者が身を削って書き記した当事者研究の最前線!

❺

第２回日本医学ジャーナリスト協会賞受賞作

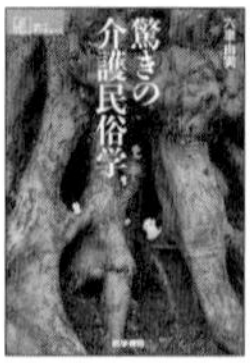

驚きの介護民俗学●六車由実●2000円●語りの森へ——気鋭の民俗学者は、あるとき大学をやめ、老人ホームで働きはじめる。そこで流しのバイオリン弾き、蚕の鑑別嬢、郵便局の電話交換手ら、「忘れられた日本人」たちの語りに身を委ねていると、やがて新しい世界が開けてきた……。「事実を聞く」という行為がなぜ人を力づけるのか。聞き書きの圧倒的な可能性を活写し、高齢者ケアを革新する。

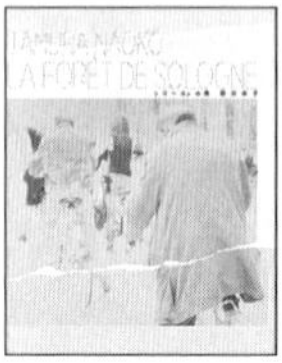

ソローニュの森●田村尚子●2600円●ケアの感触、曖昧な日常——思想家ガタリが終生関ったことで知られるラ・ボルド精神病院。一人の日本人女性の震える眼が掬い取ったのは、「フランスのべてるの家」ともいうべき、患者とスタッフの間を流れる緩やかな時間だった。ルポやドキュメンタリーとは一線を画した、ページをめくるたびに深呼吸ができる写真とエッセイ。B5変型版。

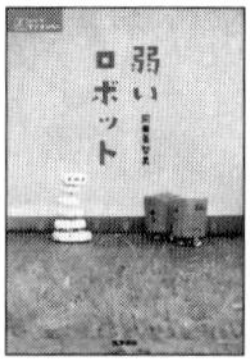

弱いロボット●岡田美智男●2000円●とりあえずの一歩を支えるために——挨拶をしたり、おしゃべりをしたり、散歩をしたり。そんな「なにげない行為」ができるロボットは作れるか？　この難題に著者は、ちょっと無責任で他力本願なロボットを提案する。日常生活動作を規定している「賭けと受け」の関係を明るみに出し、ケアをすることの意味を深いところで肯定してくれる異色作！

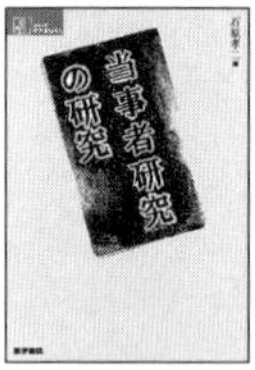

当事者研究の研究●石原孝二編●2000円●で、当事者研究って何だ?——専門職・研究者の間でも一般名称として使われるようになってきた当事者研究。それは、客観性を装った「科学研究」とも違うし、切々たる「自分語り」とも違うし、勇ましい「運動」とも違う。本書は哲学や教育学、あるいは科学論と交差させながら、“自分の問題を他人事のように扱う”当事者研究の圧倒的な感染力の秘密を探る。

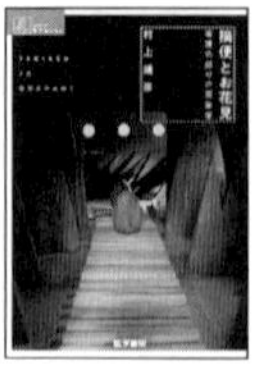

摘便とお花見：看護の語りの現象学●村上靖彦●2000円●とるにたらない日常を、看護師はなぜ目に焼き付けようとするのか——看護という「人間の可能性の限界」を拡張する営みに吸い寄せられた気鋭の現象学者は、共感あふれるインタビューと冷徹な分析によって、その不思議な時間構造をあぶり出した。巻末には圧倒的なインタビュー論を付す。看護行為の言語化に資する驚愕の一冊。

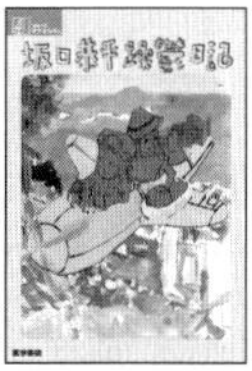

坂口恭平躁鬱日記●坂口恭平●1800円●僕は治ることを諦めて、「坂口恭平」を操縦することにした。家族とともに。――マスコミを席巻するきらびやかな才能の奔出は、「躁」のなせる業でもある。「鬱」期には強固な自殺願望に苛まれ外出もおぼつかない。この病に悩まされてきた著者は、あるとき「治療から操縦へ」という方針に転換した。その成果やいかに！ 涙と笑いと感動の当事者研究。

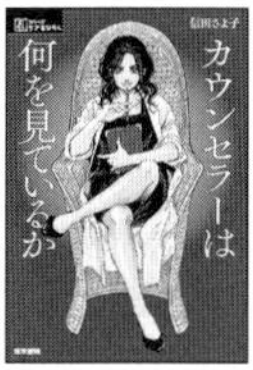

カウンセラーは何を見ているか●信田さよ子●2000円●傾聴？ ふっ。――「聞く力」はもちろん大切。しかしプロなら、あたかも素人のように好奇心を全開にして、相手を見る。そうでなければ〈強制〉と〈自己選択〉を両立させることはできない。若き日の精神科病院体験を経て、開業カウンセラーの第一人者になった著者が、「見て、聞いて、引き受けて、踏み込む」ノウハウを一挙公開！

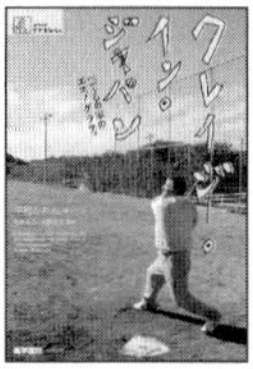

クレイジー・イン・ジャパン：べてるの家のエスノグラフィ●中村かれん●2200円●日本の端の、世界の真ん中。――インドネシアで生まれ、オーストラリアで育ち、イェール大学で教える医療人類学者が、べてるの家に辿り着いた。7か月以上にも及ぶ住み込み。10年近くにわたって断続的に行われたフィールドワーク。べてるの「感動」と「変貌」を、かつてない文脈で発見した傑作エスノグラフィ。付録DVD「Bethel」は必見の名作！

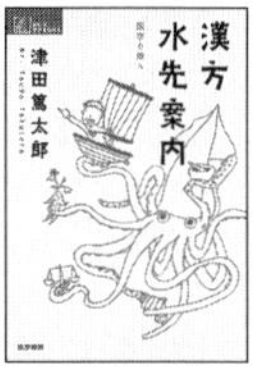

漢方水先案内：医学の東へ●津田篤太郎●2000円●漢方ならなんとかなるんじゃないか？―― 原因がはっきりせず成果もあがらない「ベタなぎ漂流」に追い込まれたらどうするか。病気に対抗する生体のパターンは決まっているならば、「生体をアシスト」という方法があるじゃないか！ 万策尽きた最先端の臨床医がたどり着いたのは、キュアとケアの合流地点だった。それが漢方。

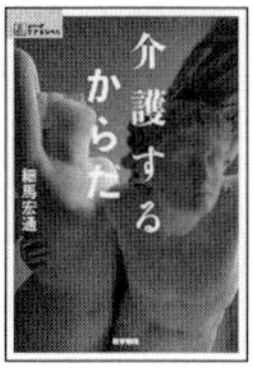

介護するからだ●細馬宏通●2000円●あの人はなぜ「できる」のか？―― 目利きで知られる人間行動学者が、ベテランワーカーの神対応をビデオで分析してみると……、そこには言語以前に〝かしこい身体〟があった！ ケアの現場が、ありえないほど複雑な相互作用の場であることが分かる「驚き」と「発見」の書。マニュアルがなぜ現場で役に立たないのか、そしてどうすればうまく行くのかがよーく分かります。

第 16 回小林秀雄賞受賞作
紀伊國屋じんぶん大賞 2018 受賞作

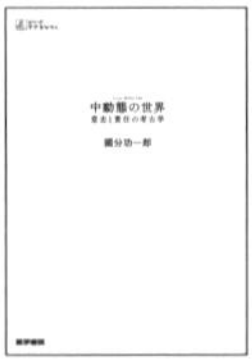

中動態の世界：意志と責任の考古学●國分功一郎●2000 円●「する」と「される」の外側へ――強制はないが自発的でもなく、自発的ではないが同意している。こうした事態はなぜ言葉にしにくいのか？ なぜそれが「曖昧」にしか感じられないのか？ 語る言葉がないからか？ それ以前に、私たちの思考を条件付けている「文法」の問題なのか？ ケア論にかつてないパースペクティヴを切り開く画期的論考！

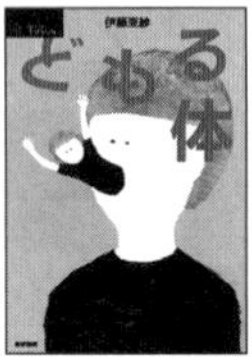

どもる体●伊藤亜紗●2000 円●しゃべれるほうが、変。――話そうとすると最初の言葉を繰り返してしまう(＝連発という名のバグ)。それを避けようとすると言葉自体が出なくなる(＝難発という名のフリーズ)。吃音とは、言葉が肉体に拒否されている状態だ。しかし、なぜ歌っているときにはどもらないのか？ 徹底した観察とインタビューで吃音という「謎」に迫った、誰も見たことのない身体論！

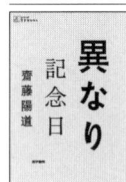

異なり記念日●齋藤陽道●2000 円●手と目で「看る」とはどういうことか――「聞こえる家族」に生まれたろう者の僕と、「ろう家族」に生まれたろう者の妻。ふたりの間に、聞こえる子どもがやってきた。身体と文化を異にする 3 人は、言葉の前にまなざしを交わし、慰めの前に手触りを送る。見る、聞く、話す、触れることの〈歓び〉とともに。ケアが発生する現場からの感動的な実況報告。

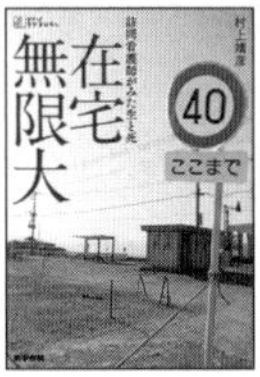

在宅無限大：訪問看護師がみた生と死●村上靖彦●2000 円●「普通に死ぬ」を再発明する――病院によって大きく変えられた「死」は、いま再びその姿を変えている。先端医療が組み込まれた「家」という未曾有の環境のなかで、訪問看護師たちが地道に「再発明」したものなのだ。著者は並外れた知的肺活量で、訪問看護師の語りを生け捕りにし、看護が本来持っているポテンシャルを言語化する。

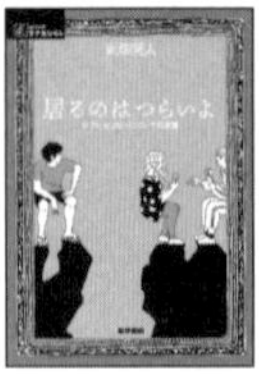

居るのはつらいよ：ケアとセラピーについての覚書●東畑開人●「ただ居るだけ」vs.「それでいいのか」――京大出の心理学ハカセは悪戦苦闘の職探しの末、沖縄の精神科デイケア施設に職を得た。しかし勇躍飛び込んだそこは、あらゆる価値が反転する「ふしぎの国」だった。ケアとセラピーの価値について究極まで考え抜かれた、涙あり笑いあり出血(！)ありの大感動スペクタル学術書！